Le grand livre
du psychothérapeute

Groupe Eyrolles
61, bd Saint-Germain
75240 Paris cedex 05

www.editions-eyrolles.com

Avec la collaboration de Cécile Potel

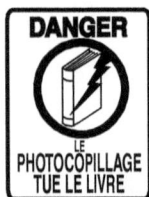

Thierry Tournebise

Préface du Dr Patrice Josset
Postface d'André de Peretti

Le grand livre du psychothérapeute

Comprendre et mettre en œuvre l'accompagnement psychologique

EYROLLES

Remerciements

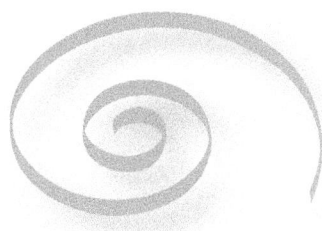

Je remercie particulièrement tous ceux que j'ai reçus en consultation pour les subtilités de la psyché qu'ils m'ont révélées, et tous ceux que j'ai formés, pour les problématiques des patients de leurs services de soins qu'ils ont partagées. Je leur dois d'avoir développé ma sensibilité, de telle façon que je puisse vous proposer aujourd'hui cet ouvrage.

Je remercie profondément mon épouse Danielle qui m'a accompagné dans mes recherches depuis 37 années. Présence, partages, réflexions et sensibilité furent d'une richesse exceptionnelle, sans laquelle ces avancées n'auraient pu aboutir à des nuances aussi subtiles.

Je remercie tous ces praticiens qui nous ont laissé une trace de leurs recherches et de leurs découvertes. Notamment, Carl Rogers, Donald Wood Winnicott, Abraham Maslow, Eugene Gendlin, Fritz Perls, Frans Veldman, Naomi Feil.

Je remercie tous ces philosophes qui nous ont laissé la richesse de leur réflexion sur les hommes et sur le monde. Notamment Démocrite, Épictète, René Descartes, Friedrich Nietzche, Henri Bergson.

Je remercie Patrice Josset pour le regard professionnel et sensible qu'il a porté sur mon ouvrage, riche de son expérience d'accompagnement des personnes en souffrance.

Je remercie chaleureusement André de Peretti pour l'attention bienveillante qu'il a apportée à mon ouvrage, avec la finesse de son expérience auprès de son ami Carl Rogers.

SOMMAIRE

Première partie
Théorie et Concepts

Chapitre 1
Accompagnements de la psyché 3
Nouveau regard et réalités subjectives

Chapitre 2
Présence, tact et contact 13

Chapitre 3
Structure psychique uchrotopique 25
Le temps et l'espace remis en cause

X

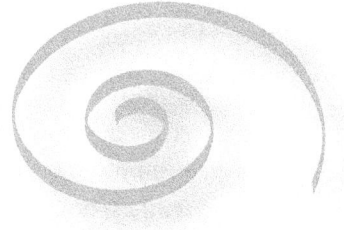

Préface
du Dr Patrice Josset

On peut se demander ce qui, en dehors de l'amitié, peut pousser un psychothérapeute à proposer de rédiger la préface de son dernier ouvrage à un spécialiste de l'histoire de la médecine. L'amitié est déjà en soi une raison qui justifie tout, mais pourtant, il y a bien une raison plus profonde à cette demande. La connaissance de l'histoire de la médecine et de la psychologie éclaire en effet d'une lumière particulièrement vive les travaux actuels, pourvu qu'on veuille bien se donner la peine de regarder le passé pour comprendre le présent et envisager l'avenir. Mais puisque la première raison de la présence de ce texte au seuil du beau livre de Thierry Tournebise est l'amitié, il est juste que je dise quelques mots de cette rencontre.

Avant de le connaître personnellement, ce qui m'a le plus frappé chez Thierry Tournebise, c'est sa générosité. J'en ai été convaincu, bien avant de le rencontrer, quand j'ai trouvé son site Internet riche de nombreux textes passionnants. C'est ce qualificatif qui m'était alors venu à l'esprit, devant l'abondance de la documentation. Mon imprimante avait chauffé et accouché de nombreux textes inédits, largement détaillés. Ils supposaient un travail très important basé sur une réflexion profonde et originale. Cette impression initiale fut confirmée ensuite par la lecture de ses livres, puis par sa rencontre, un jour d'été près du Musée Dupuytren.

Il me semble que cette attitude de générosité est un préalable indispensable à toute pratique juste de la psychothérapie. Le titre d'un de ses livres précédents en témoignait : *Chaleureuse rencontre avec soi-même, le plus court chemin vers l'autre*[1]. À l'inverse de W.C. Fields, le comique américain, qui pensait qu'un homme qui n'aimait ni les chiens ni les enfants ne pouvait pas être foncièrement méchant, je pense qu'un psychologue qui n'aime pas ses patients n'est pas à même de les

---

1. Ai-je tort de penser à la devise grecque : connais-toi toi-même et tu connaîtras l'univers et les dieux.

aider. On verra dans ce livre les virages conceptuels pris par rapport à des pratiques anciennes, qui devraient depuis longtemps être dépassées.

Dans cette courte préface, j'essaierai de m'attacher à quelques points clés de l'ouvrage en montrant leur intérêt et/ou leur nouveauté. On rencontrera dans ce livre quelques néologismes très révélateurs de la pensée et de la pratique de l'auteur.

Tout d'abord, parlons de la maïeusthésie, concept clé, nom qu'il propose d'employer pour la méthode qu'il développe depuis un certain nombre d'années. Le mot tel qu'il est créé par Thierry Tournebise signifie en effet : sensibilité à l'acte de naissance. Ce qui en clair signifierait que l'on devient sensible et conscient du processus de naissance à soi-même au cours de la thérapie, ou encore désignerait la méthode employée pour arriver à ce résultat.

En fait, ce terme encore peu connu, donne déjà une clé. Il propose en effet quelque chose qui est lié au contact ou au tact. Contact et tact impliquent tous les deux de la douceur, et on dit d'ailleurs « avoir du tact ». C'est certainement ce que Thierry Tournebise manifeste et attend de lui-même, des psychothérapeutes et des patients auxquels s'adresse ce livre. On n'y est, ni dans le conflit, ni dans la lutte, ni dans l'optique de vaincre quelque chose. Dans cette perspective, il y a une véritable révolution conceptuelle, dont la médecine et la psychologie actuelles ne sont pas encore totalement conscientes. En effet, la maladie qu'elle soit physique ou mentale, et la souffrance, sont généralement considérées comme des éléments étrangers dont on doit se débarrasser. Dans un autre domaine, d'ailleurs, la façon dont on considère le cancer en fait quelque chose de totalement étranger au corps, alors qu'il n'est qu'une production de celui-ci. Un jour viendra probablement où on considérera les choses différemment.

Thierry Tournebise explique ainsi clairement que les symptômes psychologiques et les nombreuses manifestations qui gênent plus ou moins les patients ne sont pas des « choses » dont on doit se débarrasser comme de mauvaises herbes du jardin. Les symptômes « psy » et la maladie ne se sont pas développés à cause d'un événement. Ils ne sont pas la conséquence d'un événement passé qui aurait traumatisé le patient. Cette question est tout à fait fondamentale. En effet, on change de point de vue par rapport à une approche psychothérapeutique qui prône le rappel de l'événement traumatisant pour pouvoir en guérir. Or il est bien connu, tout au moins de ceux qui ne se laissent pas aveugler par les dogmes (ils ne sont pas si nombreux mais ils existent), que le rappel de l'événement initial, la cause, si on veut, n'a qu'une faible (voire aucune) valeur cathartique et a fortiori thérapeutique. Le patient souffre presque toujours autant après qu'avant. D'ailleurs, même la notion de catharsis est une notion qui me semble profondément suspecte. Purification ou purgation, tels sont les sens que l'on a fini par attribuer au mot grec[1], ce qui fait naturellement appel à des sentiments de l'ordre du religieux, estimant qu'on est habité par « le mal ». Le processus de catharsis proposé au patient aurait pour but, par la remémoration, de le purifier de la cause originale. Cependant si on observe attentivement, il n'y a aucune impureté de la part du patient dans cette cause première. S'il est victime d'un accident, d'une catastrophe complètement extérieure à lui par son origine, quelle faute a-t-il commise ? Mais allons plus loin : s'il ou elle a été victime d'une agression verbale ou sexuelle notamment dans le cadre familial, on voudra bien considérer que la faute n'est pas de son fait et qu'il n'a rien à purifier. Pourtant, si on observe la société contemporaine, jusqu'à une période récente, la faute retombait facilement sur la victime.

On comprend ainsi, et Thierry Tournebise l'explique très clairement, que cette voie n'est pas la bonne. Tout d'abord, il nous convainc que le symptôme n'est pas présent à cause de quelque chose, mais « spécialement pour ». Le symptôme est de l'ordre de la guérison, comme la fièvre est une des voies de la guérison dans les maladies infectieuses. Il apparaît donc inutile et erroné de vouloir vaincre le symptôme.

Si on veut prendre une comparaison avec la guérison physique on pourra soit considérer l'abcès qui limite l'extension de l'infection et aboutit quand tout va bien à l'élimination du pus, soit la raideur vertébrale ou articulaire quand, à la suite d'une manœuvre malencontreuse, l'articulation est bloquée par la contraction musculaire pour permettre la guérison. On sait bien, pour l'avoir souvent vécu soi-même, que ces processus n'aboutissent pas toujours au résultat escompté sans être accompagnés. Dans le cas présent de la blessure psychique on assiste à un processus comparable, que Thierry Tournebise analyse d'une façon extrêmement convaincante.

C'est ici que Thierry Tournebise introduit la notion d'*uchrotopie*, c'est-à-dire de quelque chose qui est sans temps et sans lieu. Il sert à désigner, entre autres choses le symptôme, et surtout une partie du patient qui s'est séparée de lui-même et

---

1. Encore faut-il nuancer ce point, la catharsis est l'évocation théâtrale d'un événement dramatique dont la représentation a un rôle thérapeutique mais la différence vient du fait que le spectateur assiste à un événement éventuellement horrible mais qui ne le concerne pas directement. Le sens qui fut donné ensuite à *catharsis* est celui de purification par l'évocation et la reviviscence d'un traumatisme, procédé que je récuse ici.

reste en quelque sorte à part en lui, souffrant en permanence plus ou moins violemment et pour laquelle le symptôme s'est mis en place afin de la retrouver pour y apporter du soin. Le processus de guérison de la psyché dont on peut penser qu'il est toujours présent et actif, même si son action n'aboutit pas à la guérison telle qu'on pourrait la souhaiter, provoque la séparation d'une partie de l'esprit afin de pouvoir ultérieurement s'en occuper.

Avant de présenter la voie proposée pour aboutir à la guérison, je voudrais dire qu'en lisant ces pages, parlant de l'autre fragment du Soi, enkysté, je me suis demandé si on n'avait pas ici une explication très convaincante des pathologies liées aux personnalités multiples qu'on pourrait voir comme la fragmentation de la personnalité consécutive à des traumatismes, répétés et différents, chez des patients à la personnalité plus fragile.

La voie thérapeutique que propose l'auteur est une rencontre non pas de l'événement traumatisant, réel ou non d'ailleurs, mais de celui qui l'a vécu à ce moment-là, toujours présent dans cette place qui n'est ni lieu ni temps, mais en quelque sorte parallèle au Soi présent. C'est cette rencontre qui nécessitera une tendresse et une attention tout à fait particulières, pour éviter de manquer la personne qui a vécu l'événement lui-même, et surtout permettre un accompagnement attentif de cette part de lui blessée. C'est d'autant plus important que la plainte du patient peut avoir l'air totalement déraisonnable, mais se révéler être le véritable fil rouge qui conduira à l'être en souffrance pour permettre ensuite la réunification des parties, réunir enfin ce qui est épars, et reconstruire un être humain complet et non plus mutilé ou fragmenté.

La qualité du livre de Thierry Tournebise nous ouvre le chemin de cette réunion heureuse et on pensera aussi que, si le malheur est contagieux, le bonheur l'est également, et que ce n'est pas utopie que d'y travailler.

Dr Patrice Josset

Maître de conférences de l'université (université Pierre et Marie Curie, Paris)

Praticien hospitalier, Hôpital d'enfants Armand-Trousseau (Paris)
Conservateur du Musée Dupuytren, Fondation Déjerine (Paris)

Présentation de l'ouvrage

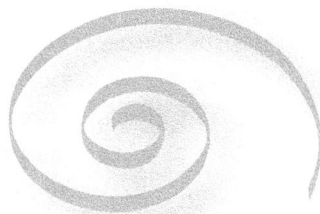

J'ai déjà publié trois ouvrages sur la communication et la psychothérapie (1995, 1996, 2001), auxquels j'ai spontanément ajouté un site Internet (2000), avec actuellement plus de 1 300 pages de documents inédits. Le lecteur y trouve des thèmes tels que le suicide, la dépression, l'alcoolisme, l'anorexie, les personnes âgées, l'humanisation de la fin de vie, la « bientraitance », l'assertivité, le stress, l'accueil, la mère et l'enfant, la fausse couche, le couple, la relation d'aide, la psychopathologie, la maladie d'Alzheimer, l'attitude du praticien dans l'aide et la psychothérapie, etc. J'y mets régulièrement en ligne de nouveaux documents. Au fil de ces parutions, avec trente années d'expérience, l'ouvrage de 1995, *Se comprendre avec ou sans mot* a été entièrement remanié dans une nouvelle édition 2008 sous le titre *L'art d'être communicant*.

Pourtant, un nouveau livre s'est révélé absolument nécessaire afin d'offrir une information synthétique, riche de précisions novatrices, tant à l'usage des praticiens que des utilisateurs de l'accompagnement psychologique. Il fallait pour cela un ouvrage publié chez un éditeur, et non des articles en ligne, afin d'avoir en main un document donnant une vision à la fois globale et précise du sujet, présenté de façon aussi bien théorique que concrète, débouchant sur des possibilités effectives de mises en œuvre de l'accompagnement psychologique. Naturellement aucun ouvrage, aussi précis soit-il, ne peut se prétendre exhaustif sur un tel sujet. Mais ce qui y est proposé se doit d'être suffisamment signifiant et complet pour constituer une base solide, tant pour les professionnels, que pour tout public en quête d'une compréhension de la psyché. Le langage doit donc y être précis pour les professionnels et cependant clair pour tous les autres lecteurs.

Concernant les précisions, outre les concepts énoncés et les références bibliographiques, vous y trouverez un index de plus de trois cents mots pour retrouver les points clés ou les noms de personnes, et un glossaire pour accéder directement aux définitions importantes. *Le Grand Livre du psychothérapeute* est autant un outil de découverte, qu'un manuel pratique concernant l'aide, la communication et la psychothérapie.

Dans *L'écoute thérapeutique* (2001), le fil conducteur était déjà la *structure psychique* et la *façon d'apporter une aide*, avec de nombreux exemples d'entretiens et des explications détaillées. Les contes ou la mythologie y furent abondamment utilisés pour agrémenter et illustrer le texte. Certes, les anciens ne voulaient pas forcément parler de psychologie, mais les histoires qu'ils nous ont laissées en sont une intéressante illustration.

Dans le présent ouvrage, nous trouverons la structure psychique présentée de façon sensible, humaine, existentielle et très éclairante sur ce qui fait qu'un accompagnement produit ou ne produit pas de résultats. Le déroulement en trois parties permet de découvrir le sujet avec trois approches complémentaires :

- la théorie et les concepts ;
- des exemples d'entretiens ;
- des fiches de mise en œuvre.

La première partie vous permettra de cerner le sujet. Pendant sa lecture, vous pourrez bien sûr vous reporter aux exemples d'entretiens ou aux fiches de mise en œuvre si vous le souhaitez.

La deuxième partie vous permettra de découvrir des exemples d'entretiens, avec un déroulement du début à la fin, permettant de saisir concrètement comment se réalise une telle approche. La théorie à elle seule ne rend pas compte de tels déroulements et vous découvrirez là les mots, les phrases, les questions, qui se succèdent spontanément en fonction des réactions du patient. Pour chaque cas présenté, vous aurez une version du dialogue avec de nombreux commentaires explicitant les enjeux et nuances de l'approche réalisée (attitude, projet, choix des mots), et une autre, contenant juste les propos du praticien et du patient (ainsi que quelques éléments de non verbal) afin de pouvoir le lire avec la fluidité d'un dialogue naturel.

La troisième partie vous permettra d'appréhender la notion de mise en œuvre. Ce ne sont pas à proprement parler des « fiches pratiques », car en la matière, il ne s'agit jamais « d'appliquer », mais *toujours de rester attentionné, libre et créatif.* Bien que tout ce qui se produit dans un entretien ne puisse se laisser contenir dans quelques fiches (ou même dans tout un ouvrage), quelques repères essentiels du genre « comment on s'y prend concrètement en tel ou tel cas » est un utile complément (commencer ou terminer un entretien, faire face à des résistances, trouver le positionnement juste, poser une question adaptée, reformuler correctement, utiliser le guidage non directif, etc.).

Le déroulement de l'ouvrage est accessible, progressif, et appuyé sur de nombreuses références reconnues. Une certaine simplicité du propos permet d'accéder sans difficulté à des concepts totalement nouveaux, qui offrent une véritable révolution dans le regard porté sur les souffrances psychiques et sur la façon d'accompagner concrètement ceux qui en souffrent. Naturellement, cette simplicité du propos n'a rien de simpliste ! Les subtilités y contiennent même des nuances infiniment délicates. Celles-ci sont cependant explicitées progressivement, de façon riche et illustrée, les rendant parfaitement abordables.

Un des grands points d'innovation est que la structure psychique sera ici explicitée à travers la notion d'*uchrotopie,* qui signifie sans lieu ni espace. Le mot « utopie » désigne quelque chose qui n'a pas de lieu (*topos* signifiant lieu), et le mot « uchronie » désigne quelque chose qui n'est pas dans le temps (*Khronos* signifiant temps)[1]. *Uchrotopie* est simplement l'assemblage des deux. J'ai créé ce néologisme pour désigner un phénomène tellement observé, qu'il en est quasiment « palpable ». Cependant, bien que nous en trouvions des traces sous la plume de Carl Gustav Jung (avec la notion de « Soi ») ou de Carl Ransom Rogers (avec la notion de « présence »), je n'en ai jamais trouvé une description précise et détaillée.

Le mot utopie est généralement utilisé de façon péjorative pour désigner des chimères, pour tourner en dérision des espoirs irréalistes. De ce fait le rêve, et avec lui la créativité, sont un peu écornés. Nous remarquons également que ce qui est *subjectif* semble peu fiable par rapport à ce qui est *objectif.* Il se trouve donc peu de place accordée à ce qui est ressenti, et beaucoup à ce qui est mesurable et mesuré. Or, aborder l'accompagnement psychologique, c'est être dans une certaine exigence d'efficacité, mais aussi et surtout, en même temps, être libre de cet attachement à l'objectivité, au temps et à l'espace. On se doit pourtant d'y être concret et efficace. L'enjeu est de savoir aborder la subjectivité sans pour autant être dans le flou, et sans pour autant, non plus, se laisser noyer dans de brumeux échafaudages intellectuels.

Le regard innovant est ici de constater que la structure psychique ne s'appuie pas particulièrement sur des notions de temps ni d'espace, alors que ce sont souvent des présupposés admis, soit par l'intuition, soit par nombre de théories. Chez un individu, on croit souvent à l'importance de l'histoire vécue, alors que ce qui compte c'est son vécu de l'histoire. L'histoire se situe dans le passé, alors que l'être et son vécu sont dans le présent. Ce constat n'est pas d'ordre théorique, mais résulte d'une observation attentive de ce qui se passe en situation d'accompagnement ou de thérapie. La préoccupation essentielle est avant tout ici celle d'un résultat significatif. Il y a une sorte de « présence » de « tous ceux qu'on a été »

---

1. REY. A, Le Robert *Dictionnaire historique de la langue française,* (Le Robert, 2004).

depuis qu'on existe, qui « se trouvent là, tous en même temps », pour nous constituer. Le praticien est censé être présent… à cette présence. Il est censé accompagner la « venue au monde » de ces parts de Soi, dont chaque symptôme prépare soigneusement l'émergence. C'est pourquoi on peut nommer une telle approche « maïeusthésie », c'est-à-dire « art d'être sensible aux processus d'accouchement de Soi », dans une délicate continuité de Carl Ransom Rogers qui se disait déjà « accoucheur ».

Vous trouverez dans les lignes qui vont suivre l'émergence d'une approche humaniste, délicate, précise, innovante, clairement théorisée, et pouvant concrètement se mettre en œuvre dans l'aide, l'écoute et la psychothérapie.

Cette approche tient compte des théories existantes, se situe parmi elles, et donne à chacune leur place. Le praticien y trouvera le moyen de mettre en œuvre sa compétence et les patients y trouveront la possibilité de comprendre les enjeux d'une thérapie.

Vous êtes invités à lire les trois parties de cet ouvrage dans l'ordre où elles sont présentées. Même si vous pouvez passer de l'une à l'autre au gré de votre lecture, en fonction de vos besoins ou de vos interrogations, le fondement *Théorie et concepts* (voir pages 1 à 178) permet de mieux appréhender la partie *Exemples d'entretiens* (voir pages 179 à 217). De la même manière, la lecture des deux premières parties permet d'aborder plus subtilement les *Fiches de mise en œuvre* (voir pages 219 à 266) qui ne doivent en aucun cas être réduites à une sorte de « mode d'emploi ». Ces dernières n'ont pour but que de concrétiser encore un peu plus ce qui vient d'être lu. En effet le domaine psychologique souffre quelque fois d'envolées théoriques fort intéressantes, mais qui oublient trop souvent l'aspect « mise en œuvre ». La question est toujours : « En situation, que fait-on concrètement ? » Cet ouvrage propose de nombreuses avancées sur ce point fondamental.

Je vous souhaite bonne lecture et espère que vous trouverez autant de plaisir à lire ces lignes que j'en ai eu à les écrire.

Thierry Tournebise

Théorie et Concepts

Cette partie, dont il est souhaitable de prendre connaissance avant d'aborder les deux autres, éclaire de nombreux points concernant la psyché, sa structure, ses mécanismes, les pulsions et les enjeux qui font généralement qu'une thérapie fonctionne ou non.

Vous y trouverez de nombreuses citations permettant de situer le propos par rapport à divers auteurs de référence. Cependant, ce qui est développé ici comporte de multiples originalités que même les psychologues ou psychothérapeutes expérimentés que j'ai en formation de praticien découvrent comme une réelle innovation pour leur pratique professionnelle.

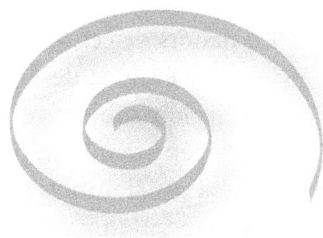

Chapitre 1

Accompagnements de la psyché

Nouveau regard et réalités subjectives

1. La générosité des « psys » ou des accompagnants

Au-delà de toutes considérations théoriques sur l'aide, la psychologie ou la psychothérapie, le principal souci d'un praticien est (ou devrait être) l'efficacité de ce qu'il apporte à celui qui vient le consulter. Il existe de nombreux types d'approches et il ne s'agit pas ici de les mettre en concurrence, mais plutôt en complémentarité. Ce qui importe, c'est la qualité du soutien apporté aux êtres en souffrance ou en recherche. L'intégrité du thérapeute, sa compétence et surtout les résultats, doivent primer sur toutes considérations théoriques, aussi séduisantes soient-elles.

Puisque la qualité du résultat est primordiale, nous aimerions pouvoir l'objectiver. Savoir mesurer celui-ci permettrait de mieux orienter ses choix. Mais pour cela il faudrait répondre sans ambiguïté à plusieurs questions : qu'est ce qu'un résultat concernant le mieux-être psychique ? Quand on mesure celui-ci, que mesure-t-on ? Ce que l'on mesure représente-t-il le mieux-être attendu ? Ce mieux-être attendu est-il ce qui correspond vraiment au besoin réel de celui qui en fait la demande ? Reste alors à trouver des « instruments » de mesure ! Or, même dans les thérapies comportementales et cognitives, pourtant précises en la matière, cette mesure n'est pas si probante qu'on pourrait l'espérer[1]. Pour les autres approches, les nombreux outils de psychométrie (de mesure de l'état de la psyché) ne sont pas pleinement satisfaisants non plus.

---

1. « Une revue de 106 études sur le traitement de l'agoraphobie a recensé 98 instruments de mesure différents pour évaluer les résultats des thérapies comportementales et cognitives. L'importance du changement mesuré chez le patient varie dans un rapport de 1 à 6 selon l'outil utilisé. » Chiffres donnés par MIRABEL-SARRON C., DARDENNES R., *Manuel de thérapie comportementale et cognitive*, (Dunod, 2004, chapitre 4 p. 80).

En dehors de ces outils qui se veulent objectifs, la nature des résultats est le plus souvent évaluée de façon quasi intuitive. Il est alors difficile d'objectiver cette perception subjective afin de donner une mesure chiffrée des progrès réalisés. C'est peut-être là le problème : nous tentons de chiffrer quelque chose qui est rebelle aux nombres et aux formules… tout simplement parce que cela n'appartient pas au domaine arithmétique.

D'un côté, le désir d'objectiver est légitime et dans certains cas la psychométrie peut bien sûr trouver sa place, mais nous devons avoir conscience de ses limites. D'un autre côté, si l'on projette d'obtenir autre chose que de simples chiffres venant satisfaire notre appétit intellectuel, le moyen d'objectiver n'est pas aisé. Nous constatons que ces chiffres ne représentent en aucun cas la réalité profonde des phénomènes qui se sont déroulés chez celui qui a reçu l'accompagnement psychologique[1]. Paradoxalement, plus on veut chiffrer, moins on est précis, plus on reste dans le flou concernant les cas individuels. Cela fait penser au propos de Gustave-Nicolas Fischer dans son ouvrage *Concepts fondamentaux de la psychologie sociale* :

> « Nous organisons notre perception d'autrui en simplifiant les informations qui sont à notre disposition. […] Nous cherchons à placer les autres dans des catégories sommaires pour nous en faire une idée cohérente. »[2] (p. 108.)

Cela est décrit comme étant l'attitude de tout un chacun (psychologie sociale), mais il semble que les scientifiques n'y échappent pas non plus en chiffrant et catégorisant, quand bien même leurs moyens sont plus sophistiqués. *« Si une certaine stabilité est utile et nécessaire, l'excès de classification conduit à la rigidité et à une mauvaise prise en compte du présent »*[3], nous dit Abraham Maslow, qui est un pionnier de la psychologie humaniste, ayant pourtant commencé sur les bancs du Béhaviorisme (comportementalisme) (*ibid.* p. 19-20). Maya Beauvallet, dans son ouvrage *Les stratégies absurdes. Comment faire pire en croyant faire mieux*, nous montre combien les indicateurs chiffrés ont perverti les résultats, dans les domaines du sport, de la santé, de l'éducation ou de l'entreprise. Classer, catégoriser et chiffrer est commode, mais ne reflète pas la réalité. Même, Joseph Stiglitz, prix Nobel d'économie remet en cause certains chiffrages dans le domaine finan-

---

1. Et cela malgré, par exemple, le remarquable travail d'ethnopsychopathologie visant à produire un outil de mesure pouvant être le même dans différentes cultures, pour y repérer avec un outil commun différents troubles psychologiques. IONESCU S., *Manuel de thérapie comportementale et cognitive*, (Dunod, 2004, p. 93).
2. FISCHER G.-N., Les concepts fondamentaux de la psychologie sociale, (Dunod, 2005).
3. MASLOW A., *Devenir le meilleur de soi-même*, (Eyrolles, 2008).

cier. Alors si le chiffrage des productions et le chiffrage monétaire sont à ce point délicats, et ne reflètent pas la réalité, qu'en est-il de celui de l'humain !

Le présent ouvrage ne prétend pas résoudre cette difficulté. Si je l'évoque ici, c'est pour insister d'une part sur l'importance de la réelle qualité d'un accompagnement psychologique et d'autre part pour attirer l'attention sur le fait que, bien qu'elle ne puisse pas vraiment être mesurée sur le plan existentiel, celle-ci doit néanmoins exister de façon explicite. Quand un sujet[1], par exemple phobique ou pulsionnel, reçoit une aide pendant plusieurs mois et que son état reste inchangé, on peut intuitivement douter de la pertinence de l'accompagnement qu'il reçoit (même s'il peut être judicieux d'y regarder de plus près).

La préoccupation majeure reste l'efficacité de l'aide psychologique. Il s'agira surtout d'une rencontre, d'une reconnaissance, puis d'une évocation de ce qui se passe comme étant quelque chose qui « touche » l'humain. Plus qu'une étude mécaniste et intellectuelle des *choses de la psyché*, ce sera surtout une *découverte existentielle de Soi et d'autrui*, une prise en compte de l'individu, des réalités de son ressenti, et de ce à quoi il aspire naturellement.

2. L'espace et le temps

Sigmund Freud avait évoqué l'idée de structure en parlant de « topiques » (*topos*, signifiant *lieu*)[2]. Il évoquait donc l'idée « d'espace ». Chacun sait parfaitement (Freud y compris) que cela ne correspond à aucune localisation anatomique. C'est juste une image, une symbolisation spatiale de la psyché. Cette notion évoque ainsi l'idée de plusieurs « morceaux » spatialement assemblés qui ont entre eux des liens. Dans le cas de la psychanalyse, ce lien est plutôt d'ordre « psychodynamique », c'est-à-dire qu'il est associé à la circulation de la libido (qui n'est ni plus ni moins qu'une composante énergétique de l'individu). Tous ces phénomènes se déroulent dans cette sorte « d'espace virtuel », au sein de ce que Sigmund Freud a nommé les « topiques », et génèrent la nature des rapports avec le monde extérieur.

Cette option n'est pas la base de toutes les approches. Ainsi, les psychologues existentiels sont davantage dans la considération de « l'individu », de « L'être là », du

---

1. Dans cet ouvrage, l'usage du mot « sujet » pour désigner le « patient » est explicité dans le glossaire, tant pour sa justesse que pour ses ambiguïtés. Voir *Sujet, subjectal* (page 288).
2. Freud a dénombré ainsi deux types de « lieux psychiques » (topiques) contenant chacun trois éléments. La première topique contient *le conscient, l'inconscient et le préconscient*, la deuxième topique contient *le Ça, le Moi et le Surmoi*.

« Soi ». Cette notion de présence signifie donc « un ici et maintenant ». C'est une autre façon d'envisager l'espace et le temps. Il s'y trouve un individu en devenir qui assemble les parts de sa vie, et qui est en croissance. Jung, quoique psychanalyste, a lancé les bases de ce concept en parlant d'individuation, en insistant pour différencier cette réalisation du Soi (ouverture) de celle du Moi (égocentrisme)[1]. Jung parle du Soi comme expression de l'être, se construisant en englobant le tout. Il dépasse ici la notion d'espace et de temps. Il évoque même la notion d'inconscient collectif, laissant entendre que les humains sont en « contact » avec quelque chose qui ne leur appartient pas personnellement. Il ajoute aux composantes libidinales (*énergie* pour faire, et *avoir* pour posséder) de Freud, une dimension existentielle (vie, ouverture et reconnaissance pour *être*).

Nous avons aussi les praticiens, en thérapies comportementales et cognitives (TCC), qui jouent surtout sur le présent. Les comportementalistes (les behavioristes) vont reprogrammer un comportement en permettant de se désensibiliser par rapport à la source actuelle du trouble[2], soit par l'imaginaire (visualisation des situations pénibles), soit par une immersion *in vivo* progressive. Les cognitivistes vont eux se préoccuper des mécanismes de pensée mis en œuvre et vont aider le patient à « voyager » dans les nœuds émotionnels de sa mémoire, entre autre par la technique de la « découverte guidée », afin de ne plus subir les enchaînements de pensée involontaires qui conduisent aux troubles indésirables. Ils permettent alors une reconstruction cognitive, un réagencement de la pensée et de ses enchaînements logiques. Ces techniques agissent donc sur le présent, mais aussi dans « l'espace imaginaire », et parcourent la mémoire à travers les nœuds émotionnels qu'elle contient, visitant ainsi les marques du temps. En revanche, ces praticiens ne tentent pas de « retrouver un passé », dans le sens où ils ne « retournent pas » dans les circonstances antérieures.

Tous ces praticiens œuvrent donc différemment mais ont, d'une certaine façon, en commun, un rapport au temps et à l'espace. Les psychanalystes, eux, retournent dans le passé pour en refaire jaillir l'émotion par le transfert présent, les psychologues existentiels sécurisent le présent pour que le sujet rencontre ce qui

---

1. Jung dit, dans son ouvrage *Ma vie. Souvenirs, rêves et pensées,* (Gallimard Folio, 1973, p. 457) : « Je constate continuellement que le processus d'individuation est confondu avec la prise de conscience du Moi et que par conséquent celui-ci est identifié au Soi, d'où il résulte une désespérante confusion de concepts. Car, dès lors, l'individuation ne serait plus qu'égocentrisme ou auto érotisme ».
2. Par exemple : l'eau, la foule, le vide, les animaux, les espaces clos (dans les troubles phobiques) ou la pulsion à faire et l'angoisse qui émerge quand on ne fait pas (dans les troubles obsessionnels compulsifs).

le constitue, les comportementalistes utilisent l'espace psychique (visualisations lors des *désensibilisations systématiques*[1]), les cognitivistes voyagent de nœuds émotionnels en nœuds émotionnels sur une mémoire ressemblant à une toile (faisant penser à celle du net), comme si « toute l'histoire y était présente en même temps ». L'agencement mnémonique fait ici penser à une structure spatiale.

Les différents types de psychothérapie se réfèrent donc au temps ou à l'espace. D'une façon générale, il est même courant d'assimiler un « cheminement » thérapeutique à un « voyage » dans son passé, dans son histoire personnelle (ce dont se défendent les cognitivistes et surtout les comportementalistes).

Nous remarquerons aussitôt ici deux types de termes utilisés : « cheminement, voyage » et « histoire, passé ». Les premiers supposent un déplacement dans l'espace, les seconds un déplacement dans le temps. Ces notions semblent une sorte de « vérité » admise, alors qu'en fait, l'expérience clinique peut montrer qu'il en est autrement, bien qu'en même temps, de toute évidence, ce qui est ressenti ne soit pas étranger à cette histoire du sujet. On peut même poser l'hypothèse qu'il ne s'agisse ni du présent, ni du passé, ni de l'espace (immédiat ou lointain). La structure psychique où se déroulent de nombreux phénomènes n'appartiendrait ainsi pas à ces dimensions habituelles.

Tout se passe comme s'il existait une dimension de la psyché que nous n'avons, jusque-là, su exprimer qu'en termes « spatiotemporels », mais qui est en réalité d'une autre nature. Nous serions un peu comme un peintre de l'époque naïve qui n'aurait pour seule ressource que sa feuille (deux dimensions) pour représenter la perspective d'un paysage (trois dimensions). Les artistes de cette époque ne connaissaient pas encore les règles de la perspective pour réaliser de telles représentations et un individu au premier plan du dessin avait la même taille qu'un individu placé loin derrière.

Il ne s'agit pas ici de glisser vers quelque métaphysique multidimensionnelle que ce soit. Il s'agit juste de rendre compte d'une réalité clinique que l'on se doit d'exprimer de façon la plus précise possible, afin de mieux comprendre les phénomènes psychiques à l'œuvre, et de développer une qualité d'aide efficiente. Les patients, comme les praticiens, constatent hélas une fréquente insuffisance de résultats (facile à voir, même sans rien mesurer !). Nous avons donc à trouver les mots, juste pour dire ce qui n'est habituellement pas dit, mais si souvent « frôlé ».

---

1. La *désensibilisation systématique* est une technique comportementale dans laquelle le sujet est progressivement confronté à ce qui le trouble.

Dans les thérapies de type plutôt analytique, il est courant de considérer que, dans un tel « voyage » thérapeutique, on « va » vers son enfance[1]. Nous croyons alors souvent que « revenir vers l'enfant qu'on était » correspond à un « retour vers le passé ». C'est même fréquemment évoqué comme étant une « régression », comme si l'on « redevenait » cet enfant. Les termes de « voyage » et de « passé » indiquent donc une propension à considérer les notions d'espace et de temps dans le déroulement d'une thérapie.

Vers la fin de sa vie, Carl Ransom Rogers évoque un doute à ce sujet quand il annonce que le rôle de la « présence » en thérapie pourrait être plus important que les trois éléments initiaux qu'il avait découverts (l'*empathie*, la *congruence* et la *confiance [ou considération] inconditionnelle)*. Il parle d'un « ailleurs » où le « client »[2] et le thérapeute se trouvent avec une conscience réciproque de leurs ressentis (d'où l'importance de la congruence) :

> « J'ai l'impression, que mon esprit est entré en contact avec celui de l'autre, que notre relation se dépasse elle-même et s'intègre dans quelque chose qui la transcende et qu'adviennent alors, dans toute leur profondeur, l'épanouissement, le salut et l'énergie. » (p. 168-169.)[3]

Cette notion de « présence dans un ailleurs » est très intéressante car elle remet en cause les notions de temps et d'espace, tels qu'ils sont habituellement évoqués en thérapie. Il importera donc de clarifier une telle expérience, qui bien que subjective est profondément réelle au point d'en être « palpable », tant pour le patient que pour le praticien.

3. Le langage

Lors d'un « cheminement » psychothérapique, il arrive souvent que l'on parle de « travail sur soi ». Nous préférerons à cette terminologie laborieuse l'idée d'un processus de naissance de soi. On entend souvent dire d'une femme qui attend un enfant qu'elle est « tombée enceinte » et quand elle est sur le point d'accoucher qu'elle est en « travail », en « douleur ». Arrivée au bout de ce « travail » on

---

1. En réalité, l'enfant que nous étions n'est qu'un des éléments de la psyché concernée. Il peut aussi y avoir tous ceux que nous avons été à n'importe quel âge (adulte ou même prénatal) ainsi que ceux qu'étaient nos ascendants (psychogénéalogie).
2. Carl Ramsom Rogers parle généralement de « clients » pour parler des « patients ». Il ne s'agit ici en aucun cas d'irrespect mercantile, mais plutôt d'une marque de considération.
3. ROGERS. C R, *L'approche centrée sur la personne*, (Randin, 2001). Ce dernier est cité dans l'article d'André Botteman (écrit à l'occasion du centenaire de Rogers), qui rapporte de nombreux propos de Brian Thorne, un de ses derniers disciples (Botteman, 2004).

dit qu'elle en est à « l'expulsion », suivie de la « délivrance ». Nous peinons ici à trouver l'expression d'un « heureux événement » !

Ainsi, le langage n'est pas anodin[1]. Il met en lumière une approche culturelle des phénomènes et garde une trace de la façon dont l'humain a perçu et pensé son vécu. Même quand les attitudes évoluent (et elles ont beaucoup évolué sur ce point), le langage, lui aussi en évolution permanente, ne s'adapte pas toujours instantanément.

Il est intéressant de regarder la façon dont on nomme les phénomènes, car cette symbolisation par des mots n'est pas autant qu'on le croit le fruit d'un hasard ou d'une convention. Elle reflète souvent avec beaucoup de précision un mode de pensée, un certain fonctionnement psychologique qui lui est associé, ou du moins, qu'elle représente.

Le langage joue un rôle important chez le sujet. L'expression verbale du vécu (néanmoins richement accompagnée de non verbal[2]) lui permet d'exprimer ce qu'il éprouve. De cette façon, le ressenti du sujet passe d'une situation de « flou intérieur » à la réalisation d'une certaine « netteté extérieure ». Tout cela s'accomplit grâce à une symbolisation par les mots qui transforme les ressentis en symboles verbaux et les rend partageables, en même temps qu'ils se clarifient pour celui qui les énonce.

C'est sans doute ce qui a trop souvent fait croire qu'il suffisait de « dire » pour être apaisé. Naturellement, c'est en partie vrai et l'obligation de silence, après un choc, cause souvent plus de dégâts que le choc lui-même. C'est la raison pour laquelle des cellules psychologiques sont aujourd'hui systématiquement mises en place, après une circonstance traumatisante collective. Il s'agit là de « se libérer du silence ». Cependant, l'apaisement en profondeur ne provient pas seulement de cette verbalisation. Il se passe un autre phénomène qui va au-delà des mots.

---

1. Voir la publication « Des intuitions et des mots », maieusthesie.com, février 2010.
2. Dans toute situation d'échange, le non verbal représente la plus grande partie des informations. Il a même été mesuré 7 % pour les mots, la sémantique, et 93 % pour la gestuelle, les mimiques et l'intonation de la voix (Albert MEHRABIAN, professeur émérite de psychologie à l'Université de Californie à Los Angeles). Même sans cette donnée chiffrée, nous avons tous remarqué intuitivement l'importance du non verbal, qui peut changer une phrase en son contraire juste par un ton ou un regard différent.
   Nous avons par exemple une expérience sur l'importance du non verbal dans la publication du Dr Jean Decety (Professor Head of Social Cognitive Neuroscience – University of Washington Center for Mind, Brain & Learning). Il nous y démontre expérimentalement comment les MEE (*motor expression of emotion* – moteurs d'expressions émotionnelles, outils de l'expression non verbale) jouent un rôle plus important que le contenu verbal NCS (*narrative content of the story* – le contenu de l'histoire racontée, la sémantique). Voir DECETY. J, *Neural correlates of feeling sympathy*, (*Neuropsychologia* 41, 2003).

C'est là où intervient une autre notion de structure psychique ; nous trouvons trois éléments constitués de :

- celui qu'on est ;
- tous ceux qu'on a été ;
- ceux dont on est issu.

Elle peut être considérée comme une sorte de nouvelle « topique », qui n'a cependant rien de spatial, car il n'y s'agit pas de « lieux » mais de « parts de Soi » qu'il convient plus d'identifier que de localiser. Nous ne parlerons plus alors de « se libérer », mais de « se rencontrer ». *Celui qu'on est* « rencontre » *celui qu'on était*. L'équilibre semble venir non plus d'une libération, mais d'une rencontre de Soi avec une part de Soi et de la circulation fluide de la vie ainsi que de la reconnaissance entre ces différents éléments. Si l'on souhaite encore ici parler en terme de « libération », nous ne pouvons plus dire que nous nous libérons de quelque chose qu'il faut évacuer, mais plus exactement que nous nous libérons d'une fracture du Soi, dont une part s'était « détachée ». Dans ce cas, le mot « libération » ne semble donc pas très adapté. Pour parler plus simplement, nous dirons qu'il s'agit d'une rencontre, d'une réhabilitation d'un « bout de Soi ». Nous y reviendrons plus loin en détail (chapitre 3, page 25). Là aussi nous pourrions être tentés d'assimiler cela à une forme de structure spatiale ou temporelle comportant celui qu'on est, tous ceux qu'on a été et ceux dont on est issu (structure « topique », ou structure « chronique »[1]). Pourtant, l'expérience clinique ne semble pas renforcer cette idée.

4. L'histoire, « le chronologique » et le vécu intime

Il est habituel de considérer qu'un « travail » thérapeutique se réalise en parcourant sa vie, semblable ainsi à un « voyage dans le temps » se réalisant par la « narration » de sa propre histoire. Pourtant, nous remarquons déjà là deux attitudes totalement différentes :

---

1. Le mot « Topique », qui est utilisé pour l'espace, a comme équivalent « Chronique » pour le temps. Ce qui est chronique est ce qui a une durée, qui existe dans le temps (ex. : maladies chroniques). Nous remarquerons qu'une chronique est un recueil de faits historiques ou l'évocation de nouvelles qui circulent. Alors que ce qui est *topique* a rapport avec l'espace (du grec *topos*), ce qui est *chronique* a rapport avec le temps (du grec *khronos*). Une structure chronique est donc une structure temporelle, une organisation dans le temps. Nous disons plus habituellement « chronologique » pour la succession des événements, mais la notion de structure temporelle ne répond pas forcément à ce seul critère et nous préférerons le mot « chronique » de même qu'on utilise « topique ».

- *raconter ce qui s'est passé* (l'histoire impersonnelle, du type « faits divers ») ;
- *raconter ce que l'on a ressenti quand ça s'est passé* (le vécu intime éprouvé dans ces instants).

L'expérience montre que l'effet thérapeutique viendra plus profondément quand c'est le vécu ressenti qui est exprimé et quasiment pas quand c'est juste l'événement qui est raconté. Au point qu'un individu qui a vécu un traumatisme peut dire en parlant de ceux qui prétendent l'aider : « J'en ai assez qu'on me demande ce qui s'est passé. Personne ne me demande ce que j'ai vécu, ce que j'ai éprouvé, ce que j'ai ressenti. » Le vécu concerne l'individu, alors que l'événement ne concerne que l'histoire, l'anecdotique, l'épisodique[1].

Il ne sert à rien, semble-t-il, de replonger l'individu dans son histoire alors qu'au contraire, il apparaît fondamental de l'aider à se « rapprocher » de celui qu'il était quand cette histoire est arrivée. Quoique d'apparence similaire, nous noterons à quel point ces deux démarches sont profondément différentes… L'efficacité thérapeutique est étroitement liée à cette distinction. Il est alors légitime de se demander : « Comment peut-on raisonnablement se *rapprocher* de celui qu'on était ? ». S'agit-il de diminuer une distance (espace) ? Ou de franchir des époques de notre existence (temps) ?… Probablement ni l'un ni l'autre !

Nous remarquerons qu'il est plus habituel de s'intéresser aux faits (narration) qu'à la façon dont ils ont été vécus (émotions). Le vécu est pourtant ce qui compte le plus en thérapie. Non seulement le narratif a ses limites d'efficacité, mais il peut même parfois induire un effet négatif. Au lieu d'apaiser celui qui un jour a souffert, il replonge l'être présent dans la circonstance antérieure traumatisante… lui ajoutant ainsi une blessure qu'il n'avait pas. L'être était blessé dans son passé, maintenant il l'est en plus dans son présent où on lui fait « revivre » ce dont il a souffert autrefois.

Pourtant, cette « antériorité » devra être visitée. Nous verrons plus loin de quelle manière, afin d'éviter cet écueil qui conduit certains psychiatres à être méfiants sur la valeur d'une psychothérapie, qu'ils peuvent même considérer comme « dangereuse » ou tout au moins non souhaitable. Si une telle méfiance semble excessive, elle est cependant parfaitement justifiée quand l'approche thérapeu-

---

1. La mémoire dite « épisodique » est celle qui se souvient des événements. La mémoire dite « sémantique » est celle qui se souvient des *impressions* (ex. : j'aime les mathématiques) ou d'un *savoir* ($2 \times 2 = 4$), sans retenir de contextes événementiels. Cette dernière, souvent plus émotionnelle (j'aime/j'aime pas), est un moyen d'accès très intéressant et plus performant que le listage des souvenirs et permet d'accéder rapidement à la part du Soi qui est source de ce ressenti.

tique est exclusivement narrative et ne fait que replonger l'individu présent dans l'événement antérieur.

Cet ouvrage clarifie ce point en abordant la structure psychique d'un individu avec un nouveau regard – dont vous trouverez des illustrations concrètes dans la partie *Exemples d'entretiens*[1].

---

1. Afin de vous immerger dans l'aspect concret de ces notions, je vous recommande particulièrement de lire quelques vignettes cliniques de la deuxième partie (pages 179 à 217), avant
   de poursuivre votre lecture.

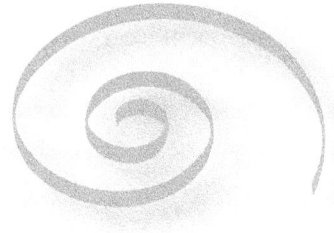

Chapitre 2

Présence, tact et contact

1. Ce qui est là, en même temps

La notion de « présence » semble être au cœur de nombreux phénomènes psychiques. Quand en psychologie existentielle, pour évoquer le sujet en thérapie, nous parlons de l'« être là », de l'« être au monde » il semble que le présent soit naturellement associé à cette expression. « Être là », c'est être ici, dans le lieu où l'on se trouve, mais c'est tout aussi « être maintenant », dans l'instant immédiat. « Être là » et « être présent » sont des expressions utilisées pratiquement comme des équivalences, bien que l'une évoque l'espace et l'autre le temps.

Quand Carl R. Rogers évoquait l'idée de *counseling* (maladroitement traduit par « relation d'aide »[1]) il proposait cette idée selon laquelle le patient et le praticien « tiennent conseil ». Une sorte de réunion où leurs présences se trouvent en équivalence réciproque. Cette idée de « non supériorité » du thérapeute est certainement ici une révolution, car notre culture nous a habitués à ce que le « spécialiste » soit en position de supériorité. Le *counseling*, offre cette présence en équivalence réciproque, donnant implicitement au sujet toute sa dimension et sa valeur, au même titre qu'au praticien.

« *L'espace* » *thérapeutique*, dans lequel se déroule cette rencontre, est donc marqué par la présence du praticien et par celle du sujet venant consulter. Nous y trouvons alors « un espace » et « de la présence » : ce qui est vécu est donc toujours là, dans cette succession d'« instants présents ». Une attention profonde et délicate permet d'accéder à la perception des ressentis et au sens qui s'y trouvent.

Au cours de l'entretien, nous réalisons vite que cette notion de présence prend rapidement une tournure inattendue. Ce que je décris ici n'est cependant pas

---

1. L'ouvrage de Carl Ransom Rogers *Counseling and psychotherapy* (1942) a même reçu comme titre français « Relation d'aide et psychothérapie » (ESF, 1970). Or « relation d'aide » et « *counseling* » ne sont pas des termes équivalents, même s'il est habituel de les confondre.

forcément ce qui est évoqué dans l'approche centrée sur la personne (ACP), d'inspiration rogérienne, (même si cela y ressemble un peu). Il s'agit plutôt ici de phénomènes observés et décrits en *maïeusthésie*[1]. Dans chacun des exemples d'entretiens de la deuxième partie de l'ouvrage (chapitre 11, page 181) nous remarquons qu'il y a non seulement le praticien et le sujet, mais aussi celui qu'était le sujet dans un autre moment de sa vie, ainsi qu'éventuellement celui qu'était un de ses ascendants. Nous avons alors une « présence multiple ». Le tout est de considérer si ces parts de Soi qui émergent dans la « réunion » (dans le *conseil*) sont invitées et bienvenues, ou restent un peu à part... voire indésirables ! Toute la problématique de l'entretien va être de considérer la manière dont la vie s'écoule entre ces différents éléments de Soi[2].

Le puzzle de Mrs Oak

Dans son célèbre et très bel exemple de Mrs Oak, Carl Ransom Rogers nous montre un sujet en train de faire une telle expérience[a]. En effet, la patiente dit au cours de la séance : « ... ça c'est exactement comme si j'essayais de mettre ensemble les morceaux d'un puzzle... Je veux dire que je ramasse des petits morceaux de puzzle (ici elle joint le geste à la parole) qui n'ont absolument aucun sens, sauf de sentir que vous tenez dans la main des morceaux sans voir où il faut les mettre, mais rien qu'à les sentir comme ça, je me dis : ça va probablement aller quelque part. [...] En même temps j'ai le sentiment d'être très objective et cependant je n'ai jamais été aussi proche de moi-même [...] je ne suis pas en train de faire un puzzle comme quelque chose dont j'aurais vu l'image. Peut-être que j'aimerais rester là à sentir simplement comment ça se passe. Ou en tout cas que je suis en train d'apprendre quelque chose... [...] Je suis venue pour résoudre des problèmes, et je me mets simplement à faire l'expérience de moi-même » (p. 58 à 60).

a. ROGERS. C R, *Le développement de la personne*, (Dunod Inter éditions, 2005).

---

1. Du grec *maieutkê*, « (art) d'accoucher quelqu'un » et de *aisthanesthai* (origine indo-européenne) « sentir, percevoir », qu'on retrouve dans « anesthésie » avec *an* privatif. « Maïeusthésie » désigne donc l'*art d'être sensible au processus d'accouchement, de naissance du Soi*. Voir (dir) REY. A, Le Robert *Dictionnaire historique de la langue française*, (Le Robert, 2004).
2. On pourrait même dire *entre ces différents éléments « du Soi »*. La fameuse 2e topique freudienne avec *le Ça, le Moi et le Surmoi* n'avait pas envisagé ce 4e élément évoqué par Jung : le Soi.

Dans l'ouvrage, le chapitre a pour titre « Expérience immédiate du *moi potentiel* » car il est hélas habituel de ne pas distinguer « faire l'expérience du Soi » et « faire l'expérience du Moi ». Or, Mrs Oak fait ici l'expérience de l'« être là » qu'elle est, du Soi « qui est vraiment elle », et non l'expérience de son « ego », du personnage social qu'elle a construit. Elle « rassemble » ces petits bouts de Soi éparpillés avec un sentiment de réalité qui la surprend... au point d'en être palpable.

2. « Réel » et pourtant purement subjectif

Mrs Oak est à la fois touchée par le sentiment qu'elle ressent et surprise d'une telle réalité, perçue dans un instant où il se passe une chose qui n'est pourtant que subjective. Cela pose la question du réel. Comment ce qui est subjectif peut-il prendre un tel degré de réalité ?

Le présent, est *le* « lieu de la réalité », « cet endroit » d'où l'on perçoit, d'où l'on vérifie et d'où l'on mesure. Il est pourtant, en même temps, extrêmement impalpable. Savoir vivre le fameux « ici et maintenant » est évoqué comme une sorte de sagesse bien difficilement accessible... en tout cas si l'on raisonne en terme de temps et d'espace.

Nous remarquerons, d'autre part, que quand nous disons « être présent », nous exprimons souvent le fait de donner son attention, plus que nous n'évoquons une localisation dans le temps ou dans l'espace. Enfin nous pourrons nous laisser interpeller par cet autre sens du mot, quand « présent » signifie « cadeau » (voir le glossaire, *Présence*, page 285). « Être présent », c'est aussi « être cadeau ». Nous avons là une jolie façon d'énoncer une réalité thérapeutique : s'agit-il de la quête d'un cadeau (trouver ce qui est juste en soi, afin de le mettre au monde) ?... ou, plus malencontreusement, de la recherche d'erreurs et de fondements erronés (trouver ce qui est mauvais en soi, afin de l'éliminer) ? Je reviendrai en détail sur cette notion fondamentale étroitement liée à l'efficacité thérapeutique au chapitre 7 (page 103).

Examinons cette notion de « présence » dans les trois premiers exemples, cités au chapitre 11 dans la deuxième partie (page 181). Dans le premier exemple d'entretien, nous voyons le sujet dépressif présent et l'enfant abandonné qu'il était. Dans le second exemple, nous avons affaire à celui qu'est le sujet agressif, l'enfant qu'il était, et l'enfant qu'était sa mère, plus l'homme qu'était le grand-père. Dans le troisième exemple, il y a d'une part la femme qui souffre de la phobie que sa fille meure, d'autre part la jeune fille qu'elle était en train d'accoucher, et encore le bébé qui vient au monde. Il existe donc une sorte de simultanéité de plusieurs éléments, auxquels s'ajoute également, à chaque fois, la présence du praticien. Dans quelle mesure sommes-nous capables de considérer comme des « cadeaux » ces différentes « présences » ?

En effet, il s'agit surtout de la considération du praticien envers le sujet actuel d'une part, et celui qu'il était d'autre part. Il est censé *se sentir touché* par cette présence. Il la vit comme un cadeau. Il découle de cette attitude que le sujet lui-même peut en venir à offrir aussi cette considération à celui qu'il était.

Dans le premier exemple de la deuxième partie de cet ouvrage (chapitre 11, page 182) *Rejet de l'enfant abandonné qui voulait mourir*, nous avons simultané-ment *là* le sujet dépressif et l'enfant abandonné qu'il était. Finalement, qu'est-ce que le temps a à voir avec cela ? Au fond, il ne s'agit peut-être ni de temps passé, ni de temps présent. Les circonstances qui ont fait que l'enfant se sente aban-donné sont révolues depuis longtemps, elles n'existent plus. Le sujet en a une trace mnémonique événementielle qui lui permet de le raconter… Mais « raconter » ne produit pas cette sensation de présence, ni d'effet thérapeutique.

3. Du subjectif plus réel que ce qui est objectif

Cette présence multiple et simultanée n'est bien sûr qu'une composante *subjec-tive* de l'instant thérapeutique. Le fait de « raconter l'histoire » avec tous les détails nécessaires pourrait sembler être une démarche plus *objective*. Nous remarquerons que ces mots décrivent parfaitement le phénomène qui se déroule. Ce qui est *subjectif* appartient au « monde du sujet », ce qui est *objectif* appartient au « monde de l'objet ». S'ils vont vers les éléments événementiels (objets), le sujet et le praticien sont pareils à des archéologues ou à des historiens de la psyché. Ils en tirent uniquement des vestiges morts et des souvenirs fossiles. Le seul intérêt est alors un intérêt historique, basé sur une sorte d'esprit d'enquête, opérant des inter-prétations, des suppositions et des déductions purement intellectuelles.

Il arrive même que cette recherche vise des coupables, c'est-à-dire « ceux à cause de qui tout cela est arrivé », ceux qui sont responsables (et même coupables) de ces souffrances actuelles appelées « symptômes ». Nous avons alors là une sorte d'*enquête policière* d'où il ressortira qu'il faut exclure le « méchant ». C'est ainsi que des praticiens ont parfois maladroitement abouti, dans certaines thérapies, à fustiger les parents (notamment la mère) comme étant sources de tous les maux !

Une telle démarche qui serait basée sur l'événementiel, sur le souvenir historique, sur ce qui est *objectif* ne se préoccuperait que de l'objet. Elle n'aurait, dans le meilleur des cas, pas d'effet thérapeutique et, dans le pire des cas, elle aurait même une double influence extrêmement néfaste : d'une part elle replongerait le sujet présent dans une douleur dont il pourrait peiner à ressortir, d'autre part celui-ci recevrait une interprétation qui ne correspond pas forcément à son ressenti. Si l'aspect « policier » qui consiste à rechercher un coupable s'ajoute, cela peut de surcroît éloigner le sujet de ceux qu'il a besoin de retrouver, de ceux qui lui ont tellement manqué. Si non seulement ils lui ont manqué, mais qu'en plus on les lui enlève, cela revient à prétendre guérir une fracture par une amputation !

Curieusement, en thérapie, le *réel* n'est pas l'objectif, mais le subjectif[1]. Le *subjectif*, c'est ce qui concerne le sujet, ce sont tous ses ressentis. L'histoire importe peu, elle n'est qu'anecdote. Ce qui importe, c'est la manière dont il l'a vécue. Un événement en apparence anodin peut avoir été beaucoup plus blessant qu'un événement en apparence grave. Je me souviens cette femme me signifiant combien le manque d'amour de son grand-père envers elle l'avait infiniment plus marquée que les attouchements sexuels de son oncle. Naturellement il ne s'agit pas ici de dire que ces attouchements sont dérisoires (surtout pas). Il convient simplement de reconnaître ce qui s'est passé pour cette femme (et surtout pour l'enfant qu'elle était) avec la mesure de son ressenti et non avec notre interprétation, notre logique ou notre affectivité, ni avec nos valeurs personnelles.

Quand bien même nous connaîtrions toute la vérité événementielle (historique) de la vie de quelqu'un sur toute son existence, et même sur celle de ses ascendants… nous ne saurions toujours rien d'important, car ce qui compte ce n'est pas ce qui s'est passé, mais comment cela a été vécu par celui qui s'y trouvait. Or, cela est subjectif.

Curieusement, la réalité, le palpable, le concret en thérapie, ce n'est pas l'objectif mais le subjectif. Nous comprenons alors pourquoi cela est rebelle à la mesure et aux chiffres. Comment mesurer objectivement ce qui est subjectif ? Il ne s'agit pas du même monde.

La réalité appartient ici au *subjectif*, alors que nous sommes culturellement habitués à considérer l'inverse. Il s'agit là d'une autre façon de penser à laquelle le praticien doit s'habituer. Ce respect du subjectif, qui est considéré ici comme « le réel » du sujet est un fondement majeur dans lequel l'intellect n'a que très peu de place… peut-être même aucune.

---

1. Donald Wood Winnicott nous propose même une remarque intéressante sur l'objectivité : « L'objectivité est un terme relatif : ce qui est objectivement perçu est, jusqu'à un certain point, conçu subjectivement. » (p. 128.) Voir WINNICOTT. D W, *Jeu et réalité*, (Gallimard Folio, 1975). La nature des choses (objets) quand elle est perçue par un sujet (quelqu'un), devient donc subjective. Cette dimension subjective est celle qui compte le plus en thérapie.

4. Le quatrième élément de Carl Rogers

Nous remarquerons que la difficulté du sujet est justement d'accorder son attention à cette part de lui qui se manifeste. Cette notion d'attention que l'on accorde est au cœur du processus. Quand elle est possible, elle provoque l'apaisement. Quand elle ne l'est pas, les tensions demeurent inchangées.

Quand le praticien ne considère que l'histoire, il ne « donne pas d'attention », il ne fait que « s'intéresser aux faits ». Nous remarquerons que notre langage a parfaitement prévu de nommer cette différence : on *s'intéresse* à un objet, alors qu'on *donne de l'attention* à quelqu'un. L'attention et la présence sont deux notions qui vont de pair : elles concernent le côté subjectif (celui du sujet). « Être attentionné », ne désigne pas la même attitude que « Être intéressé » !

Carl Rogers, comme nous l'avons vu, évoqua cette dimension spéciale de la *présence*, qui représente un véritable ajout à ses concepts de base. L'investissement du praticien y est important, bien que, grâce à la *non directivité*[1], il ne mette aucune énergie pour amener le patient dans une direction quelconque, ou pour résoudre quoi que ce soit. C'est un investissement au niveau de la présence et non au niveau d'une action. Cela se réalise, (comme nous l'avons déjà évoqué), en s'appuyant, selon Rogers, sur les trois fondements que sont :

- *l'empathie* ;
- *la congruence* ;
- et *la considération (confiance) inconditionnelle*.

L'aspect « chaleur humaine » se trouve affirmé par l'idée d'empathie qui invite le praticien à s'ouvrir suffisamment au ressenti de son interlocuteur pour le percevoir comme s'il était celui-ci, mais sans abandonner le fait d'être lui-même.

La *congruence* invite, elle, à une certaine harmonie entre d'une part ce que l'on montre, et d'autre part ce que l'on est, ce que l'on sent et ce que l'on pense (il s'agit donc de ne pas être *incongru*). Puis, nous avons la fameuse *confiance inconditionnelle* ou plus exactement la *considération inconditionnelle* qui implique non seulement l'absence de jugement, mais aussi la confiance dans le fait que ce qui se passe chez l'autre est quelque chose de « juste » compte tenu de ce qu'il y a en lui. Il y a dans ce dernier point une grande marque d'humanité.

---

1. Ce n'est pas ici le praticien qui estime disposer d'un savoir, mais le patient qui est considéré comme riche de ses ressources et du sens qui est en lui.

À tout cela Carl Rogers ajoute la notion de *présence*. Une présence du praticien et du sujet dans une sorte d'*ailleurs* où les ressentis de chacun sont là et réciproquement perçus. Rogers décrit ces moments de présence intense :

> « J'ai l'impression, que mon esprit est entré en contact avec celui de l'autre, que notre relation se dépasse elle-même et s'intègre dans quelque chose qui la transcende et qu'adviennent alors, dans toute leur profondeur, l'épanouissement, le salut et l'énergie »[1] (p. 168-169).

Il semble que Rogers touche ici ce que le mot *empathie* tentait de nommer sans vraiment y parvenir. En effet, cette notion de *présence et* de *contact des esprits, qui s'intègre dans quelque chose qui la transcende,* paraît une juste expression de l'expérience du praticien et du sujet. C'est ce que nous avons trouvé dans les exemples décrits plus haut. Il ne s'agit jamais de « se mettre à la place de l'autre tout en restant soi-même » comme nous le dit l'empathie, mais plutôt de se trouver en contact avec cet autre vivant son expérience et d'y être ouvert avec une sensibilité qui nous permet de « le rencontrer », de le « reconnaître » et d'être *profondément touché par sa présence*, par son émergence, par la dimension de son vécu. Il se trouve là un « contact » totalement *subjectal*, un contact entre les Sujets (voir la fiche 5, page 229). Si au contraire nous sommes sur l'événementiel ou sur les problèmes à résoudre, nous n'avons qu'un contact *objectal* (c'est-à-dire avec les « objets historiques », les informations, le côté anecdotique ou épisodique).

Cette notion qui consiste à être touché par l'*individu*, le *sujet*, l'*être là*, se trouve également en *haptonomie*. Frans Veldman a élaboré cette approche fondée sur la notion de *toucher*, mais il ne parle pas du tact au seul sens corporel. Il évoque le tact dans le sens de « être touché » au niveau de l'*affect*. Cet affect est considéré comme « la faculté à s'émouvoir ».

Nous trouvons de nombreuses précisions à ce sujet dans son ouvrage *Haptonomie, science de l'affectivité*[2] :

> « Dans la signification haptonomique, l'*affectivité* révèle en outre, et spécifiquement, la *manière d'être affectif* par laquelle un individu s'ouvre et se tourne vers autrui, de façon réceptive, sensible, émotive, empathique, dévouée, avec respect et candeur, sans feinte, sans *a priori*, sans jugement. [...] Ce partage implique une qualité

---

1. ROGERS C R., *L'approche centrée sur la personne*, (Randin, 2001) – passage essentiel, déjà cité précédemment.
2. VELDMAN F., *Haptonomie, science de l'affectivité*, (PUF, 1989).

de sociabilité qui consiste à *accepter* et à *confirmer* affectivement *l'autre* dans le Bon – le *Bon en soi* – qu'il représente ou peut devenir » (p. 45).

Comme Carl Rogers, il utilise le mot *empathie* pour désigner la chaleur humaine. Quand il évoque l'idée de *Bon en soi* (présent ou en devenir), nous l'associerons volontiers à la confiance et à la considération inconditionnelle. Lorsqu'il parle d'être « affectif », nous y verrons un des aspects de la congruence.

Frans Veldman est souvent attentif à la précision du « mot juste ». Pourtant, non seulement il n'a pas pointé l'ambiguïté du mot *empathie*, mais aussi ce qu'il nomme *affectivité* (voir glossaire, *Affecté, Affectivité*, page 279) semblerait plutôt être de l'ordre de la *sensibilité*, c'est-à-dire d'une ouverture à autrui. D'autre part, pour évoquer l'individu, le sujet, l'*être-là*, il parle souvent de « personne » alors que ce mot désigne plus l'apparent (le personnage) que le sujet lui-même (voir glossaire, *Sujet, Subjectal*, page 288).

Cependant, au-delà des mots, nous trouvons ici un concept d'une très grande richesse, en parfaite harmonie avec l'expérience clinique qu'il est donné de vivre au praticien et au sujet venu le consulter. Nous trouvons là cette notion de sensibilité à ce qui est *subjectif* et néanmoins vécu tellement comme réel. Si réel, que cela se trouve perçu comme plus réel que le palpable *objectif*.

Parlant de l'être humain découvrant ses ressentis face au monde, Frans Veldman nous fait remarquer :

> « Dans ce contexte, le *subjectif* lui aussi, aura pour l'individu une importance plus grande que l'*objectif*. [...] Il révèle donc son *image du monde* qui représente *pour lui*, subjectivement une *réalité* [...] Le toucher, en haptonomie, même quand il s'exprime tactilement ne procède pas du sens habituellement désigné par ce mot, mais de l'*hapsis*[1]. Il en découle le mot *hapto-nomie (ou hapto* signifie "tact psychique" *nomos* signifie "règles", "science"). Il s'agit ici avant tout pour le praticien de "se laisser toucher par le bon en l'autre, présent ou en devenir" » (p. 36/37).

---

1. *Hapsis* signifie « tact » en grec, dans le sens intime, avec cœur, intérieur, de qualité sensitive. Voir VELDMAN F., *Haptonomie, science de l'affectivité*, (PUF, 1989, p. 44/53/71).

5. Sans distance ni empathie : être distinct sans être distant

En haptonomie, on pourrait croire que pour aider l'autre, il s'agit de le « toucher » (*toucher* dans le sens psychologique). En fait, le praticien sera surtout aidant dans la mesure où il accepte plutôt d'être lui-même *touché* par celui qu'il accompagne. Il s'agit là de sa sensibilité à percevoir celui-ci, à prendre la mesure de ce qu'il vit, de ce qu'il ressent et de n'avoir pour projet que de le reconnaître. De cette reconnaissance vient un apaisement.

En dehors de l'haptonomie, dans un entretien d'aide ou d'accompagnement, il conviendra que le praticien accepte aussi d'être touché. La *présence* dont parle Carl Rogers nous y invite tout autant. Cela remet en cause la notion de *distance thérapeutique* si chère à de nombreuses théories. Cette notion de distance a sans doute involontairement et étonnamment été aggravée par celle d'empathie. *Distance* et *empathie* sont deux notions nous éloignant de l'individu. Les soignants ont souvent à subir deux injonctions contradictoires : *pour être humains soyez empathiques* (mettez-vous à la place de l'autre), et *pour ne pas souffrir gardez une distance professionnelle* (restez suffisamment éloignés de lui). Ces attitudes opposées sont bien évidemment irréalisables en même temps.

Cette impossibilité n'est heureusement pas bien gênante puisqu'aucune de ces deux attitudes n'est souhaitable. En dépit du profond respect que je porte à Carl Rogers pour ce qu'il a apporté, je remarque que l'empathie n'est pas l'attitude adaptée, du moins dans le sens de « se mettre à la place de l'autre tout en restant soi-même ».

Se mettre à sa place ne peut en aucun cas nous aider à comprendre notre interlocuteur. Quand on se met à sa place, on ne fait que comprendre « soi à sa place » et non pas « lui à la sienne », même si l'on tient compte de ses références à lui. Nous ne ferions, dans ce cas, que contacter notre propre imaginaire et cela nous éloignerait de celui que nous prétendons rencontrer. Cependant, quand Rogers parle d'*empathie*, il nomme certainement plus que ce que veut dire le mot, et évoque une idée plus profonde que le fameux « *comme si* » *(as if) on était l'autre*. L'ennui est que l'on n'en a retenu que cette idée de « comme si on était l'autre ». Vers la fin de sa vie, il évoquera le sujet plus subtilement avec la notion de « présence » (voir page 8).

Le mot anglais *empathy* a été la traduction du mot allemand *Einfühlung* employé au départ par Theodor Lipps (1851-1914), qui est créateur du concept en psychologie (1903). Le mot allemand est construit de la façon suivante : *ein* (entrer, dedans) *fühlung* (contact subtil, psychique)… autrement dit, *entrer en contact* ou *accéder au contact de ce qui est intime*. Ce terme semble plus juste que le mot empathie constitué de *en* (dedans) et *pathos* (ce que l'on éprouve), autrement dit *ce que l'on éprouve dedans*. Nous aurions pu définir l'empathie comme le fait d'être touché par ce qui se passe en l'autre, par les ressentis qu'il éprouve, plutôt que d'inviter au « comme si » on était lui. S'inspirant de ce principe, Sándor Ferenczi (1873-1933), médecin psychiatre et psychanalyste hongrois, énonça avec beaucoup de sensibilité, bien avant tout le monde, le principe *Einfühlung*, de « tact psychique ».

Par cette idée de *Einfühlung*, le psychologue Theodor Lipps développait l'idée d'une *extension* permettant un contact avec l'autre (pensant ainsi expliquer les imitations comportementales). Curieusement, nous retrouvons ici une analogie avec la notion de *prolongement* de l'haptonomie, avec l'idée de « toucher » et « d'être touché ». En haptonomie, ce prolongement de l'individu, qui ainsi est en contact avec un autre, est une sorte de prolongement du Soi. Ce dernier est bien plus subtil que celui de Lipps, et l'on prendra surtout soin de ne pas le confondre avec le prolongement du Moi évoqué par Sigmund Freud et qui n'est qu'une expression libidinale, allant vers l'autre vu comme un objet, afin de « s'en nourrir » et non afin de le rencontrer. Le contact *Einfülung* est une ouverture, une rencontre oblative (qui donne), alors que le prolongement libidinal freudien est captatif (il prend, se nourrit). Il est probable que Ferenczi (plus sensible) se soit mieux approché de cette idée que Lipps (plus imprégné de neurologie et de comportementalisme).

De toute façon et quoi qu'en disent les théories, on ne peut réellement se mettre à la place de l'autre. Si l'on pouvait le faire, cela reviendrait à fusionner et à ne plus être soi-même. Il résulterait d'une telle attitude « qu'on ne serait plus soi » et que l'autre perdrait son interlocuteur. La conséquence serait également que nous nous éloignerions de lui car nous ne percevrions plus que notre imaginaire personnel.

Nous aurons avantage à laisser ces notions de distance et d'empathie pour évoquer celles de *distinct* et *d'absence de distance*. La bonne distance dans un échange, c'est quand il n'y en a pas, et qu'en même temps l'on sait être distinct. La règle peut être énoncée en peu de mots : « Être distinct sans être distant » (ou être proche, jusqu'au contact, sans pour autant se mettre à la place).

Nous avons donc ici les bases de cette *présence du praticien*, face à la *présence du sujet*. Cependant, nous avons vu que le sujet présent, c'est « lui » maintenant, « lui » dans chacune des circonstances de sa vie (tous ceux qu'il a été), mais aussi tous ceux dont il est issu.

Cela constitue sa structure psychique, avec les différents éléments du Soi potentiel. Il n'est que potentiel car certaines parts de ce Soi sont intégrées et d'autres non. Certaines parts sont même soigneusement maintenues « à distance » : quand nous avons souffert, nous tentons de « maintenir à distance » ces parts douloureuses de celui que nous avons été.

Cette structure est là, rencontrée ou non par le sujet, et rencontrée ou non par le praticien. L'enjeu de la *présence*, et de la reconnaissance, c'est que la vie s'écoule à nouveau (ou parfois pour la première fois) entre ces différents éléments de Soi (du Soi). C'est là un rôle majeur du praticien et il en découlera la qualité du résultat obtenu et de la réalité « concrète » de l'accompagnement psychologique apporté.

> **" Le but est de rendre le « sujet présent » distinct de « l'enfant qu'il était », afin qu'il puisse s'en rapprocher. "**

« Être distinct sans être distant » s'applique aussi au sein de la structure psychique elle-même. Nous avons, entre le sujet présent et celui qu'il était, la même problématique qu'entre le praticien et le patient. Vous remarquerez que dans l'échange, le praticien dit par exemple « l'enfant que vous étiez » et non pas « quand vous étiez enfant ». « L'enfant que vous étiez » est nommé comme un interlocuteur à part entière, au même titre que le sujet lui-même, comme si tous deux étaient présents[1].

Si le sujet présent s'identifiait à cet enfant, il ne pourrait le rencontrer. Se mettant à sa place, il cesserait d'être lui-même et ne pourrait plus, pour celui-ci, être une ressource d'attention et de reconnaissance. S'identifiant à cet enfant, il ne ferait que redevenir celui-ci dans une régression qui ne serait pas forcément salutaire.

Ces notions de distance, de proximité, de fusion, de rejet ou d'attachement entre les différents éléments de la psyché sont au cœur du processus d'accompagnement psychologique.

Portons à présent notre regard vers un nouveau concept de structure psychique permettant d'aborder l'aide de façon concrète[2].

---

1. Cette idée sera explicitée dans la deuxième partie avec les exemples d'entretiens (pages 179 à 217), et dans la troisième partie à la fiche n° 4, Nommer les différents protagonistes (page 227).
2. Dans la partie *Exemples d'entretiens*, vous pourrez mesurer l'impact d'une telle approche sur la nature de l'accompagnement psychologique, et dans la partie *Fiches de mise en œuvre*, vous pourrez découvrir concrètement les paroles et actions qui en découlent chez le praticien.

Chapitre 3

Structure psychique uchrotopique

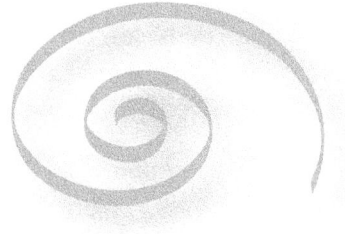

Le temps et l'espace remis en cause

1. Les éléments d'un ensemble

Aborder la psyché de cette façon rappelle un amical secteur des mathématiques : la fameuse théorie des ensembles, celle-là même qui a fait frémir tant d'élèves. Si cette partie de leur programme les a souvent heurtés, c'est peut-être qu'elle aborde la réflexion d'une nouvelle façon. Il ne s'agit plus là d'un regard analytique, mais d'un regard analogique. Il n'y est plus question de disséquer, analyser, décortiquer, mais de rassembler, de repérer des liens, des familles, des groupes, des relations, des exclusions… et de voir par quel processus tout cela se réalise.

Je ne tenterai pas, comme Jacques Lacan, de traduire la psychologie en formules mathématiques, mais je salue cette tentative qui aurait pu être fructueuse, à condition d'une part de « lâcher » le côté analytique (qui consiste à décortiquer) et d'autre part de favoriser une dimension plus analogique (qui consiste à repérer ce qui fait partie de la même famille). Lacan pointait parfaitement les analogies dans les mots, surtout au niveau des sons. Si, de nos jours, un patient lui avait dit « j'ai vu *Les dents de la mer* et ça m'a bouleversé », il aurait aussi entendu « j'ai vu l'aidant de la mère et ça m'a bouleversé ». Cependant, si de telles analogies peuvent parfois être fructueuses, elles font surtout courir le danger de voir des choses là où il n'y en a pas. L'analogie à considérer sera plus souvent au niveau des nœuds émotionnels et des sensations qu'au niveau des mots et des sons. Je me souviens d'un patient qui m'expliquait : « Vous comprenez, ce dont je vous parle, c'est de hier » en prononçant « d'œillères » et je ne pus m'empêcher de remarquer une telle chose. Pourtant, les analogies les plus utiles concrètement, seront celles qui concernent le ressenti du sujet et non un décorticage de ses phrases ou de ses lapsus.

Fritz Perls, fondateur de la Gestalt thérapie, a bien pointé qu'en psychothérapie il s'agit de réintégration de parties de soi[1] :

> « Pour obtenir chez le névrosé, la réintégration des parties disso-
> ciées de lui-même, nous devons mobiliser toute la responsabilité
> qu'il est prêt à assumer. »

Mais il ne va pas jusqu'à cette idée d'ensembles, ni vers le concept de structure psychique que nous évoquons ici (d'ailleurs la Gestalt thérapie ne considère pas le Soi, le *self*, le Moi, de la même façon que nous le faisons là[2]). (p. 88).

Si j'ai évoqué la notion d'ensembles c'est surtout pour illustrer un constat concernant la psyché. En effet, cette dernière est pareille à un ensemble constitué de trois sous-ensembles :

- celui qu'on est ;
- tous ceux qu'on a été ;
- tous ceux dont on est issu.

La notion d'*ensembles* non seulement représente bien les phénomènes psychiques, mais nous permet aussi de l'exprimer sans avoir recours aux notions d'*espace* ou de *temps*. Nous avons vu au début de cet ouvrage qu'il est difficile de nommer les phénomènes psychiques sans avoir recours à des termes spatiotemporels (« cheminement », « topiques », « retourner dans son histoire », « parcourir sa vie », « revenir dans son enfance », etc.).

Le sous-ensemble « tous ceux qu'on a été » représente une multitude : chacun de ceux que nous avons été à chacun des instants de notre vie, depuis notre conception jusqu'à ce jour. L'autre sous-ensemble, « tous ceux dont on est issu », représente lui aussi une multitude, constitué de tous ceux dont on est issu et de tous ceux qu'ils ont été depuis leur conception jusqu'à ce jour (ou jusqu'à la fin de leur vie s'ils sont décédés).

Le premier sous ensemble, « celui que l'on est », peut prendre deux aspects. Soit il représente uniquement ce que l'on *accepte* en soi (le Soi partiel, dont les manques sont compensés par le Moi), soit il représente la totalité (le Soi). Il est aussi la manifestation de la manière dont s'articulent tous ces éléments entre eux (paisibles ou fracturés, intégrés ou rejetés, connus ou ignorés, en harmonie ou en

---

1. PERLS. F, *Manuel de Gestalt thérapie*, (ESF, 2009).
2. Pour plus de précisions sur les nuances entre le propos de ce livre et celui de la Gestalt Thérapie, qui est une approche d'une grande richesse, vous pouvez lire la publication de mai 2009 « Gestalt Thérapie » sur le site maieusthesie.com.

opposition). Selon que nous y incluons tous les éléments (le Soi) ou que nous en excluons quelques-uns à cause des douleurs (avec le Moi venant en compensation des parts manquantes) nous avons deux types de manifestations différentes. Les deux existent simultanément. Même quand il n'est pas « réalisé », le Soi existe au moins de façon potentielle et permanente. Le *Moi* et le *Soi* sont deux types « d'assemblages », de « contenants » permettant d'assurer une certaine cohésion des éléments constituants la psyché.

Nous remarquons ici que le Moi est un sous-ensemble car certains éléments du Soi en sont exclus, alors que le Soi est la totalité de tous les éléments et de tous les sous-ensembles, mais dans leur dimension potentiellement harmonisée. Le Soi constitue une ressource pour le sujet. Nous nommerons cette ressource « ressource existentielle ».

2. Enveloppes, assemblages et cohésion

Tous ceux que l'on a été et tous ceux dont on est issu constituent donc un assemblage, dont la cohérence vient d'une part de l'*ego* (que l'on nomme aussi le Moi) pour ce qu'il a de partiel et d'autre part du Soi pour sa totalité. L'ego, c'est la *personnalité* construite avec énergie et compensations (étayages), permettant de faire face au monde. La personnalité a souvent été confondue avec l'individu. Or, comme nous l'avons vu précédemment, le mot *personne* vient de *persona* (masque ou rôle de théâtre)[1]. Il n'est que le costume, l'enveloppe, et non pas l'acteur lui-même.

Le Moi est l'enveloppe[2] contenant cet ensemble fragile qui doit toujours vampiriser un peu l'environnement pour se maintenir. Celui que l'on est et ceux dont on est issu constituent un assemblage plus ou moins vulnérable, comportant plus ou moins de fractures, de fissures, de clivages… à la merci de la moindre baisse énergétique. Pour ne pas s'émietter, il lui est nécessaire d'être contenu. Le Moi permet de « rassembler » cc que l'on « accepte »[3] de soi et de « maintenir à part » ce que l'on n'accepte pas, tout en compensant le manque que cela engendre grâce

---

1. Que l'on peut rapprocher de la notion de « personnage » et non de celle d'« individu ».
2. Au point que Didier Anzieu, psychanalyste, a écrit des ouvrages sur cette notion de *contenant de la psyché* : *Le Moi peau* (Dunod, 1995), *Les enveloppes psychiques* (Dunod, 2003), *Les contenants de la pensée* (Dunod, 2003). Mais il n'y développe pas du tout les nuances que nous abordons ici.
3. Mais il s'agit ici d'une fausse acceptation. Elle répond aux règles de plaisir/déplaisir (évoquées par Freud) et non à l'accueil et la reconnaissance. On y trouve plus d'idéalisation que de reconnaissance.

à divers étayages. Si cela est énergétiquement coûteux, ça permet néanmoins à l'individu *d'être au monde*, malgré ses fragilités.

Alors que *le Moi* est cette personnalité qui permet de fonctionner, malgré les fractures intérieures, *le Soi* est, lui, l'individu potentiel. Il est cette totalité, potentiellement harmonisée, sans fractures, où tous les éléments sont à la fois proches et distincts, parfaitement ouverts les uns aux autres et entre lesquels la vie s'écoule librement. Peut-être est-ce le « Bon en soi » de Frans Veldman ou « l'être là » des psychologues existentiels. Le Soi est hélas souvent confondu avec le Moi (ou ego). Je m'en indignerai tout autant que Jung[1]. Si nous résumons la deuxième topique freudienne, nous trouverons *le Ça* qui est source de l'énergie (libidinale), *le Moi* qui utilise cette énergie pour aller vers le monde dont il se nourrit et se protège (égoïsme), ainsi que *le Surmoi* qui régule les excès du *Moi* (assurant le rôle d'une prothèse de conscience). Pourtant, Freud n'a pas évoqué le *Soi*.

Donald Wood Winnicott a souvent évoqué l'idée de *self* (Soi). Le traducteur de son ouvrage *Playing and reality*[2] (J.-B. Pontalis) introduit l'ouvrage en désignant ce concept de la psyché par :

> « Quelque chose qui n'a pas de lieu. Ce qui détermine tout le fonctionnement de l'appareil *(psychique*[3]*)* est hors des prises de celui-ci. L'impensable fait la pensée. Ce qui n'a pas été vécu, éprouvé, ce qui échappe à toute possibilité de mémorisation est au creux de l'être (Avec Winnicott, le "moi d'être", désigné par le mot "*being*", parfois écrit en majuscule fait son entrée dans la psychanalyse, et c'est bien commodément éluder la question que cette émergence nous pose que de l'évacuer sous la désignation, péjorative de mysticisme[4].) » (p. 13).

J.-B. Pontalis ajoute :

> « L'espace potentiel se laisse difficilement circonscrire dans une nouvelle topique. Pourtant, les limites des deux seuls espaces sur lesquels nous pouvons avoir prise et que nous cherchons à contrôler – l'externe et l'interne – lui désignent sa place absente en creux » (p. 16).

---

1. Jung dit dans son ouvrage *Ma vie. Souvenirs, rêves et pensées* (Gallimard Folio, 1973) : « Je constate continuellement que le processus d'individuation est confondu avec la prise de conscience du Moi et que par conséquent celui-ci est identifié au Soi, d'où il résulte une désespérante confusion de concepts. Car, dès lors, l'individuation ne serait plus qu'égocentrisme ou auto érotisme » (p. 457).
2. WINICOTT. D W, *Jeu et réalité*, (Gallimard Folio, 1975).
3. Note de l'auteur.
4. Idem.

Le Soi est donc une sorte de quatrième élément qui n'est ni *le Ça*, ni *le Moi*. Il semble même échapper à l'idée de topique (lieu). Ces notions peinent cependant à trouver leur place. En effet, nous trouverons souvent ces mots curieusement mixés : dans des ouvrages, on lira le *Soi* à la place du *Ça* ainsi que le *self* à la place du *Soi* ou du *Moi*. Que ce soit en français *Ça, Moi, Surmoi, Soi*, en anglais *id, ego, superego, self*, en allemand *das Es, das Ich, das Überich, das Selbst*, les substitutions vont bon train. *Das Es* est confondu avec *das Selbst*, *ego* est traduit par *self*... Le titre de l'ouvrage de Sigmund Freud *Das Ich und das Es* a même été traduit par *Le Moi et le Soi*[1]. Les dictionnaires bilingues sont aussi les artisans de ces curieux mélis-mélos[2]. Nous mesurons ainsi le trouble qui règne à ce sujet, sur des mots qui sont pourtant des fondements théoriques omniprésents. Cela montre que ces notions méritent d'être revisitées et précisées[3].

La psychanalyse considère *le Ça* comme étant la source libidinale (l'énergie et le *faire*). Nous pouvons alors considérer le Soi comme étant plutôt une source existentielle (la vie et l'*être* – chapitre 4, page 43). Le Soi est donc tout à fait différent du Moi.

Le Soi est le garant de l'intégrité de ce qui n'est encore que morcelé mais en quête d'harmonie. Une sorte de *contenant du connu et de l'inconnu en soi*, du rejeté autant que de l'intégré.

Le Moi, lui, ne contient que ce qu'on accepte tout en aidant à maintenir « à distance » les parts d'être dont on ne veut pas (que cela soit conscient ou inconscient).

Garant du fait que l'être ne perde pas une miette de lui-même, le Soi, au contraire, contient Tout. Curieusement cette fonction du Soi correspond à l'étymologie du mot *univers* : du latin *universus*, c'est-à-dire « tourné de manière à former un ensemble », venant de *unus* (un) et *vertere* (tourner, vers)[4].

---

1. LEBOVICI. S, *Le ça, le moi, le surmoi*, (Tchou, 1978, p. 26).
2. *Hachette Langenscheidt* Dictionnaire fr/all et all/fr, (Hachette, 1995), *Robert et Collin* Dictionnaire fr/angl et angl/fr, (Le Robert, 2006), PIÉRON. H, *Vocabulaire de la psychologie* (PUF, 1973), *Harrap's Shorter* Dictionnaire angl/fr et fr/angl (Harrap's, 2006).
3. Vous pouvez lire « Le ça, le moi, le surmoi et le Soi » sur maieusthesie.com, novembre 2005.
4. Nous noterons aussi l'étymologie du mot « cosmos » venant du grec *Kosmos* exprimant une idée d'ordre, de mise en ordre « forme, organisation d'une chose ». Les mots « cosmos » et « univers » désignent tous deux cette idée d'organisation cohérente. Voir (dir.) REY. A, Le Robert *Dictionnaire historique de la langue française*, (Le Robert, 2004).

Ces deux enveloppes, le Moi et le Soi, ont toutes deux de l'importance et participent à la réalisation de l'individu. Elles engendrent deux types de pulsions complémentaires, mais de natures totalement différentes. Elles jouent toutes deux un rôle fondamental (voir page 27).

3. Le leurre temporel et l'uchronie

La tendance est de se représenter spontanément celui que l'on est comme étant dans le présent et celui que l'on était comme étant dans le passé. Quand, par exemple, un sujet porte son attention vers l'enfant qu'il était, fait-il un *voyage dans le temps* ? Parcourt-il son histoire ? Recontacte-t-il un événement de sa vie ?

Nous avons l'habitude d'appréhender ce à quoi nous sommes confrontés en utilisant l'intellect. L'intellect est un outil extrêmement utile pour de nombreuses réflexions, mais il comporte des zones aveugles. Si par exemple quelqu'un a une très bonne vue, mais souffre de surdité absolue, il ne pourra entendre une musique avec ses yeux, même s'ils sont très performants. Si l'on compare l'intellect à de tels yeux, il restera incapable d'entendre la « musique de l'âme ». En dépit de son utilité et son efficacité, certaines zones ne lui sont pas perceptibles.

Quand nous pensons que celui qui porte son attention vers l'enfant qu'il était *va dans le passé*, nous avons une déformation de la perception liée au fait que nous essayons d'aborder le phénomène avec nos outils intellectuels. Nous avons déjà vu au début de cet ouvrage que nous peinons à représenter un objet en trois dimensions quand nous n'en avons que deux à notre disposition. J'avais évoqué cette difficulté par l'exemple des peintres naïfs, qui n'avaient pas encore découvert les règles de perspective.

Les cartographes ont été confrontés à la même difficulté, mais à une autre échelle. Quand on fait la carte d'un pays ou d'une région, deux dimensions nous suffisent. À ce stade, on peut faire l'impasse sur la courbure de la terre, on peut négliger le volume de la sphère sur laquelle se trouve le territoire représenté. Même si cela engendre quelques erreurs, à cette échelle, elles sont négligeables. Pourtant, lorsqu'on veut représenter entièrement la planète, il en va tout autrement. C'est un véritable casse-tête. Les « planisphères » (plans de sphères) ont tous des allures bizarres, des déformations incontournables qui nous éloignent de la réalité qu'ils sont censés représenter. Et quand bien même cette représentation ne serait pas déformée (ce qui déjà est impossible), il existe une composante irreprésentable en deux dimensions : chaque point de la carte est censé être un centre de tout le reste. Sur un rectangle, (plan dans deux dimensions) le centre est uniquement au milieu de la carte. Sur un globe, (plan dans trois dimensions) chaque point peut être considéré comme un centre du monde. D'autre part, quand on va dans n'importe quelle direction à partir de n'importe quel point, on revient à ce point de départ après avoir fait le tour. Le planisphère ne peut clairement rendre compte de cela.

Cette petite promenade géographique nous montre la difficulté que nous avons à nous représenter un phénomène (la surface de la sphère) quand nous disposons d'un outil auquel il manque une dimension (un plan euclidien). Un plan ne permet donc pas toujours de représenter une surface. Lorsque celle-ci est sphérique, c'est-à-dire tridimensionnelle (surface de la terre), deux dimensions (feuille de papier) ne suffisent plus.

Il en va de même pour l'intellect et la façon dont il permet de se représenter l'existence. Il y a des aspects dont il ne peut rendre compte. Notre rapport au temps fait que nous sommes habitués à la *chronologie* (succession et ordre des événements) et à la « *chronie* » (tout se déroule dans une durée et à une place temporelle dans l'histoire).

> "Le sujet a le sentiment qu'il y a là, en même temps, celui qu'il est et celui qu'il était, qui sont tout à la fois proches et distincts."

Cette représentation n'est pas fausse avec une certaine perspective, mais elle apparaît erronée quand on l'aborde d'un autre point de vue. Avec la perspective intellectuelle, il y a le temps. Avec la perspective existentielle, il ne semble plus y en avoir. Il ne s'agit surtout pas de tomber dans une élucubration fantastique ou ésotérique, mais simplement de rendre compte de ce qui se passe, de ce qui est éprouvé par le sujet.

Nous peinons à rendre compte intellectuellement d'un tel phénomène avec notre seul outil mental, un peu comme le géographe se sent embarrassé pour rendre compte du phénomène sphérique de la terre avec une représentation en deux dimensions.

L'intellect, s'il est le seul à examiner ce qui se passe, ne peut faire autrement que de raisonner en termes *chronique* (durée) et *chronologique* (temporellement ordonnés les uns par rapports aux autres). Nous sommes un peu comme une personne face à une surface cylindrique de profil : elle ne perçoit qu'un rectangle. Ce n'est pas faux, mais ça ne rend pas compte de l'autre profil (un cercle), ni du fait que c'est en fait un tube.

La réalité perçue et mesurée par l'intellect (ce qui est objectif) ne rend pas compte de la réalité perçue et ressentie par le sujet (ce qui est subjectif). Or, la réalité perçue par le sujet semble indépendante du temps : elle semble *uchronique*[1]. Le mot *uchronie* est plutôt inusité. Il définit simplement « sans temps ». Ce terme est habituellement utilisé en philosophie pour une évocation imaginaire « hors temps ». Il est le pendant de *utopie* (sans lieu, sans espace). Ces mots, généralement utilisés pour parler de ce qui n'existe pas, se trouvent ici parfaitement adaptés pour définir ce qui existe dans la réalité subjective (*phénoménologiquement*[2] parlant, observation du vécu du sujet).

La réalité subjective semble *hors du temps* et *hors de l'espace*. Elle n'en est pas pour autant moins réelle. Nous avons même vu que cette réalité subjective est, dans le ressenti, plus réelle que ce qui est objectif (voir chapitre 2, page 13).

Ces considérations remettent donc en cause le fait que la psyché ait une structure temporelle (chronique). Restons cependant ouverts à d'autres éventualités – il ne s'agit pas d'être dogmatiques – et riches de la faculté de douter, propre au cartésianisme (ne croire, ni en quelque chose ni en rien, mais rester ouvert). Considérant la psyché de cette façon, nous sommes simplement amenés à rendre compte du vécu et du ressenti observés, mettant ainsi en lumière une réalité qui passe habituellement inaperçue. L'intérêt ici, est de mettre (enfin) des mots sur ce qui est ressenti et que ces mots reflètent le vécu du sujet. Cela lui donne le sentiment que l'on a vraiment pris en compte ce qu'il vient d'expérimenter.

4. Le leurre topique et l'utopie

Après avoir abordé le leurre chronique nous conduisant à l'*uchronie (sans temps)*, examinons maintenant le leurre topique conduisant à l'*utopie (sans lieu)*. Nous ne savons pas *bien parler* sans utiliser de termes faisant allusion soit au temps, soit à l'espace. Vous remarquerez sans doute dans cet ouvrage que cela m'arrive aussi fréquemment.

Freud a posé ses bases en parlant de « topiques », c'est-à-dire de « lieux psychiques », tout en sachant que ces « lieux » n'existent pas physiquement. C'était une façon d'imager son propos. J'imaginais moi-même, il y a quelques années, que la psyché était une structure temporelle alors que le corps était une structure spatiale et que l'individu était à la croisée de ces deux dimensions en interrelation. De toute évidence, notre intellect tente d'y voir clair, mais sans

---

1. Du grec *ou* privatif et *khronos* temps. Voir REY A., Le Robert *Dictionnaire historique de la langue française* (Le Robert, 2004).
2. La *phénoménologie*, en psychologie, « a pour objet l'étude des états d'âme, tels que les malades les éprouvent ». Voir JASPERS. K, *Psychopathologie générale*, PUF, 2000, p. 59.

avoir les yeux pour voir. Ainsi, l'imaginaire nous emporte pour nourrir notre appétit mental… mais ne rend, en rien, compte des réalités existentielles.

Remettant en cause, d'une certaine façon, l'idée de « topiques », Donald Wood Winnicott nous interroge sur l'idée de localisation de la psyché[1] :

> « Il y a donc deux lieux, le dedans et le dehors de l'individu. Mais est-ce là bien tout ? […] Si nous considérons nos vies, nous constaterons probablement que la plus grande partie de notre temps nous ne la consacrons ni à des comportements, ni à la contemplation, mais que ce temps nous le passons quelque part, ailleurs. Je demande : où ?[2] […] Il ne suffit pas de dire : que faisons-nous ? Il faut aussi poser la question : où sommes-nous (si nous sommes vraiment quelque part) ?… Pourrions-nous y voir plus clair en évoquant l'existence possible d'un lieu auquel les termes du dedans ou du dehors ne s'appliqueraient pas exactement ? »[3]

Parlant de la troisième aire, celle qui s'ajoute au-*dedans* et au-*dehors* de l'individu, où selon lui se déroulent l'expérience culturelle ou le jeu créatif, Winnicott énonce :

> « Cette troisième aire est un produit des expériences de la personne individuelle (bébé, enfant, adolescent, adulte) dans l'environnement qui prévaut. » (p. 197)

Il amène ainsi déjà la notion de structure psychique, même si sa façon de la nommer est différente de celle que vous trouvez dans cet ouvrage.

Winnicott semble frôler la notion d'uchrotopie mais, restant attaché à la pensée psychanalytique, ne parvient pas à donner à cette notion toute l'ampleur qu'il pressent. Il raisonne surtout en termes *d'espace intérieur, d'espace extérieur* et de *zone transitionnelle* entre les deux, où nous trouverons aussi bien l'espace culturel que le fameux *objet transitionnel* permettant à l'enfant de faire l'apprentissage de cet *extérieur* qui n'est pas lui et sur lequel il n'a pas de pouvoir. Winnicott est néanmoins très sensible à la remise en cause de la localisation de la psyché : « *Il ne suffit pas de dire : que faisons-nous ? Il faut aussi poser la question : où sommes-nous (si nous sommes vraiment quelque part) ?* ».

---

1. WINICOTT. D W, *Jeu et réalité*, (Gallimard Folio, 1975).
2. Nous trouvons ici une question à laquelle Carl Ransom Rogers semble répondre avec ce propos, déjà cité plus haut : « J'ai l'impression, que mon esprit est entré en contact avec celui de l'autre, que notre relation se dépasse elle-même et s'intègre dans quelque chose qui la transcende et qu'adviennent alors, dans toute leur profondeur, l'épanouissement, le salut et l'énergie » (p. 168-169). Voir ROGERS. C R, *L'approche centrée sur la personne*, (Randin, 2001, p. 193).
3. *Ibid.* (p. 195).

Denis Noble, professeur de physiologie cardiovasculaire à l'université d'Oxford, outre son intéressante réflexion sur la génétique à travers la biologie des systèmes, nous interpelle à propos de la localisation du Soi. Dans son ouvrage *La musique de la vie – la biologie au-delà du génome*[1], il met en titre de chapitre : *« Le "soi" n'est pas un objet neuronal. »* Puis il développe aussitôt :

> « Il est aussi que "je" ou "moi" ou "vous" ne sont pas des entités de même niveau que le cerveau. Ce ne sont pas des objets au sens ou le cerveau est un objet. Mes neurones sont des objets, mon cerveau est un objet, mais "je" ne se trouve nulle part. Cela ne signifie pas qu'il n'est pas quelque part » (p. 209).

En tant que praticien, ayant aidé de nombreuses personnes depuis une trentaine d'années, j'ai découvert petit à petit un ressenti que la pensée peinait à nommer. Pour évoquer ce « quelque part », il m'est apparu de plus en plus « décalé » de parler d'histoire, de temps ou d'espace. Carl Ramsom Rogers m'interpella quand je découvris que, vers la fin de sa vie, il parlait de son quatrième élément « la présence » et que celle-ci se produit dans un « ailleurs ». La notion de présence n'était pas pour moi nouvelle, mais celle d'une présence « spéciale », dans une sorte « d'ailleurs » nourrit aussitôt ma façon de nommer ce que j'expérimentais depuis longtemps. Le mot « utopie », de consonance habituellement péjorative, m'apparu soudain dans toute sa splendeur étymologique « sans lieu ». *Sans lieu,* définit parfaitement cette *présence* expérimentée en thérapie. À côté de ce *sans lieu* j'aperçus aussitôt le *sans temps* qui va de pair : tout semblait se dérouler dans le présent. *Utopie,* qui désigne habituellement quelque chose d'irréel, venait là parfaitement nommer une réalité phénoménologique !

Je mis cependant longtemps à bien réaliser l'enjeu d'une telle perspective et à ne plus considérer *celui que l'on est, tous ceux que l'on a été et tous ceux dont on est issu* comme une sorte de nouvelle topique. Avoir pointé que la psyché est constituée de ces éléments était déjà pour moi une avancée importante, et considérer l'accompagnement psychologique comme une harmonisation des rapports entre ceux-ci également. Parler de *structure psychique,* constituée de ces éléments, amène spontanément et intellectuellement à une image spatiale de « l'édifice ». Il est pourtant évident que nous ne saurions placer les éléments plutôt en dessous ou au-dessus, plutôt à droite ou à gauche, plutôt devant ou plutôt derrière, plutôt dedans ou plutôt dehors. Cette structure n'a donc rien de spatial.

Comme pour le globe terrestre, tous les éléments peuvent être considérés comme étant au centre du reste, contrairement au planisphère en deux dimensions. Dans

---

1. NOBLE D., *La musique de la vie – La biologie au-delà du génome*, (Seuil, 2007).

les deux cas, il s'agit de surfaces, mais du fait que l'une est courbe sphérique et l'autre plane, les propriétés changent totalement. Pour la psyché, nous avons aussi un tel phénomène mais amplifié. Non seulement chaque élément peut être considéré comme au centre du reste, mais tous ces « centres » sont juxtaposés, tout en restant distincts. Une sorte d'omniprésence « de tout partout », mais où tout reste différencié. Cela fait penser à la phrase du mathématicien Gottefreid Wilhelm Leibniz[1] :

> « Dieu a seul une connaissance distincte de tout ; car il en est la source. On a fort bien dit qu'il est comme centre partout ; mais sa circonférence n'est nulle part, tout lui étant présent immédiatement, sans aucun éloignement de ce centre. » (p. 231)

Cette définition qui se veut métaphysique pourrait tout aussi bien s'appliquer au Soi dans son monde, dans sa propre structure psychique et exprimer la réalité subjective vécue en thérapie (sans forcément y inclure l'idée de *divin*).

Pour retrouver l'enfant qu'il était, le sujet visualise cet enfant et revoit le lieu où tout s'est déroulé ainsi que l'époque à laquelle cela s'est produit. Pourtant, il ne retourne pas dans ce lieu, ni à cette époque. Il *va* juste vers cet enfant. Tout se passe comme si cet enfant *était là* depuis cet instant antérieur, et n'avait jamais cessé d'y être. Sauf qu'il peut s'y trouver accueilli, reconnu, entendu, ou bien ignoré et rejeté. Cet enfant constitue de toute façon la psyché du sujet, mais le contact s'y trouve ouvert ou fermé. Toute la problématique est ce rapport (ouvert ou fermé) du sujet avec cette part de lui qui n'est pas dans un *ailleurs temporel,* ni dans *un ailleurs spatial,* mais parfaitement présent.

Curieusement, l'irréalité ici est de croire que l'on va dans le passé ou que l'on retourne dans un lieu. Il semble que cela ne soit que spéculation à côté du fait que l'on « s'approche » de l'enfant dans un *ici et maintenant.*

Là encore vous l'aurez remarqué, je dis « s'approcher » de l'enfant. Comment nommer ce phénomène sans utiliser ce mot spatial évoquant l'idée de distance ? En réalité, quand on dit « s'approcher », c'est *une façon de visualiser (intellectuellement) que l'on s'y ouvre (psychiquement).* Le phénomène qui se déroule tient plus du fait de s'ouvrir que de se rapprocher. C'est le rétablissement d'un « état communicant » dans le sens où « communicant »[2] signifie qu'il y a une ouverture. Deux pièces sont communicantes lorsqu'elles disposent d'une ouverture

---

1. LEIBNIZ G W., *Principes de la nature et de la grâce*, (Flammarion, 1996).
2. Il y a parfois confusion entre « communiquant » (participe présent, définissant une action) et « communicant » (adjectif, signifiant un état). Ici nous parlerons souvent de l'état communicant.

entre elles. Un organe du corps est « communicant » avec le reste du corps quand ses veines et artères ne sont pas obstruées. Le principe de l'infarctus, de la thrombose ou de l'embolie ne consiste pas en un éloignement de l'organe, mais simplement dans le fait qu'il est coupé du reste, le « bouchon » ne permettant plus la libre circulation du flux sanguin. Au niveau de la psyché, nous trouvons aussi de telles « obstructions » empêchant le passage du flux de vie, du flux existentiel entre différentes parties de Soi qui sont néanmoins toutes là (à la différence qu'il n'y a pas ici de risque de nécrose).

Toutefois, dans le cas de la psyché, ces « bouchons » ne sont ni des accidents, ni des « pathologies » : ce sont des aides à vivre. Nous examinerons plus loin (voir le chapitre 4, page 43) de quelle manière et donc pour quelle raison il ne s'agit pas de les combattre (comme on combattrait un problème) mais de suivre *le fil de leur raison d'être* afin de restaurer ou de réaliser le Soi potentiellement en devenir.

5. Présence uchrotopique (ni lieu ni espace)

Cet égarement vers un décodage spatiotemporel, a été induit par notre tendance à considérer davantage les événements, que le sujet qui s'y trouvait.

> " *Ce que nous retrouvons en thérapie, ce n'est en aucun cas la circonstance, mais celui-là même qui s'y trouvait et qui l'a vécue.* „

Or, je l'ai déjà évoqué, nous avons deux éléments de nature tout à fait distincte : la circonstance d'une part et celui qui s'y trouve d'autre part. La circonstance se déroule, elle, dans un lieu, à un moment donné, et il se trouve ensuite que ce moment est loin dans le passé. Nous constatons que le sujet qui a vécu cette circonstance n'est pas cette circonstance elle-même. Quand elle s'est produite, il l'a vécue et ressentie (à sa façon). Ce que nous retrouvons en thérapie, ce n'est en aucun cas la circonstance, mais celui-là même qui s'y trouvait et qui l'a vécue.

Il s'agit d'un « choc » entre le *présent* et un *passé* qui ressurgit comme un vécu dans lequel *l'actuel* et *l'antérieur* (de l'être, du sujet) deviennent soudainement et paradoxalement contemporains l'un de l'autre. Cela a toujours fasciné Marcel Proust qui ne s'est pas limité à la fameuse madeleine. Ce fût même une de ses principales préoccupations :

> « Mais, séparé des lieux qu'il m'arrivait de retraverser par toute une vie différente, il n'y avait pas entre eux et moi cette contiguïté d'où naît, avant même qu'on s'en soit aperçu, l'immédiate, délicieuse et totale déflagration du souvenir » (p. 692)[1].

---

1. PROUST M., *Le temps retrouvé*, (Gallimard, 1954).

Il n'hésite pas à nommer cette rencontre avec soi « délicieuse et totale déflagration du souvenir ». Il la constate comme échappant à toute volonté, se plaignant ici qu'elle ne se soit pas produite. Mais il la connaît bien. Il ne soupçonne pourtant pas toutes les possibilités thérapeutiques qui peuvent en découler, ni le *guidage non directif* par lequel on peut les produire aisément.

Notons l'existence de la mémoire intellectuelle (mémoire épisodique) qui donne accès aux souvenirs anecdotiques et qui font de celui qui s'exprime une sorte de *chroniqueur*. Puis une autre mémoire, celle de celui que l'on était et de son ressenti, qui n'est pas vécu comme un souvenir mais comme une présence. Cette présence émerge généralement à la conscience grâce à la mémoire dite *sémantique*, c'est-à-dire celle qui perçoit les concepts et les sensations sans les contextualiser. Par exemple, « j'ai toujours peur quand je suis seul ». Il n'y a pas un moment de solitude qui est nommé, mais seulement le concept de solitude et le ressenti qui l'accompagne. Cette peur peut être évoquée de façon sémantique (concept), sans pour autant y adjoindre une circonstance, un épisode de vie (mémoire épisodique).

Cette notion est évoquée, notamment par le Dr Roger Mucchielli[1] :

> « Ce type d'approche justifie ce que j'ai appelé ailleurs la *question sémantique*, cas unique où l'interrogation est permise. Elle consiste à demander au sujet *ce que signifie pour lui* tel mot ou telle remarque [...] Les constantes de l'existence subjective doivent être formulées » (p. 65/66).

Cette précaution n'empêche pas forcément le discours intellectuel du sujet mais la tendance est tout de même davantage tournée vers le ressenti que vers l'épisodique. Mucchielli parle d'*enquête* quand on pose des questions sur les circonstances. Or, un accompagnement ne peut s'apparenter à une enquête, nous l'avons déjà vu plus haut.

Dans cette notion de *présence uchrotopique* (qui ne soulève pas d'émergences chroniques, ni topiques) nous nous affranchissons de l'historique, de l'épisodique, des lieux ou des espaces que le sujet a rencontrés dans sa vie. Un peu comme dans le *focusing*[2]. Le *focusing* est une approche de psychothérapie développée par Eugène T. Gendlin, (1926) psychologue et philosophe proche de Carl Rogers : « *Il faut aller là où il n'y a pas de mots, seulement un sentiment* »[3] (p. 92).

---

1. Neuropsychiatre, fondateur de trois centres de psychopédagogie et de psychosociologie. Voir son ouvrage MUCCHIELLI R., *L'entretien de face à face dans la relation d'aide*, (ESF, 2004).
2. Les analogies et les différences entre le *focusing* et la maïeusthésie sont développées dans la publication de juillet 2007 « Le Focusing », que vous trouverez sur le site maieusthesie.com.
3. GENDLIN E., *Focusing – au centre de Soi,* (Ed. de l'Homme, 2006).

Dans le *focusing*, ce que Gendlin appelle le « sens corporel » est une façon de percevoir le sentiment, le global, l'impression de ce qui nous habite, ou plutôt ce que « notre être entier » exprime au-delà des détails des incidents de la vie. Ce qu'il appelle « corps » me semble être ainsi proche de ce que j'appelle « structure psychique », comprenant « celui que l'on est », « tous ceux que l'on a été » et « ceux dont on est issu ». Une structure qui est « toute là », hors des notions de temps et d'espace et qui attend d'être rencontrée et reconnue. La rencontre résulte plus d'un ressenti et d'un « tact » intime et sensible (voir les notions d'haptonomie et Einfühlung, chapitres 2 et 5 pages 19 et 77), que d'une réflexion ou d'une analyse qui, au contraire nous en éloignerait.

Il semble que Gendlin ait parfaitement pointé le fait qu'il ne s'agisse pas d'être axé sur le détail des circonstances, ni sur l'analyse des sentiments, ni sur les explications, mais sur un mode de « rencontre », de « reconnaissance » de ce qui surgit. On y est sensible à l'être et à son vécu, sensible à son ressenti. C'est sans doute ce qu'il appelle « sens corporel », à condition que l'on ait compris qu'il ne parle pas vraiment de somatique, mais d'une sensation où l'on « touche » à l'essence de l'être qui est « toute là », de façon uchrotopique :

> « Lorsque je parle du corps, j'entends par là plus que le mécanisme physique. [...] L'être humain n'est pas une structure rigide dont on peut analyser la forme une fois pour toute. Non. Il est vu comme un *processus* destiné à changer sans cesse et à évoluer. [...] (Il pointe également parfaitement le sentiment qui résulte d'une telle approche) C'est passer un moment agréable à l'intérieur de soi-même » (p. 74/83/67)[1].

Le praticien qui porte son attention sur les faits sera horrifié (affecté) face à des révélations de circonstances horribles. Pour éviter cela, il sera amené à se « blinder » en recherchant la « juste distance professionnelle », lui ôtant ainsi toute congruence (il sera perçu par le patient comme étant dans une sorte d'indifférence). Le praticien qui, au contraire, porte son attention vers celui qui se trouvait dans la circonstance, sera réjoui par cette rencontre (touché). Il sera naturellement serein et même « rempli » par la qualité de cette rencontre, par cette marque de vie... un peu comme le suggère Eugène Gendlin : il fera l'expérience d'un « moment agréable ». C'est ce qui le portera naturellement vers le sixième point de validation (voir chapitre 6, page 83, ainsi que la fiche n° 3, page 225).

---

1. *Ibid.*

Porter son attention vers l'individu, c'est faire passer l'historique en arrière-plan. L'événementiel n'est pas occulté, il est seulement en arrière-plan. Ce qui est présent, (en avant) et ce qui compte, c'est le sujet et tous ceux qu'il a été ainsi que tous ceux dont il est issu. De cette considération uchrotopique émerge un accompagnement à la fois intime et respectueux de la construction du Soi en cours.

6. Le Soi « uni-vers » et les deux pulsions

L'étymologie du mot *univers* semble bien définir le rôle du Soi. Le Soi tend à retrouver son intégrité. Il est garant qu'aucune part de l'être ne sera perdue, qu'on ira de toute façon « vers » un état « uni ». Il est d'autant plus utile que quand une circonstance traumatise l'individu, cette part blessée de lui-même sera spontanément « éjectée » et maintenue à « distance », pour ne pas entraver l'existence du reste : une sorte d'anesthésie partielle conduisant à abandonner une part de ce que l'on est. Malgré cette pulsion anesthésiante ou *éloignante*, la part abandonnée restera juste en « garderie »[1]. L'être n'a pas encore la maturité pour l'intégrer. Cela se fera plus tard. Le Soi en assurera alors le *gardiennage* jusqu'au moment où son retour sera possible. Le Soi sera source de la *pulsion de vie* qui agira non comme une énergie, mais comme quelque chose de naturel qui est toujours présent[2]. Son influence ressemble un peu à la force gravitationnelle : elle est là, partout... et même à grande distance. Cependant, cette illustration a ses limites : il serait erroné d'assimiler la pulsion de vie à une force, fut-elle gravitationnelle. Cette dernière reflète plutôt un état.

Il existe en physique un phénomène qui interroge les scientifiques : le phénomène de *non séparabilité*[3]. Le physicien Alain Aspect (Orsay 1982) ainsi que Nicolas Gisin (Genève 1997) ont montré que deux particules qui ont été en interaction à un moment donné, gardent chacune des informations sur l'autre, et surtout restent en corrélation même à très grande distance : ce qui se passe sur l'une influence l'autre de façon instantanée (et non pas à la vitesse de la lumière). Tout se passe comme si l'information prenait un autre chemin. Les notions

---

1. Cette *pulsion qui éloigne* n'est pas tout à fait la pulsion de mort de Freud. Le terme de « pulsion de survie » me semble plus adapté car il s'agit juste d'assurer la survie du Soi malgré une part inintégrable pour le moment (voir chapitre 4, page 43, ainsi que glossaire, *Pulsion*, page 286).

2. La « pulsion de vie » évoquée ici n'est pas « la pulsion libidinale » de Freud. La pulsion libidinale n'est qu'énergie et vient du *Ça*, alors que la *pulsion de vie* est ici une *pulsion existentielle* venant du *Soi*. (Voir le tableau 4.1 p. 56, et dans le glossaire, à « pulsion de vie »).

3. La non séparabilité est le paradoxe EPR (Einstein Podolski Rosenberg) : corrélations quantiques insensibles à l'espace ou au temps.

d'espace et de temps semblent ici abolies, puisque ce qui est éloigné est resté en contact. La distance explicite (spatiale) masque un contact implicite (utopique, sans lieu). Les physiciens disent que ces particules, apparemment séparées, restent intriquées.

Nous aurons la sagesse de ne considérer ces notions de physique que comme une illustration des phénomènes psychiques et non comme une preuve. Il se trouve néanmoins que le Soi assure la non séparabilité de ce qui a été « éloigné ». Ce qui semble oublié de façon explicite, reste proche de façon implicite.

Je pourrais ainsi oublier ce que j'ai vécu, enfant, quand on m'a pris mon « doudou » et qu'on l'a jeté dans la poubelle, mais aujourd'hui je ressentirai la même chose à chaque fois qu'on me prendra mes affaires. L'histoire est si lointaine, et j'ai tellement œuvré pour ne plus y penser, que j'ai tout oublié. Toutefois, mon état présent est pareil à mon état antérieur, si bien que tant que cet enfant souffre, je ressens la même souffrance. Je ne peux enlever cette sensation, je ne peux que la masquer ou la compenser. La seule façon de l'apaiser est de s'occuper de cet enfant que j'étais et non de tenter d'enlever le mal-être présent. Celui que je suis a le même ressenti que celui que j'étais, quand bien même celui que j'étais est *loin de moi* et que la circonstance est oubliée.

La *pulsion de vie* venant du Soi assure donc la *non séparabilité* des différents éléments constituant l'individu, tandis qu'une force tend à les « éloigner ». Cette force est la *pulsion de survie*. C'est une énergie. Elle vient de l'ego qui en est le gestionnaire. Freud disait du Moi qu'il était le gouvernail de la force libidinale issu du *Ça* (source de l'énergie).

> « Si toute la force motrice qui fait se mouvoir le vaisseau est fournie par le Ça, le Moi est en quelque sorte celui qui assume la manœuvre du gouvernail, sans laquelle aucun but ne peut être atteint. » (p. 136)[1]

La source libidinale, la source énergétique, est le *Ça* alors que la source existentielle est le *Soi*. Le Ça et le Soi sont tous deux des sources, mais pas de même nature : le premier est source d'énergie (faire) alors que le second est source de vie (être). Le Moi assure la dispersion (coupure, rejet, protection) et la survie (profit, compensations, étayages), alors que le Soi assure la cohésion et la vie (voir le tableau 4.1 page 56). Le fait qu'ils soient tous deux des sources explique peut-être

---

1. Freud S., *Le Ça, le Moi, le Surmoi,* (Tchou, 1978).

pourquoi on les a parfois confondus[1]. Cependant, leurs natures sont tout de même différentes au point d'être opposées, même si elles sont complémentaires.

Ce qui est remarquable, c'est que le Moi mettant en œuvre la pulsion de survie, a besoin d'énergie pour accomplir son œuvre. Il va *éloigner* ce qui est douloureux et compenser le manque qui en résulte en produisant quelques éclats de personnalité. Comme cette énergie n'est pas inépuisable, il arrive de toute façon un moment où la pulsion de vie reprend ses droits. C'est ce qui se passe dans la dépression. Nous avons alors une *déprime*[2], un épuisement. Que la source en soit psychologique (échecs, déceptions) ou physiologique (maladies, accidents) ou encore tout simplement l'âge… c'est une atteinte énergétique qui affaiblit ou stoppe la pulsion de survie. Ceci, paradoxalement, peut être un moyen de rendre sa place à la pulsion de vie, en vue d'un retour à l'essentiel (l'essence), à l'intégration de Soi. Comme le dit Abraham Maslow « *S'il y a désillusion, c'est qu'il y a eu illusion* » (p. 27)[3].

Nous avons commencé par remarquer l'analogie avec l'*uni-vers (vers-uni)*… nous terminerons en notant l'analogie avec la vie et la mort des étoiles. Une étoile naît de la matière qui se regroupe en un lieu, par l'effet de la gravitation. La gravitation fait que celle-ci s'assemble de plus en plus près du centre. Cette cohésion l'amène à se réchauffer, à cause de la pression que cela engendre. Il arrive un moment où la pression est assez forte pour que s'allume au cœur de cet « assemblage » le feu nucléaire qui en fait une étoile. Alors, la gravitation ne peut plus continuer son œuvre de réunion, puisque la pression des explosions nucléaires s'y oppose (de cet « éclatement » vient son *éclat* lumineux). L'attraction, de son côté, assemble, alors que ces explosions, du leur, dispersent. Les deux, en étant simultanés, font que l'étoile garde un volume constant et se met à briller. Toutefois, la lutte est inégale puisque ces explosions nécessitent du carburant (les atomes de matière) alors que la gravitation n'en utilise aucun. Après quelques milliards d'années, quand la totalité du carburant a été brûlée, la gravitation reprend ses droits, l'étoile ne brille plus, et elle *s'assemble* tellement, que toute sa matière se confond en un point que l'on appellera « trou noir ». Les

---

1. Par exemple en allemand, *das Es* (ça) est souvent mis en équivalent avec *das Selbst* (Soi).
2. En latin, *depressio* signifie « abaissement » et a donné en chirurgie « creux dans une surface ». Voir (dir.) REY A., Le Robert *Dictionnaire historique de la langue française*, (Le Robert, 2004). En « psy », il s'agit plutôt d'une sorte de « creux dans la psyché », une sorte de vide. Vous trouverez des précisions insoupçonnées, à propos du mot *déprimer*, sur le site maieusthesie.com, dans sa publication « Goûter un supplément de vie » (avril 2007) ainsi que dans « Dépression et suicide » (juin 2001).
3. MASLOW A., *Devenir le meilleur de soi-même*, (Eyrolles, 2008).

astrophysiciens et les mathématiciens nous disent qu'en ce lieu qu'ils nomment « singularité », les propriétés du temps et de l'espace se déforment puis s'inversent[1].

Nous retrouvons ici une analogie avec l'ego qui utilise de l'énergie pour produire une personnalité brillante (l'éclat de l'étoile). De son côté le Soi, dont la source est plutôt existentielle, réalise une présence sans effort. Le Moi *s'agite* alors que le Soi *habite*. Lorsque l'énergie diminue (ce qui finit toujours par arriver), le Soi reprend tout simplement sa place et réengage son projet « d'uni » « vers » (voir les divers exemples en deuxième partie de l'ouvrage, page 179). Il est curieux de constater que l'énergie diminue généralement *spécialement pour* que la vie apparaisse, *spécialement pour* accéder à une dimension plus existentielle et moins égotique, moins superficielle.

---

1. Il y a plusieurs autres étapes avant l'effondrement gravitationnel définitif d'une étoile, mais ce n'est pas le propos ici de les détailler. Nous noterons juste qu'avant l'effondrement qui signe sa mort et son changement de dimension, elle éjecte dans l'espace les matériaux complexes qu'elle a fabriqués lors de sa combustion afin « d'ensemencer » l'espace d'éléments qui permettront à la vie d'émerger.

    Ceux qui sont intéressés par le sujet pourront en lire le détail précis dans l'excellent ouvrage de l'astrophysicien Trinh Xuan Thuan *Mélodie secrète, et l'homme créa l'univers* (Gallimard Folio essais, 1991, p. 209 à 229).

    Pareil à l'étoile qui fut brillante, l'homme souvent motivé par l'ego, laisse parfois après sa vie des choses qui permettront à d'autres de construire des réalisations plus humaines et plus généreuses.

    Nous remarquerons avec intérêt que Trinh Xuan Thuan, scientifique et philosophe, développe aussi un clin d'œil intéressant en nommant *anthropie* (*anthropo*) un ordre croissant vers la constitution de l'homme. Il s'agit pour lui d'une sorte de « projet de l'univers », présent dès son origine, en vue d'aboutir à l'ultime complexité que représente l'homme, par opposition à l'homonyme du deuxième principe de la thermodynamique, *entropie*, désignant, lui, un désordre croissant. Trinh Xuan Thuan fait se côtoyer ces deux termes dans l'ouvrage *Le monde s'est-il créé tout seul ?* (Albin Michel, 2008, premier chapitre).

Chapitre 4

La vie et l'énergie

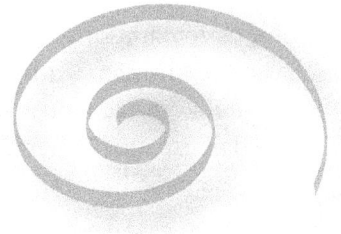

Deux sources distinctes

1. Différences entre la vie et l'énergie

Il est courant de mêler ces deux notions, au point que de nombreuses personnes s'indignent lorsqu'on les sépare l'une de l'autre. Il est habituel de dire qu'un enfant est plein de vie. Pourtant un enfant dispose plus d'énergie que de vie : la vie apparaît surtout quand on arrive à la maturité. Nous avons tous remarqué que certaines personnes, pleines d'énergie, font en permanence mille choses. Dans mon ouvrage *l'Écoute thérapeutique*, j'avais même consacré un chapitre intitulé « le masque de faire ». Par cet activisme, il apparaît clairement que les personnes ne font que fuir la vie et se cacher d'eux-mêmes. Nous comprenons cela d'autant mieux que ça nous est fréquemment arrivé. C'est simplement plus marqué chez certains.

Plus la *vie* est désagréable, plus nous aurons tendance à investir une grande quantité d'*énergie* (si nous en avons) pour y échapper. Nous avons donc bien là deux notions différentes. Pourtant, de même que nous ne savons pas aisément parler des phénomènes psychiques de façon uchrotopique (sans faire appel à des notions d'espace et de temps), nous peinons tout autant à parler de la vie sans l'identifier à l'énergie.

Si nous regardons simplement les deux mots à la lumière de leurs sources étymologiques, nous remarquons de nombreuses nuances[1].

---

1. Jai déjà évoqué cette idée, selon laquelle le langage se construit de façon pertinente et que son histoire reflète les mécanismes et l'évolution de notre pensée, plutôt que le hasard ou les conventions. Nous apprenons parfois plus en regardant l'étymologie d'un mot, qu'en examinant sa définition dans le dictionnaire (fût-il encyclopédique). Il convient cependant, pour tirer parti d'une telle démarche, de considérer cela avec un esprit analogique (capable de repérer les analogies) et non avec seulement un regard analytique (ne voyant que les différences décortiquées). Voir également la publication « Les mots et les intuitions » (février 2010) sur le site maieusthesie.com.

Nous remarquons ainsi que le mot *énergie* a pour origine latine *energia* (force), venant lui-même du grec *energeia* (force en action), dérivé de *ergon* (travail). *Ergon* se rattachant à la racine indoeuropéenne *werg* (agir), a donné *work* en anglais. Le mot « énergie » a débuté son existence pour signifier *pouvoir, efficacité, fermeté dans l'action*.

De son côté, le mot *vie* vient du latin *vita* (vie, existence). *Vida* a précédé *vita*, pour désigner l'ensemble des activités et des événements qui remplissent la durée de l'existence humaine. C'est aussi l'espace de temps qui s'écoule entre la naissance et la mort d'un être individuel[1].

Nous remarquerons par exemple que la langue espagnole pour dire « quel âge as-tu ? » dit « *¿cuántos años cumples?* », c'est-à-dire « combien d'années as-tu accomplies » et l'anglais dit « *I am forty* », comme l'allemand « *Ich bin vierzig* », pour dire « j'ai quarante ans ». L'espagnol accomplit le temps, l'anglais et l'allemand « sont le temps ». Il est intéressant de noter cette nuance qui consiste à être ou à accomplir le temps, et qui évoque bien cette notion de *vita,* signifiant « ensemble d'une existence ». Cette notion n'est pas perceptible en français où le temps est ce que l'on a (« *j'ai* quarante ans ») et où l'anniversaire (du latin *vertere*, revenir) indique un retour à la même date et par là même, l'idée de cycle.

> « L'énergie détermine le pouvoir et l'action alors que la vie détermine la présence. »

Nous remarquons que *ergon* (ayant donné *énergie*) désigne l'action, le faire, le travail, et que *vita* (ayant donné *vie*) désigne l'ensemble de ce qui fait l'existence. Les mots *vie* et *énergie* ne sont pas équivalents. Pour en simplifier l'expression, nous pourrions dire que l'*énergie* c'est faire, et que la *vie* c'est être.

Nous pouvons cependant nous demander s'il faut exister pour avoir de l'énergie ou avoir de l'énergie pour exister. L'état énergétique du corps semble lié à notre capacité à exister, mais cette dernière semble aussi liée à notre niveau énergétique. C'est sans doute cela qui a produit la confusion.

Sans énergie, on ne peut agir, se nourrir, ni même respirer. Un minimum semble donc incontournable pour que la vie soit là. Pourtant, sans vie, l'énergie à elle seule ne fait qu'un pantin agité, rempli de projets, mais vide de lui-même. Il se peut même que le manque de vie fasse tomber l'énergie. Nous trouvons cela de façon particulièrement saisissante en *kinésiologie*[2] : le tonus musculaire physique s'effondre quand le sujet pense à quelque chose qu'il n'accepte pas et se renforce

1. (dir.) REY A., Le Robert *Dictionnaire historique de la langue française*, (Le Robert, 2004).
2. DENNISON P., *Kinésiologie, le plaisir d'apprendre*, (Le Souffle d'Or, 1998).

aussitôt s'il porte son attention sur quelque chose avec lequel il est en paix. Quoique liées, les notions de vie et d'énergie ne peuvent être identifiées l'une à l'autre. Les différencier permet de faire un important distinguo, avec d'un côté *l'agir, le pouvoir* et de l'autre *la présence, la reconnaissance*. Cela précise une zone longtemps restée nébuleuse : la différence entre le Moi et le Soi. Le *Moi* gère l'énergie (la libido, venant du Ça) alors que le *Soi* gère l'existentiel (la structure psychique en cours de réalisation). Nous avons vu précédemment à quel point ces notions sont fréquemment « embrouillées ». Clairement différencier la vie et l'énergie est une base essentielle pour démêler cet imbroglio. Il en résulte surtout, concrètement, une facilitation pour le positionnement du praticien et c'est là le point principal : être efficace dans l'aide apportée.

2. Énergie (libido)[1]

L'énergie peut être considérée de façon physiologique avec les calories, les joules, les kilowatts. Cependant, sur le plan psychologique, nous parlerons plutôt d'un autre type d'énergie : la *libido*. Le mot *libido* est une façon de nommer *l'énergie psychique* sous tendue par l'idée « avoir envie de ». Toute la construction freudienne est basée sur la circulation de cette énergie qui se trouve favorisée ou contrariée.

Sa source est le *Ça*. Avant Freud, le mot *ça* (en allemand *das Es*) était utilisé par le Dr Georg Groddek[2], qui l'a lui-même emprunté à Friedrich Nietzsche[3]. L'idée était juste de nommer ce que des patients désignaient quand ils disaient « *ça* a été plus fort que moi »[4]. « *Le Ça est le grand réservoir d'énergie* »[5]. Voilà l'origine du mot. Finalement une origine toute simple pour un mot trop souvent ambigu quand on veut le définir avec précision. Nous y trouvons une source, une force, qui s'impose à un être malgré lui.

---

1. Voir glossaire, *Énergie*, page 282.
2. GRODDECK G., *Le ça, le moi, le surmoi*, (Tchou, 1978, p. 47).
3. Nietzsche évoqua par exemple cette notion dans *Par-delà le bien et le mal*, remettant en cause le fameux « *je pense donc je suis* » de Descartes : « C'est qu'une pensée ne vient que quand elle veut et non pas quand *"je"* veux ; … […] Ça pense, mais croire que *"ça"* est l'antique et fameux *"je"*, c'est une pure supposition… » Voir NIETZSCHE, F, *Par-delà le bien et le mal*, (Poche, 2000, p.75 p.136). Il met ici en opposition *moi* qui décide (*je*) et *ça* qui pousse à agir indépendamment de la volonté. « *Je* » ne serait donc qu'une synthèse créée par la pensée, elle-même induite par « *ça* » qui pense. Selon lui, la source est donc « *ça* » et non « *je* ».
4. Dictionnaire usuel de psychologie Bordas : C'est l'énergie brute qui sous-tend nos actions… « Cela m'a pris tout à coup ; ce fut plus fort que moi ».
5. FREUD S., *Le ça, le moi, le surmoi*, (Tchou, 1978, p. 90).

Développant cette idée, l'approche psychodynamique[1] issue de la psychanalyse, en vient à étudier comment un être gère cette énergie en lui, ou du moins comment elle se manifeste et ce qu'il en fait. Après une phase dite *narcissique* où il ne sait que la diriger vers lui-même, un être la tourne finalement vers l'extérieur, grâce au développement du *Moi*. Freud en arrive à considérer que l'instance[2] que représente le *Moi* permet d'utiliser, de conduire et de canaliser cette énergie pour investir le monde environnant. L'Autre y devient alors « rencontrable » comme un « objet » sur lequel le flux libidinal est envoyé.

Tout le reste est ensuite une affaire de *déplacement* ou de *transfert* de ce flux libidinal vers certains interlocuteurs à la place d'autres, quand ceux-ci n'ont pas été « rencontrables » (on devrait dire quand ceux-ci n'ont pas été *utilisables*, car le moi *utilise* et *profite* bien plus qu'il ne *rencontre*). Par exemple, un enfant, qui n'a pu se « nourrir » de l'attention de sa mère, va investir ultérieurement un autre interlocuteur censé assurer une compensation à ce manque. Comme le Moi tend à produire des comportements égoïstes, le *Surmoi* va venir le tempérer comme une sorte de prothèse de conscience. Mais il le fait sans discernement, en suivant des règles ou des modèles « tout faits » (par exemple devenir comme telle personne que l'on a admirée ou qui nous a marqués). Le Surmoi n'est qu'une fausse conscience et cause parfois plus d'inconvénients que d'avantages en bridant l'être. Cependant, pour être débridé sans risque, un individu devra d'abord gagner en conscience pour écarter tout risque de devenir un danger pour lui-même ou pour autrui.

Nous pouvons être interpellés par le fait que, selon les propres termes de Sigmund Freud, allant vers l'autre de façon libidinale, *le sujet investit autrui comme un « objet » extérieur* et non comme un *être*. Cette énergie est « envoyée » telle une sorte de prolongement et ne fait que se servir de l'autre (celui-ci n'est pas rencontré). Le flux libidinal est un flux *captatif*, c'est-à-dire qui *prend*. Freud utilise même une image naturaliste pour illustrer ce phénomène : le pseudopode de l'hydre[3]. Cette conception – à mon sens extrêmement réductrice concernant

1. Nommée Psycho-*dynamique*, car s'occupant de cette fameuse *énergie* libidinale circulant dans la psyché.
2. Dans le langage Freudien les éléments *ça, moi et surmoi* se nomment « instances ». On y parlera des *instances de la personnalité*. Voir FREUD S., *Le ça, le moi, le surmoi*, (Tchou, 1978).
3. L'hydre est un cnidaire hydrozoaire qui n'a pas de squelette. Il possède 8 à 10 tentacules urticants, qui régénèrent rapidement les parties qui lui sont enlevées. Dans les conditions de vie *non favorables, l'hydre s'autoreproduit* par bourgeonnement. Dans les conditions *favorables, elle se reproduit de façon sexuée*. L'autoreproduction fait penser à la libido *narcissique* (libido allant vers soi-même) et la reproduction sexuée évoque la libido *objectale* (libido allant vers l'autre considéré comme un objet) ! Voir FREUD. S, *Le Narcissisme*, (Tchou, 1985, p. 55/56).

les rapports humains – ne tient absolument pas compte de la dimension existentielle.

Cette source que représente le *Ça* est, selon Sigmund Freud, la base énergétique qui anime la *pulsion de vie*. Nous remarquons là qu'il assimile la *vie* à l'*énergie*. Nous démêlerons avec plus de précisions ces notions de pulsions de vie, de mort ou de survie (voir chapitre 5, page 65) Nous constatons qu'assimiler la pulsion libidinale à une pulsion de vie ne peut nous satisfaire, car la libido est un flux captatif, qui va vers l'autre comme un objet, davantage pour s'en servir que pour le rencontrer. Nous remarquons à quel point la notion d'*énergie* et de *vie* sont ici confondues. Ce manque d'acuité conduit, hélas, à de nombreuses errances thérapeutiques.

L'expression de la libido n'est pas uniquement sexuelle. Elle est l'expression d'un besoin global dans lequel on se sert de l'autre. N'allons cependant pas voir ici des monstruosités. Par exemple, une mère allant vers son enfant va-t-elle vers lui pour s'ouvrir à lui, pour le rencontrer, ou va-t-elle vers lui parce qu'elle a besoin de lui, parce qu'il compense un manque en elle ? Dans le premier cas, la mère est sur le registre existentiel de la vie, tandis que dans le second, elle est sur le registre libidinal de l'énergie. Ce ne sont en aucun cas des monstruosités, mais simplement des étapes successives naturelles. Parler de « couper le cordon », est maladroit si l'on ne précise pas de quoi il s'agit. Il faudrait préciser qu'il s'agit de s'affranchir du cordon libidinal pour ouvrir le canal existentiel. Dans le premier cas, nous avons un cordon comme un lien (entravant la liberté), dans le second nous avons un canal (permettant la rencontre de l'autre). La mère a d'autant plus de facilité à lâcher le lien, que la rencontre s'est profondément faite. Il ne s'agit donc pas de la culpabiliser d'avoir besoin de son enfant et de lui dire de « couper le cordon », mais de l'aider à mieux rencontrer cet enfant pour que le lien (cessant d'être nécessaire) se défasse naturellement.

Couper le lien avant que la rencontre ne se soit intimement réalisée ne fait que mettre une douloureuse distance. Quand, dans les exemples d'accompagnement, je demande au sujet de mettre son attention sur « la femme qu'est sa mère » et non sur « sa mère » (voir fiche n° 4, page 227), cela permet « d'ouvrir » la dimension existentielle qui, favorisant la rencontre de l'être, permet de ne plus être dans l'attachement, sans pour autant perdre l'autre. Nous trouvons cela également dans le deuil. Dans l'exemple du jeune homme dont les deux parents se sont suicidés (voir accompagnement n° 7, page 203), la rupture du lien par le décès est soudaine et douloureusement imposée. La douleur s'atténue lorsqu'on ouvre un canal existentiel vers l'être perdu. Le lien « énergie » est rompu, mais le canal « existentiel » peut s'ouvrir (même *post mortem*)[1]. Cela ne fait pas tout, car il reste à apprendre à vivre en l'absence physique de l'autre. J'ai souvent rencontré des sujets ayant douloureusement éprouvé un deuil durant de nombreuses années (parfois plus de vingt ans), se trouver soudainement apaisées par une telle approche.

Nous voyons donc que la notion d'énergie dépasse le discours habituel sur la libido. Nous sommes plus habitués à évoquer cette dernière dans sa dimension sexuelle. Il est bien évident qu'il s'agit là d'une composante importante de la vie d'un homme ou d'une femme et il serait impensable de ne pas en tenir compte. Cependant, il est tout aussi impensable de réduire l'individu à ce concept libidinal et sexuel, puis d'occulter le Soi et toute la dimension existentielle qui fait que *l'autre est plus « rencontré » que « utilisé »*. Il s'agit alors d'ajouter à cette notion de *flux d'énergie* (flux de libido), celle de *flux de vie* (flux existentiel).

3. Vie (existentiel)

L'aide psychologique ne peut se résumer à un équilibrage énergétique. Vous remarquerez que dans tous les exemples d'accompagnement évoqués dans la deuxième partie de l'ouvrage, nous n'avons pas un équilibre libidinal à restaurer, mais plutôt une qualité de l'écoute, une reconnaissance, une présence, une réhabilitation de parts du Soi à accomplir. Cette réhabilitation est grandement favorisée par l'attitude du praticien (voir chapitres 5 et 6 pages 65 et 83). Il en résulte que le sujet développe une sorte de communication avec une part de lui-même qui avait été rejetée. Nous constaterons que cela n'a rien de narcissique. Comme le soulignait Jung : nous serons attentifs à ne pas confondre l'individuation (réalisation du Soi) avec l'égocentrisme (hypertrophie du moi)[2].

La vie, l'existentiel, c'est ce que le Soi met en œuvre pour se rassembler. Le *flux de vie* contrairement au flux libidinal n'est pas *captatif*, il ne cherche ni à attraper, ni à profiter… il est *oblatif*, il donne, il s'ouvre, il valide, il reconnaît, il réhabilite. Il cherche à rencontrer. C'est lui qui fait surgir la validation existentielle. Quand le flux de vie va vers soi-même il ne produit pas d'égocentrisme ni d'égoïsme. Il permet juste à l'être de se construire, de davantage être au monde. Il est curieux

---

1. Le mot « deuil » vient du bas latin *dolus* signifiant « douleur ». Faire son deuil, c'est faire sa douleur. Et cette douleur joue un rôle : elle donne l'assurance qu'on n'oubliera pas l'être perdu. Elle garantit un lien. Cette douleur cesse le jour où on a la certitude qu'on n'oubliera pas (le lien devient alors inutile), elle cesse quand on ouvre le canal existentiel (qui avait été fermé par le choc de la perte ou qui parfois n'avait pas eu l'opportunité de se faire). C'est sur ce point que peut porter un accompagnement psychologique.
2. JUNG C G., *Ma vie. Souvenirs, rêves et pensées*, (Gallimard Folio, 1973, p. 457).

de constater que quand le flux de vie va vers soi il permet de se construire alors que quand le flux libidinal va vers autrui il ne fait que le vampiriser. Le flux libidinal et le flux de vie n'obéissent pas du tout au même principe.

Quand le flux de vie va vers le sujet lui-même, celui-ci se prépare à s'ouvrir au monde. Quand le flux libidinal va vers le sujet lui-même, au contraire il se referme et se coupe du monde. Quand le flux de vie va vers autrui, il lui donne vie. Quand le flux libidinal va vers autrui, il l'éteint, l'étouffe, l'absorbe, le vide.

Vous avez sans doute déjà fait cette expérience d'être avec quelqu'un qui a de la présence. Vous vous sentez bien, sécurisé, ayant vous-même de la valeur auprès de cet autre qui ne se met pas en avant, qui ne se met pas en retrait. Vous le rencontrez vraiment et vous vous sentez exister. Une sorte de qualité d'être, simple, portée par le flux de vie venant du *Soi*.

Vous avez sans doute aussi fait l'expérience de vous trouver à côté d'une personnalité brillante. Elle est éclatante, peut-être même généreuse et surtout admirable. À ses côtés vous vous sentez petit, minable, écrasé, étouffé par tant de grandeur et de talent… de talent étalé. Elle ne fait pourtant rien contre vous, mais son attitude vous enlève de la vie, elle vous éteint, vous ternit. Plus vous l'admirez, plus cela vous excite, mais en même temps, plus cela vous éteint. Il s'agit là d'une manifestation de son ego, de son Moi, de son flux libidinal venant du *Ça* et parfaitement régulé par son Moi, avec un Surmoi peu exigeant.

Naturellement, la question n'est pas de trop disserter sur le libidinal ou l'existentiel. Quand nous voulons aider quelqu'un, la question qui se pose est de savoir si nous sommes sur un mode « énergie » ou sur un mode « vie », juste pour optimiser la qualité de l'aide qu'on lui apporte. De façon toute simple : quand nous considérons les problèmes à résoudre, nous sommes sur le mode énergie (combat), quand nous considérons les individus à rencontrer, nous sommes sur le mode vie (réhabilitation). Le flux de vie est un flux accompagnant alors que le flux d'énergie est un flux combattant.

Dans la deuxième partie de l'ouvrage, vous remarquerez l'exemple de la femme qui s'effondre lorsque son mari militaire part en mission (voir accompagnement n° 4, page 196). À aucun moment il n'y a le moindre projet de résoudre quoi que ce soit. À aucun moment la moindre énergie n'est investie contre quoi que ce soit, ni contre qui que ce soit. Pareillement pour le cas du jeune homme qui a perdu ses deux parents par suicide (voir accompagnement n° 7, page 203). Dans les cas précédents, il en est de même. L'enfant qui se sent si seul qu'il veut en mourir (voir accompagnement n° 1, page 182), cette femme dont la mère a été abusée par le grand-père (voir accompagnement n° 2, page 185), ainsi que celle qui avait peur que sa fille meure, depuis le jour de sa naissance trente ans plus tôt (voir accompagnement n° 3, page 189)… dans tous ces cas, aucune énergie n'a été engagée par le praticien. Celui-ci n'a fait que s'y ouvrir, qu'être touché, que reconnaître et permettre au sujet de rencontrer, de s'ouvrir… juste de rencontrer ce qui, en lui, s'exprimait.

Quand le praticien est juste dans un accompagnement du flux de vie qui s'exprime chez le sujet qu'il aide, tout se déroule avec fluidité. Il ne s'occupe pas des problèmes, mais seulement de ce qui tente d'être rencontré chez le sujet (nous noterons que le mot « symptôme » contient le verbe grec *sumpiptein* signifiant « tomber ensemble, survenir en même temps, se rencontrer »[1]). Le principe est que ce flux de vie s'écoule naturellement, comme une rivière suivant une pente… qu'il suffit de suivre. L'écoulement du flux de vie devient difficile (voire impossible) quand on cherche à le stopper. Dans le cas de la femme dont le mari militaire part pour de longues périodes (voir accompagnement n° 4, page 196), nous remarquons que la question que se pose le praticien n'est pas « que dois-je faire pour qu'elle ne souffre plus ? », mais « qu'est-elle en train d'accomplir avec sa souffrance ? ». « Qui est-ce qui s'exprime en elle et tente d'être rencontré ? » (que cela se situe dans le présent ou dans le passé). Le praticien se met en situation d'ouverture et d'allié de la pulsion existentielle à l'œuvre. Il est dans cette considération et cette confiance inconditionnelle, il se réjouit par avance des rencontres potentielles qui sont en cours, il est touché par cette expression de vie. Il accomplit ainsi la validation existentielle attendue.

La pulsion de vie conduit là où il faut. Lorsque cette femme dit « je ne supporte pas de voir mon enfant pleurer et souffrir du manque de son père », elle s'approche de ce qui l'appelle au plus profond du Soi. L'émotion qu'elle manifeste montre que la vue de cette enfant bouleversée la touche au plus profond… et la conduit là où elle doit regarder, là où elle doit s'ouvrir. Lui demander de porter son attention sur cette sensation, et lui demander si elle s'est déjà produite dans son existence, permet naturellement au flux existentiel de s'écouler là où il cherchait à aller. Nous arrivons ainsi rapidement et spontanément vers la femme qui était sa mère et dont personne n'a entendu la souffrance : celle de ne pas avoir pu faire sa vie avec l'homme qu'elle aimait, mais aussi celle de voir sa fille manquant de père. Du point de vue existentiel, cette femme qu'est la mère est « rencontrée », reconnue, honorée, accueillie… accueillie avec sa peine. On ne tente pas de la consoler (ce serait encore de l'énergie contre sa peine et contre elle). On tente juste de la rencontrer. Nous trouvons là une atmosphère lui offrant le droit d'avoir sa peine, comme si elle était prise dans des bras qui lui

---

1. (dir.) REY A., Le Robert *dictionnaire historique de la langue française*, (Le Robert, 2004).

disent « je t'entends » et non dans des bras qui lui disent « calme-toi ». Le « calme-toi » est un *pouvoir* imposant la violence d'un douloureux déni, semblable à une invitation à ne pas exister avec le ressenti qui l'habite. C'est exactement l'opposé de la validation existentielle.

Un tel accompagnement concerne aussi des situations très simples. Par exemple, quand un enfant tombe et pleure, on se gardera de lui dire « ne pleure pas, ce n'est rien », car cela lui interdit d'exprimer ce qu'il ressent. C'est une énergie contre lui, contre *lui* qui a mal. Il est étonnant de constater que quand, au contraire, on adopte une attitude plus existentielle, toute simple, en disant à l'enfant « tu as mal !?[1] », cette reconnaissance l'apaise immédiatement. Lors d'une récente conférence, une femme ayant lu cet exemple dans un de mes ouvrages nous confia qu'elle avait mis en œuvre cela avec sa petite-fille. Un soir où l'enfant pleurait, elle vint vers elle en lui disant chaleureusement, avec un ton de reconnaissance « tu as de la peine !? ». L'enfant répondit « oui parce que maman n'est pas là ». La grand-mère reconnaissant chaleureusement cette douleur de l'enfant… l'enfant se calma aussitôt. Voilà des situations toutes simples de mise en œuvre existentielle, de mise en œuvre non énergétique. Si cette femme avait dit à sa petite-fille « sèche tes larmes, ta maman va revenir », elle n'aurait fait qu'investir son énergie contre le chagrin de l'enfant, c'est-à-dire contre l'enfant qui pleure. De ce fait, celle-ci aurait continué à pleurer pour revendiquer sa peine.

« On ne va pas vers celui que l'on était pour le consoler mais pour l'entendre. » Quand en thérapie le sujet retrouve celui qu'il était, il doit se comporter comme cette femme avec sa petite-fille.

Le flux de vie est un écoulement spontané. Il y a un indice simple pour nous indiquer si, dans un échange, nous sommes plus dans un processus d'énergie ou dans un processus de vie : si nous ressentons de la fatigue en aidant ou en communiquant, c'est que nous y mettons plus notre énergie que notre capacité existentielle, que nous sommes davantage dans une démarche de pouvoir ou de lutte que dans un état d'ouverture à autrui.

Nous découvrons que les méandres suivis par le flux de vie se moquent pas mal du temps et que l'écoulement peut se rétablir d'un coup entre celui que l'on est et celui que l'on était. Comme si le temps et l'espace n'existaient pas. Nous garderons à l'esprit cette notion d'uchrotopie afin de ne pas nous laisser emporter par les histoires. Vous remarquerez à quel point tout est présent, notamment avec le cas de Florence Trew[2] qui vers la fin de sa vie réclame son lièvre en bois comme

---

1. Pour en montrer la spécificité, j'ai choisi de terminer les reformulations par « !? ».
2. FEIL N., *Validation mode d'emploi*, (Pradel, 1997, p. 19).

si on venait de le lui jeter, alors que dans les faits cela s'est passé quand elle était enfant. Dans *l'espace-temps explicite* c'est loin… mais dans la zone existentielle il existe une proximité implicite, car tout y est contigu. C'est pourquoi les accès y sont relativement aisés.

Pour trouver son chemin vers cette construction du Soi et aborder plus aisément quelqu'un que l'on accompagne, il importe de comprendre que deux pulsions sont à l'œuvre chez lui : la *pulsion de survie* et la *pulsion de vie*. La première est d'ordre énergétique et la seconde d'ordre existentiel. Nous allons examiner dans le paragraphe suivant le rôle important de ces deux pulsions, que le praticien est censé savoir accompagner toutes les deux, sans en combattre aucune. Cela va permettre aussi de réhabiliter le côté énergie, qui ne doit pas être vu comme ennemi, mais comme une judicieuse composante de l'être. De même que le cordon ombilical est nécessaire avant la naissance, tant que l'enfant n'est pas autonome, le lien « énergie » l'est tout autant et il serait maladroit de le combattre comme s'il était une nuisance. Il ne s'agit en aucun cas de magnifier l'aspect existentiel et de condamner l'aspect énergie. Il s'agit de reconnaître la place de chacun de ces deux aspects et de les comprendre afin de proposer un réel accompagnement du sujet vers lui-même.

4. Nouveau concept à propos des pulsions

Les flux de vie (l'existentiel) et d'énergie (la libido) circulent grâce à deux *pulsions*. Celles-ci permettent à ces flux de s'écouler dans la direction nécessaire, afin d'optimiser la croissance ou la mise en attente de l'individu. L'« Être là », le « Soi » se trouve ainsi accompagné dans sa « venue au monde » qui s'accomplit toute la vie durant. Ces mécanismes pertinents lui permettent d'optimiser ce projet compte tenu de ce dont il dispose, à chaque instant. Il serait vain, sur ce point, d'examiner les erreurs d'un sujet. Ce qu'il fait est toujours juste, pour lui, compte tenu de ses acquis disponibles.

Nous remarquerons deux types de pulsions : l'une qui semble rapprocher et l'autre qui semble éloigner. « Rapprocher » ou « éloigner » sont des mots à consonance spatiale dont nous nous contenterons pour le moment (en fait, nous devrions dire l'une qui « ouvre » et l'autre qui « coupe » des contacts de Soi avec des parts de soi, sans qu'aucune distance ne soit mise en jeu.). Pour l'instant, les mots « rapprocher » et « éloigner » vont nous simplifier l'exposé.

Nous appellerons celle qui « rapproche » *pulsion de vie* et celle qui « éloigne » *pulsion de survie*. Nous n'utiliserons pas le terme *pulsion de mort* de Freud, qui sera abordé plus loin (voir page 54). Nous remarquerons aisément que ces deux pulsions ont des rôles antagoniques. Cependant, bien qu'elles s'opposent, elles sont aussi complémentaires.

Cette notion « d'une qui *rapproche* et de l'autre qui *éloigne* » est très sommaire et nous avons là de nombreuses subtilités à préciser. Dans un premier temps, nous prendrons bien soin de différencier la pulsion de vie, évoquée ici, de celle de Sigmund Freud[1]. Malheureusement, la pulsion de vie de Freud est la pulsion libidinale, alors que ce que je nomme ici *pulsion de vie,* est une pulsion qui ne s'appuie aucunement sur l'énergie, qui ne s'appuie aucunement sur la libido.

J'utilise la dénomination *pulsion de vie* pour parler de ce qui, en nous, a tendance à rassembler, réunir, réhabiliter, retrouver. La pulsion libidinale est d'un autre ordre. Elle cherche l'autre, mais plutôt pour s'en servir afin de compenser un manque (générer des étayages). Elle ne s'en rapproche pas pour le rencontrer, mais parce qu'elle en a besoin. La psychanalyse n'hésite d'ailleurs pas à dire que quand la libido va vers l'autre, elle va vers *l'objet.* L'émetteur de la libido est appelé un *sujet,* celui qui la « reçoit » est appelé un *objet.* La libido qui va vers cet autre (vers cet *objet*) se nomme d'ailleurs « *libido objectale* ». Nous trouvons même parfois une dénomination profondément erronée, quand pour désigner cette attractivité la psychanalyse parle d'« *amour objectal* ». On ne peut avoir de l'amour pour un *objet,* mais seulement pour quelqu'un.

> « La pulsion de vie ne peut donc en aucun cas être confondue avec la pulsion libidinale. »

La *libido objectale* se différencie de celle que l'on tourne vers soi et que l'on nomme *libido narcissique.* Si, quand il sort de cette phase narcissique, l'être qui a fini de la tourner vers soi ne va finalement la tourner vers l'autre qu'en le considérant comme un objet, le progrès est mince en terme de vie ! La pulsion de vie est source d'attention alors que la pulsion libidinale est source d'intérêt. L'attention est un mot pour dire qu'on se tourne vers un être alors que l'intérêt est un mot pour exprimer qu'on se tourne vers une chose (voir les différences entre « être attentionné » et « être intéressé » glossaire, page 279).

Nous avons aussi la pulsion de *survie*. C'est elle qui semble éloigner et disperser. Elle a pour rôle de maintenir *loin* de la conscience celui, trop douloureux, que nous avons été. Quand nous avons vécu une situation insupportable, la pulsion de survie va spontanément nous amener à essayer de l'oublier. C'est sans doute pour cela que Freud parle de *pulsion de mort,* pour dire que nous aimerions

---

1. J'aurais bien aimé l'appeler autrement pour éviter la confusion, mais il s'agit réellement d'une pulsion de vie (dans sa version maïeusthésique existentielle). J'aurais pu la nommer « pulsion existentielle » mais cela aurait été moins explicite.

« tuer » certaines choses en nous. Il est vrai que nous aimerions parfois tordre le cou à certaines choses qui nous habitent (un mauvais souvenir, trop de timidité, la façon dont on s'est pitoyablement comporté dans telle ou telle circonstance, ce moment où nous avons vécu un drame qui nous a fait littéralement exploser l'âme, etc.). Cependant, elle « met à distance », mais ne tue pas ce qu'il y a en nous. En revanche, nous avons là une pulsion qui fonctionne sur le mode énergétique. Maintenir « à distance » ce qui fâche en nous, nécessite de s'activer, de penser, de créer, d'avoir des projets… tout cela de façon excessive, afin de brouiller notre attention et de s'enivrer de ce qui nous fera penser à autre chose. C'est donc une pulsion coûteuse en énergie.

Tant que nous avons de l'énergie, le stratagème fonctionne et nous permet de vivre dans une relative quiétude, comme si nous n'avions pas été troublés auparavant. La pulsion de survie joue ici un rôle extrêmement important puisque ce que nous ne sommes pas encore capables d'intégrer, sera maintenu « à distance » tant que nous n'avons pas la maturité pour l'accueillir. Cette anesthésie d'une part de Soi (et de Soi par rapport à elle) nous est alors salutaire puisqu'elle nous permet de continuer à vivre et à faire grandir notre conscience. Si tout se passe bien, il y a un moment à partir duquel notre sensibilité, notre cœur et notre acuité nous permettront d'intégrer ce que nous étions autrefois obligés de rejeter.

Quand la pulsion de survie « rejette au loin » une part de soi, nous nous trouvons alors incomplet. Nous sommes constitués de « tous ceux que nous avons été », et quand l'un de ceux que l'on a été est rejeté, il manque un peu de soi. La structure psychique, ainsi amputée, doit néanmoins tenir debout. Pour obtenir un semblant d'équilibre, nous avons alors tendance à masquer et colmater la place laissée vide en Soi. En psychanalyse, on utilisera le mot imagé *d'étayage* pour désigner ce phénomène. Ici, l'énergie est utilisée pour créer un *pare vide,* une astuce pour générer des *faux pleins.* Mais comme pour les Danaïdes, le tonneau ne se remplit jamais vraiment, il se vide aussitôt… il faut alors recommencer encore, et encore, et encore. Le résultat en est le coût en énergie.

La pulsion de survie assure donc *deux fonctions.* L'une consiste à « rejeter au loin » (c'est ce que Freud appelait pulsion de mort), l'autre consiste à compenser le manque que cela engendre en se servant d'autrui (ce que Freud appelait avec justesse « pulsion libidinale » et improprement « pulsion de vie »).

La pulsion de vie (au sens maïeusthésique[1] du terme) de son côté, assure elle aussi *deux fonctions.* La première est de faire en sorte que tout ce qui a été rejeté au loin

---

1. La *maïeusthésie* sera développée au chapitre 7, page 103.

par la pulsion de survie ne soit pas perdu (cela constitue un élément de l'inconscient). Elle assure ainsi le « gardiennage » de ces parts de Soi abandonnées par nous-mêmes. La seconde est de faire en sorte qu'on puisse de nouveau accéder à ces parts de Soi, afin qu'ultérieurement, disposant de plus de maturité, nous puissions enfin les intégrer (autre élément de l'inconscient). C'est comme cela que Florence Trew arrivée vers la fin de sa vie, tente encore de faire valoir le vécu de la petite fille qu'elle était quand on lui a pris son Creaky (le lièvre en bois). Un des outils de la pulsion de vie pour réaliser cela est le symptôme psychologique (pour ne pas dire psychopathologique)[1]. Ce que nous pensons être un trouble de la psyché est en fait une manifestation de la pulsion de vie pour faire émerger une part de soi jusque-là rejetée. Comme je le décris dans les exemples d'accompagnement, même celui qui a l'air de perdre la raison est, en réalité, en train de la retrouver (deuxième partie *Exemples d'entretiens*, page 179).

Celui que nous étions et celui que nous sommes sont éloignés l'un de l'autre dans le temps explicite (objectif), mais sont restés contigus dans l'uchronie implicite (subjectif). Il en est ainsi toute la vie, y compris dans la dernière étape. Comme pour le principe de non séparabilité de la physique (voir chapitre 3, page 25) ces deux parts du Soi sont en corrélation et l'état de l'une influence l'état de l'autre (le symptôme « psy » n'est ni plus ni moins que la manifestation de cette corrélation). Lorsque, en thérapie, on permet à la sensibilité de s'ouvrir à cette proximité et de rétablir la circulation du flux de vie par la reconnaissance, l'équilibre se rétablit spontanément. Si l'on veut lutter contre le symptôme (le guérir… pour ne pas dire *lui faire la guerre* !) ou lutter contre sa source, en revanche, l'énergie engagée ne fait que renforcer l'émergence ultérieure de cette corrélation qui, quelle que soit la *distance*, continue d'être. Plus on engage d'énergie contre, plus on tend le « fil » élastique qui nous relie à cette part du Soi, plus elle finira par avoir tendance à revenir violemment. Pour la maintenir « à distance » il faut continuer à investir de l'énergie (pulsion de survie), mais celle-ci un jour ou l'autre s'épuise, vient à manquer… alors la vie (pulsion de vie) reprend ses droits et les émergences se produisent, afin d'accomplir les « naissances de Soi » qui ne se sont pas encore réalisées. Toutefois, y a-t-il à ce moment-là assez de conscience pour que le processus aboutisse ?

---

1. Détails complémentaires au sujet de la psychopathologie, dans la publication « Psychopathologie » sur le site maieusthesie.com (avril 2008).

Tableau 4.1 – Notions de vie, d'énergie et des pulsions qui leur sont associées[1]

Pulsion de VIE (Maïeusthésie)			Pulsion de SURVIE (Maïeusthésie)	
Protéger le SOI Pulsion existentielle VIE (être) ouverture			Protéger le MOI Pulsion libidinale ÉNERGIE (faire) pouvoir	
« Rassemble » <small>INDIVIDUATION</small>	Interpelle <small>SYMPTÔMES</small>	Garde <small>INCONSCIENT</small>	Compense <small>PROFIT</small>	« Eloigne » <small>REJET</small>
Attraction spontanée des parts de Soi entre elles	Accès aux parts de Soi en attente d'être réhabilitées	« Garderie » des parts de Soi rejetées	Pulsion de vie selon Freud Énergie pour	Pulsion de mort selon Freud Énergie contre
RÉALISATION DE SOI - RENCONTRE D'AUTRUI Ouverture, reconnaissance Sensibilité			IDÉALISATION Ruptures fascination *Émotions positives*	MÉPRIS Ruptures répulsion *Émotions négatives*
ÊTRE Attention – Monde *subjectal* (des sujets)			PARAÎTRE - DISPARAÎTRE Intérêt – Monde *objectal* (des objets)	

5. Toute une vie entre l'être (le Soi) et le paraître (le Moi)

En venant au monde, le sujet commence à « être », tout simplement. L'entourage de l'enfant tout juste né, lui renvoie une sorte de « reflet de lui-même ». Tout le problème est là pour l'enfant : que perçoit-il dans les regards de ceux qui l'accueillent ? Une confirmation, une reconnaissance de ce qu'il est ?... ou bien une réprobation, une tristesse, ou même carrément un déni ? Frans Veldman, avec l'haptonomie, insiste particulièrement sur ce fondement. L'enfant se trouve confirmé ou infirmé[2] par le regard que son entourage porte sur lui. La confirmation ne vient pas simplement de la gentillesse de l'entourage et l'infirmation ne

---

1. Comme vous pouvez le constater en regardant ce tableau, j'ai utilisé les termes « éloigne » ou « rapproche » les parts du Soi pour décrire le rôle des pulsions. Cette terminologie spatio-temporelle n'est bien évidemment pas juste car il s'agit plus de « contacts » qui s'ouvrent ou se ferment, que de distances qui raccourcissent ou s'allongent. La structure psychique étant de nature uchrotopique, les notions de « distances » dans l'espace ou dans le temps ne sont que des approximations servant à illustrer le propos. Cette terminologie donne néanmoins un aperçu à notre intellect, même si nous sommes un peu comme le géographe tentant de rendre compte de la surface terrestre sphérique sur un planisphère à deux dimensions planes.
2. On pourrait presque dire qu'il devient alors « infirme », manquant d'une partie de lui-même.

vient pas simplement de sa méchanceté (encore que cela joue aussi évidemment un rôle). De façon plus subtile, cette confirmation vient du bonheur éprouvé par l'entourage en le voyant et l'infirmation vient de la déception de l'entourage en le voyant. Celui qui se tourne vers lui voit-il « le bon en lui »[1] et est-il en train de s'en réjouir, ou bien ne voit-il rien du tout ou pire encore… du mauvais en lui, c'est-à-dire les problèmes qu'il pose (pleurs, pénibilité de l'organisation de la vie quotidienne, difficultés de santé, etc.).

Ce *reflet* qui est renvoyé à l'enfant, est à rapprocher de l'idée de stade du miroir développée par Jacques Lacan :

> « La conceptualisation s'élabore véritablement le 3 août 1936 lorsqu'au XIVe congrès international de psychanalyse qui se tient à Marienbad, Lacan fait ce jour-là, oralement une communication sous le titre *the looking-glass phase*. C'est à cette occasion qu'il met en évidence le stade du miroir comme la naissance même du Moi, précédemment nommé narcissisme primaire par Freud. Paradoxalement, il montre que, dans cette phase du miroir, loin de se définir comme un être originellement fermé sur lui-même, l'enfant est au contraire, grâce au narcissisme primaire, un être défini du dehors, d'emblée livré à l'autre, défini par l'autre et assujetti à l'événement » (p. 37)[2].

Le stade du miroir n'est donc pas seulement le fait que l'enfant prenne conscience de son unité corporelle en voyant son reflet dans la glace. Il subit surtout le reflet que lui renvoie le monde. Nous noterons en particulier, dans ce commentaire de Bruno Dal-Palu : « *la naissance même du Moi [...] un être défini du dehors, d'emblée livré à l'autre, défini par l'autre et assujetti à l'événement* ». D'après Jacques Lacan, dans le stade du miroir, nous avons un enfant (de 6 à 18 mois) qui, face à une glace, découvre une image externe de lui-même. Il saisit ainsi soudain son unité corporelle. Jacques Lacan estime alors que l'enfant ébauche ici son *Moi*. Pour lui, il s'agit de :

> « La transformation produite chez le sujet quand il assume son image [...] le *je* se précipite en une forme primordiale, avant qu'il ne s'objective dans la dialectique de l'identification à l'autre [...] cette forme situe l'instance du Moi dès avant sa détermination sociale » (p. 93)[3].

---

1. Le « Bon en lui » présent et/ou en devenir évoqué par Frans Veldman. Voir VELDMAN F., *Haptonomie, science de l'affectivité*, (PUF, 1989).
2. DAL-PALU B., *L'énigme testamentaire de Lacan*, (L'Harmattan, 2004).
3. LACAN J., *Ecrits I*, (Seuil, 1999).

Il semble pourtant abusif de limiter le « reflet » au miroir. Pour l'enfant sa propre unité se construit aussi avec l'image que l'autre lui renvoie, probablement dès la conception (ou en tout cas bien avant la naissance), ainsi que nous le propose Françoise Dolto.

Nous trouvons chez Donald Wood Winnicott des propos équivalents. Très habité par la pensée psychanalytique, celui-ci l'évoque cependant plus à travers l'idée du miroir de Lacan, que sous l'angle existentiel proposé ci-dessus par Veldman :

> « Que voit le bébé quand il tourne son regard vers le visage de sa mère ? Généralement, ce qu'il voit, c'est lui-même. En d'autres termes, la mère regarde le bébé et *ce que son visage exprime est en relation directe avec ce qu'elle voit* » (p. 205)[1].

Il insiste sur le fait que le bébé se sent exister en fonction de ce que lui renvoie le visage de sa mère. Parlant au nom du bébé, il va jusqu'à dire :

> « Dès le moment où le visage de la mère se fige ou que son humeur s'affirme, alors mes propres besoins devront s'effacer, sinon ce qu'il y a de central en moi sera atteint. » (p. 207).

Ainsi, quand l'enfant n'est pas confirmé dans ce qu'il est, il va spontanément tenter de devenir ce qu'on attend de lui, mettant en œuvre des mécanismes de lutte contre ce qui, en lui, ne convient pas à autrui. À partir de là, il va commencer à *paraître* pour aller au-devant du monde et rejeter *ce qu'il est* pour ne pas déplaire. Il va étouffer *l'être en lui* au profit d'un paraître qui sied mieux au monde dans lequel il arrive. Dès lors, l'être venant au monde va développer du paraître, jusqu'à l'adolescence, où il développera des moyens de plus en plus sophistiqués, jusqu'à montrer le contraire de ce qu'on attend pour se faire remarquer. Devenant adulte, il va continuer sur cette voie. Cependant, prenant un peu d'assurance, il va progressivement diminuer sa quête de « paraître » au profit d'une quête de « plus d'être ».

Arrivé en milieu de vie, vers quarante ou cinquante ans, il rencontre un point de bascule où la *quête d'être* semble devenir plus essentielle que celle du *paraître*. Cela se réalise paradoxalement grâce à une fragilisation : les enfants partent de la maison, les parents vieillissent (parfois ils meurent !), le couple date de plus de vingt années... il y a la sensation d'entrer dans une nouvelle phase que l'on n'avait pas soupçonnée auparavant, même si on la connaissait parfaitement intellectuellement. C'est là toute la différence entre la connaissance intellectuelle et

---

1. WINNICOTT D W., *Jeu et réalité*, (Gallimard Folio, 1975).

l'expérience par le ressenti. Si tout se passe bien, cette fragilisation des certitudes, cette diminution du potentiel d'énergie physique et psychique, fait naître une sensibilité propice à l'émergence de l'être, à une plus grande réalisation du Soi. L'individu entre ici dans une phase de maturité où, commençant à *être plus*, il accomplit le chemin laissé en suspens au début de sa vie : ce qu'il est ne dépend plus désormais de ce que pense son entourage, il n'est plus absorbé par le *miroir social*, il peut récupérer ce qu'il avait abandonné de lui-même pour, enfin, « le mettre au monde » et se sentir plus entier. Il prend conscience ici, non pas de l'entièreté de son corps ou du personnage qu'il doit jouer, comme dans le premier miroir, mais de l'entièreté de l'être qu'il est (voir les figures 10.1 à 10.5, pages 169 à 173, chapitre 10 *Doute, sensibilité et confiance*).

Hélas, souvent à ce moment de la vie, un deuxième miroir surgit. Cette possibilité de conscience de Soi est vite anéantie par de nombreuses pressions de l'entourage qui invitent à ne pas se laisser aller, à ne surtout pas s'écouter, à rester jeune, à avoir des projets, à soigner son apparence, à être dans l'énergie… Si le sujet se laisse emporter sans nuances par ces reflets, il redémarre dans le paraître, abandonnant de nouveau l'être qu'il est au profit de ce que l'entourage attend de lui. S'il est souhaitable de prendre soin de soi et même de son apparence, vous ferez néanmoins la différence entre quelqu'un qui prend naturellement soin de son apparence et quelqu'un qui devient *malade du paraître* et y consacre l'essentiel de son énergie avec angoisse ou euphorie. Si le sujet ne tombe pas dans ce deuxième miroir, il va développer un plus d'être qui va lui permettre de s'accomplir, de combler ses vides au lieu de simplement les compenser, ainsi qu'il l'avait fait jusque-là. Cela devient un réel plaisir de vivre, dans lequel il a encore plus de bonheur à rencontrer autrui. Il n'est devenu ni narcissique ni égocentrique, mais simplement plus présent, plus conscient et plus ouvert. Nous avons là la différence entre l'individuation (réalisation du Soi) de Jung et le développement du Moi (le fonctionnement libidinal) de Freud. Outre le plaisir vécu dans cette nouvelle étape de vie, quand avec l'âge (qui arrive de toute façon) l'individu perd son énergie, la qualité du Soi qu'il a développé lui permet de jouir d'une heureuse sénescence[1].

Si au contraire le sujet tombe dans le deuxième miroir et redémarre dans une nouvelle quête de paraître, au détriment de son individuation, cela lui sera coûteux en énergie. Sa pulsion de survie, tentant de dominer son existence ne

---

1. La sénescence est une étape de vie au même titre que l'adolescence et n'a rien de péjoratif. Le *sénat* par exemple (même étymologie), est constitué de personnes âgées (sénescentes) reconnues pour leur *sagesse*. Il conviendra de ne pas confondre *sénescence* (étape de vie) avec *sénilité* (pathologie).

pourra maintenir son efficacité que tant que l'énergie sera suffisante. Or, nous l'avons déjà vu, l'énergie n'est jamais inépuisable. Il arrive un moment où, celle-ci faisant défaut, la *pulsion de vie* reprend ses droits. Alors tout ce qui avait été maintenu à distance revient… et si tout revient d'un coup chez quelqu'un qui a passé sa vie à s'éviter (c'est-à-dire à ne pas s'aimer[1])… ce peut être alors quasiment inabordable. Soit, bien accompagné, il accomplira néanmoins cette maturation sur le tard dans la dernière étape de sa vie, soit, s'il ne rencontre pas le soutien adéquat, il tentera quelques ultimes stratégies (comme Florence Trew)… et s'il ne rencontre pas d'aide du tout, il va finalement « débrancher » un système qui n'est plus opérationnel. Il n'y aura plus ni pulsion de vie, ni de pulsion de survie. Sa sénescence se passant mal, au lieu d'être une noble partie de la vie, devient sénilité. À ce propos, le psychiatre Pierre Charazac nous dit :

> « La démence ne résulte pas d'une somme de pertes, mais d'une seule qui est la disparition du moi du point de vue structural comme la combinaison d'une déformation et d'une partition du moi. » (p. 64)[2].

Selon Charazac, l'atteinte de l'identité précède celles de la mémoire et des moyens cognitifs[3].

Les soignants, s'occupant de sujets âgés dans les maisons de retraite, devraient être au fait de ce mécanisme. Ils devraient comprendre à quel point leur rôle est d'aider les résidents à finir de venir au monde avant la fin de leur existence. Ils ont un rôle d'accoucheur. Même quand j'anime des stages sur « l'humanisation de la fin de vie », j'insiste toujours sur ce point : « pour qu'un individu parte en paix, il convient qu'il parte *entier* » et pour qu'il parte entier, il convient de lui donner ces reconnaissances qu'il n'a jamais reçues au cours de son existence. Ce qui est vrai pour l'enfant venant au monde, (se trouvant confirmé ou infirmé selon le regard que l'on porte sur lui), est aussi vrai pour un sujet à la fin de sa vie. Que regardons-nous ? « L'être là », le « Bon en lui »… ou la vieillesse, la pathologie, le désordre psychique ? Celui qui regarde se *réjouit-il* de la rencontre ou *s'attriste-t-il* de la situation ? Nous retrouvons tout ce qui a été évoqué plus haut comme faisant aussi partie de l'accompagnement de cette dernière étape de l'existence.

---

1. « S'aimer » est ici à comprendre au sens existentiel de l'*individuation* du Soi (être) et non au sens libidinal de la construction du Moi (ego).
2. CHARAZAC. P, *Soigner la maladie d'Alzheimer*, (Dunod, 2009).
3. Lire la publication « Maladie d'Alzheimer » sur maieusthesie.com (décembre 2009).

Les soignants que j'ai en formation comprennent tout à fait cela et sont souvent désolés de découvrir à quel point les pratiques quotidiennes ne vont pas dans ce sens. Le soignant est souvent en situation de *violences involontaires* contre *l'être*. Croyant accompagner, même avec gentillesse, il arrive souvent qu'il soit auteur involontaire de ce que j'appelle « *violences douces* ». Les soignants n'ont surtout pas à s'en culpabiliser, car ce qu'ils font, le plus souvent, ils le font avec cœur. Toutefois, connaissant ces principes, ils pourraient consacrer leur générosité à une mise en œuvre plus efficace pour les résidents, donc plus gratifiante aussi pour eux-mêmes[1].

6. La baisse d'énergie salutaire

Tant qu'il reste de l'énergie, la pulsion de survie risque d'imposer sa loi. Elle rend d'immenses services à un individu, en « éloignant » de lui ce qu'il ne peut encore intégrer, et en produisant les étayages compensateurs des manques qui en résultent. Cependant, ce service peut devenir néfaste si, à force de compensations permanentes, le processus d'intégration ne se produit jamais.

Normalement, la maturation de l'individu le rend de plus en plus capable d'intégrer ce qui, autrefois, était inacceptable. Quand une part de soi est ainsi maintenue « à distance », cela a pour rôle de permettre au sujet de continuer à *grandir*, en dépit de ce qui lui est arrivé[2]. Il continue ainsi à bénéficier de multiples expériences de vie, censées enrichir sa conscience. Bien qu'amputé d'une part de soi, riche de compensations, il poursuit une existence qui ne se passe pas sans croissance. Cependant, cette conscience, cette sensibilité existentielle, peut parfois tarder à prendre une ampleur suffisante, si bien que l'intégration ne se produit pas (ou pas assez vite). Certains sujets, bénéficiant de beaucoup d'énergie, peuvent alors rester attachés aux compensations et uniquement à celles-ci. Comme nous venons de le voir précédemment, si cela dure trop longtemps, la dernière étape de la vie peut même en être grandement affectée. Heureusement, l'énergie a de multiples occasions de s'effondrer, bien avant cet ultime épisode.

On est porté à se demander quel avantage il pourrait y avoir à ce que l'énergie s'effondre, alors que nous passons notre vie à essayer d'en avoir le plus possible,

---

1. Cinq publications développent ce sujet : « Bientraitance » (août 2007), « Personnes âgées » (mai 2001), « Psychologie et violence dans le grand âge » (juillet 2005), « Humanisation de la fin de vie » (avril 2003), « Maladie d'Alzheimer » (décembre 2009) sur le site maieusthesie.com.
2. On aurait cependant tort dans ce cas, de parler simplement de résilience. J'y reviendrai plus loin dans le chapitre 8, page 113.

et que tout notre environnement nous y pousse en permanence. C'est qu'en réalité, quand l'énergie baisse, la *pulsion de vie* peut librement se manifester et rappeler à soi les parts manquantes, afin de les intégrer, et devenir plus entier.

> "L'énergie diminue spécialement pour que la vie apparaisse !"

Nous pourrions utiliser l'expression « je *me* rappelle » au sens propre : « je rappelle une part de moi, afin qu'elle revienne vers moi ». Il ne s'agit plus alors de « mémoire » au sens habituel du terme, mais de « rencontre ». C'est le rôle de la pulsion de vie qui peut s'exprimer lorsque l'énergie ne s'y oppose plus.

Nous trouvons cela en particulier dans la dépression. Un sujet dépressif n'a plus d'énergie (ni de libido), il n'a plus de motivation pour rien, il n'a plus d'intérêt. Il se sent vide… et il se sent dans le vide. Ce néant n'est plus compensable malgré les innombrables efforts maladroits de son entourage. Plus on tente de le motiver, plus on tente de restaurer son intérêt… plus le sujet se sent vide et décourage les bonnes volontés. Ce que l'on ne voit pas chez ce sujet, c'est que son « intérêt disparaît » spécialement pour que « son attention apparaisse ». Rappelez-vous : l'*intérêt* est pour les choses alors que l'*attention* est pour les êtres.

Le premier être vers lequel il est censé porter son attention est vers lui-même. Comme le souligne Carl Gustav Jung, il ne s'agit en aucun cas de narcissisme. Il s'agit du processus d'individuation à l'œuvre dans lequel le sujet développe, non pas son ego ou son Moi (au contraire), mais le Soi qu'il est, même s'il n'est encore qu'en devenir.

La pulsion de vie permet de réactualiser ce *contact* de soi avec une part de soi. Que l'époque soit lointaine ou récente n'y change rien. En dépit du temps ou de l'espace, aussi loin de nous que cela puisse sembler, ce Soi antérieur nous reste contigu. Comme pour le principe de non séparabilité de la physique évoqué précédemment (page 39) le temps explicite nous dit par exemple que c'est arrivé il y a vingt ans, mais une uchronie implicite nous dit que cette part de Soi est là maintenant, dans le présent : de son état, dépend le nôtre. En réalité, nous devons raisonner sans la notion de temps, de façon uchronique. L'événement est dans le passé et il n'est plus. En revanche, celui que nous étions à cette époque est là, en attente de réhabilitation. Il y a simplement présence de cette part de soi.

Différence entre « contacter les souvenirs » et « contacter les parts de Soi »

Je me souviens avoir aidé une femme dépressive, âgée de plus de soixante-dix ans. Elle était éteinte, au point que son unique réponse à toutes les propositions quotidiennes était « j'sais pas », avec un non verbal si désabusé qu'il pouvait en glacer le sang de son interlocuteur.

– « Tu veux sortir ?
– J'sais pas.
– Tu veux un thé ?
– J'sais pas.
– Tu ne te sens pas bien ?
– J'sais pas.
– Tu veux regarder la télé ?
– J'sais pas ».

Elle semblait si lointaine et si éteinte que l'on pouvait croire ne jamais plus la récupérer. Quand nous fûmes amenés, avec grandes difficultés à évoquer des deuils et différentes douleurs majeures de sa vie et que je lui proposais de porter son attention vers ces parts de Soi ou vers ces êtres qui ont comptés, d'abord, elle ne le fit pas (ce qui n'était pas surprenant). Puis avec un ton totalement éteint mais néanmoins revendicatif elle me dit : « À quoi ça sert de remuer tout ça ? ». Il y avait là comme une minuscule étincelle qui venait de se réveiller. Avec cette remarque, elle exprimait la lassitude d'y avoir déjà trop pensé et ce, sans résultat. Alors, m'adressant à cette femme âgée éteinte et ne prononçant quasiment aucun mot, je commençais par reconnaître : « si vous croyez qu'il s'agit de "remuer tout ça", je comprends que vous ne vouliez pas ! ». Puis je continuais tout simplement en lui expliquant : « il ne s'agit pas de remuer les événements, mais de rendre une place à ce qui en nous, ne mérite pas l'oubli, mais de la reconnaissance. De ce qui, en nous, ne mérite pas d'être rejeté, mais plutôt honoré ». Rassemblant soudain le peu d'énergie qui lui restait (et elle n'en avait plus du tout depuis de nombreux mois), elle se mit seule, devant moi, de sa propre initiative, à entreprendre de rencontrer toutes celles qu'elle avait été et ceux qui avaient comptés et qu'elle avait perdus. Elle se mit à « leur parler » à haute voix (même si c'était avec une toute petite voix) dans une sorte de psychodrame[a] où tous ces êtres reprenaient,

.../...

---

a. Psychodrame : *drame* signifie action (du grec *drama, dramatos,* action). *Psychodrame* signifie action mentale. Voir BOUFFARTIGUES J., BELIN A.-M., *Trésors des racines grecques*, (Delrieu, 1981).

> ...../...
> un à un, leur place. Elle fut ensuite bouleversée et prise de tremble-ments physiques. Comme si des connexions se rétablissaient dans un corps depuis longtemps coupé de toute énergie. Le soir même, elle était sortie de sa déprime, très surprise de ce qui s'était passé… et son entourage aussi.

Le cas de ce sujet est un peu extrême, au point qu'on aurait pu craindre au départ qu'elle soit descendue dans une sorte de psychose mélancolique[1]. Cette possibilité ne devait pas être écartée en ultime éventualité[2], mais dans l'accompagnement, je persistais à voir le « Soi en accomplissement » et le « Bon en elle ». Je lui faisais confiance dans le fait que ce qui se passait en elle se passait avec une grande justesse. Je souhaitais simplement l'accompagner dans ce qui, en elle, était en train de s'accomplir.

Cela pose donc la problématique du positionnement du patricien. Face au sujet qui sollicite son aide, vers où porte-t-il son attention ?

---

1. Affection dépressive grave, de type psychotique.
2. Et dans ce cas, déléguer au moins une partie du soin vers la psychiatrie.

Chapitre 5

Là où se porte notre attention

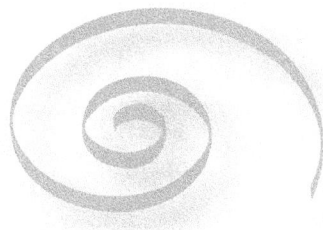

Distinguer l'être et la circonstance

1. Tourner son attention vers le sujet

Pour le praticien, la question est de savoir où diriger son attention dès les premiers instants de l'entretien. Celui-ci peut avoir beaucoup de connaissances, mais comme le disait le Dr John Preston dans son ouvrage (déjà cité), s'il n'a que sa connaissance il en est à se dire « Qu'est-ce que je dois faire maintenant ? ».

> " L'attention est ce qui est destiné à un individu, alors que l'intérêt est ce qui est destiné à une chose[1]. "

Face au sujet, son intérêt peut, hélas, se porter excessivement vers les symptômes, la pathologie, le « cas », le discours, l'histoire, vers ses propres interprétations, ce qu'il sait en théorie à ce sujet, de possibles solutions, le comportement présent, etc.

Un praticien qui aurait son « attention » sur *le cas* qui est en face de lui, serait en train de *chosifier* son patient. S'il tentait, même avec générosité, de s'occuper du *cas*, il ne verrait plus le sujet et tomberait dans un *intérêt* pour la *chose psychopathologique* qu'il a en face de lui. Jean Pierre Chartier docteur en psychologie et psychanalyste, nous interpelle de façon très explicite :

> « Doit-on traiter les symptômes d'une maladie mentale hypothétique ou soigner quelqu'un qui souffre de sa psyché ? » (p. 30)[2].

Donald Wood Winnicott exprime son regret d'être resté trop près de la « chose psychopathologique » :

> « Je suis consterné quand je pense aux changements profonds que j'ai empêchés ou retardés chez des patients appartenant à une cer-

---

1. Cette notion d'attention est aussi traitée dans la fiche n° 5, page 229.
2. CHARTIER J.-P., *Guérir après Freud*, (Dunod, 2003).

taine catégorie nosographique[1] par mon besoin personnel d'interpréter »[2].

Quant à Karl Jaspers, dans son volumineux ouvrage sur la psychopathologie, il
nous rappelle :

> « Dans la vie psychique malade comme dans la vie saine, l'esprit
> est présent » (p. 274)[3].

De son côté, tout en souhaitant une synthèse généreuse des différentes approches,
Abraham Maslow dénonce le regard trop souvent négatif des théories « psy » sur
l'être humain :

> « Ils sont nombreux dans cette communauté à proposer une vision
> caractérisée par un désespoir profond et un cynisme, qui dégénère
> parfois en malfaisance et en cruauté corrosive » (p. 22)[4].

Il affirme également que :

> « il est d'ores et déjà possible de rejeter fermement la croyance
> désespérante selon laquelle la nature humaine est suprêmement et
> fondamentalement dépravée et mauvaise »

et ajoute :

> « On ne comprendra jamais la vie de l'homme si on ne prend pas en
> compte ses aspirations les plus hautes » (p. 24).

Croyances et présupposés ont des effets dévastateurs sur la qualité des accompagnements psychologiques. Jean Maisondieu, psychiatre ayant beaucoup écrit à
propos du soin aux personnes âgées et sur la maladie d'Alzheimer, n'hésite pas à
dire :

> « Si les médecins prévoient d'observer de la démence là où il y a de
> l'angoisse, ils trouveront de la démence et rien d'autre. [...] Dire que
> la démence est irréversible par définition, c'est vouloir qu'elle soit
> ainsi [...] La première chose à faire est de détruire la définition ; à

---

1. Nosographie : classement des maladies en fonction de leur sémiologie (symptômes), étiologie (causes), pathogénèse (processus conduisant de la cause vers le symptôme). Le lecteur qui
souhaite plus de précisions à ce sujet peut consulter la publication « Psychopathologie »
(avril 2008) sur maieusthesie.com.
2. WINNICOTT D W., *Jeu et réalité*, (Gallimard Folio, 1975, p. 163).
3. JASPERS K., *Psychopathologie générale*, (PUF, Claude TCHOUPOUTLE, bibliothèque des
Introuvables, 2000).
4. MASLOW A., *Devenir le meilleur de soi-même*, (Eyrolles, 2000).

elle seule, elle est capable de fabriquer tout ou partie de la symptomatologie dont elle est censée rendre compte » (p. 52/56)[1].

De même que Winnicott, il remet sérieusement en cause les croyances nosographiques ! Concernant les *a priori* biologiques, Jean Maisondieu propose d'ouvrir notre regard :

« Quand bien même la démence ne pourrait advenir sans lésions organiques, celles-ci n'en seraient pas pour autant nécessairement la cause, mais peut-être seulement les signes ou les conséquences » (p. 68).

Louis Ploton, psychiatre enseignant la psychogérontologie, conforte ce propos :

« Une lésion peut tout aussi bien être la cause que la conséquence d'un dysfonctionnement. » (p. 57)[2].

Pierre Charazac, psychanalyste et psychiatre en psychogérontologie surenchérit :

« Il n'est pas discutable que certains phénomènes psychiques soient en lien direct avec des altérations neuro-anatomiques mais personne ne peut encore expliquer comment ces dernières se produisent » (p. 11)[3].

La pertinence des symptômes est soulignée par Louis Ploton qui nous invite au discernement :

« En enlevant les symptômes à un sujet, ne risque-t-on pas de le priver d'un mode de défense ? » (p. 115).

Jean Maisondieu, tout à fait d'accord avec cette idée de pertinence des symptômes, fait remarquer qu'il est hélas habituel de ne pas contredire les théories établies… au risque parfois de maintenir les patients dans leur pathologie. Parlant de la démence Alzheimer, il pense que :

« Les soignants, s'ils obéissaient à leur vocation première qui est de fournir des soins susceptibles de guérir les déments, mettraient en danger la notion d'incurabilité associée à cette maladie » (p. 73).

Tous ces praticiens nous montrent implicitement les effets dévastateurs d'un mauvais positionnement et nous invitent à un recentrage de notre attention.

---

1. MAISONDIEU J., *Le crépuscule de la raison*, (Bayard, 2001).
2. PLOTON L., Maladie d'Alzheimer, (Chronique Sociale, 2009).
3. CHARZAC P., *Soigner la maladie d'Alzheimer*, (Dunod, 2009).

Donc, pour faire simple, le praticien aura tout avantage à porter son attention sur le sujet lui-même, avec une *présence* (telle que définie dans le chapitre 2, page 13). Considération et confiance inconditionnelles sont bien sûr de mise. Elles montrent que le praticien a confiance dans ce que fait le sujet au plus profond de lui-même. Nous apporterons donc ici une différence bien marquée par rapport à l'attitude de Freud. Même si Sigmund Freud considérait que le patient gère avec pertinence ce qui est en lui[1], il était également convaincu que celui-ci utilise le symptôme pour masquer la vérité qui l'habite. Freud se basait beaucoup sur la notion de « défense » chez le patient, et finissait ainsi par considérer la thérapie comme une sorte de jeu de cache-cache dont seules les interprétations pouvaient nous faire progressivement sortir… jusqu'au transfert libérateur du sujet sur le thérapeute. C'est une façon de voir que nous ne partagerons pas forcément. Nous considérerons au contraire que le symptôme (engendré par la pulsion de vie[2]) est ce par quoi la part du sujet (qui a été « éloignée » avec la pulsion de survie), tente de refaire surface. Ce n'est pas une façon de cacher la vérité en soi mais, à l'inverse, une façon de la retrouver, ou du moins de montrer le chemin qui y conduit.

Il ne s'agit pas ici d'un parti pris idéologique, mais de la prise en compte de ce qui se passe concrètement dans un entretien. Partant du ressenti lié au symptôme, nous arrivons souvent rapidement à la part de vie à réhabiliter. Le symptôme ressemble alors plus à une porte d'entrée qu'à un paravent. Il est vrai néanmoins que ce fameux *symptôme* se trouve bien entre la conscience actuelle du sujet et celui qu'il était. Il y a une sorte de positionnement avec d'un côté le sujet présent, de l'autre ce qu'il cache de lui et, entre les deux, le symptôme. La question qui se pose là est la suivante : devons-nous considérer ce qui est entre eux comme un moyen de mieux se séparer ou comme un moyen de mieux se retrouver ? Dans les faits, l'expérience montre qu'il s'agit surtout d'une médiation et que ce qui semble les séparer leur permet de ne pas perdre le contact. C'est plus une sorte d'interface qu'un mur. Le symptôme sera donc précieux pour contacter la part du Soi à retrouver. Cela sera détaillé un peu plus loin dans ce chapitre (page 72). Avant d'en arriver là, le praticien accordera surtout son attention au sujet, en toute tranquillité, avec une grande confiance dans le fait que ce qui se passe chez lui est l'expression d'une émergence pertinente qui attend de se faire. Le praticien ne se sent normalement ni seul, ni démuni face au patient. Il se sent « avec lui », confiant en l'émergence en cours. En fait, il porte son attention sur « le patient en train de venir au monde » et veut bien, par sa présence, être accompagnant de cette inestimable circonstance… nous irons même jusqu'à

---

1. De Chartier, cité au chapitre 5, page 65.
2. Dans le sens maïeusthésique du terme (c'est-à-dire *existentiel* et non *libidinal*).

dire qu'« il s'en réjouit ». Naturellement, cette réjouissance n'est pas une euphorie, mais simplement une subtile et pleine *sensation de « toucher la vie »*. Si à ce stade de l'ouvrage ces propos paraissent excessivement optimistes, et semblent ne s'adresser qu'à des circonstances anodines, nous verrons dans ce qui va suivre qu'il n'en est rien et que justement, plus les vécus traumatiques qui habitent le sujet sont graves, plus cette attitude est nécessaire.

2. Le meilleur et le pire

"Le seul à connaître la dimension du vécu ne peut être que le sujet lui-même. "

Quand on aide des sujets en souffrance psychique, on peut être confronté à toutes sortes de situations. Les sources traumatiques vont de la plus anodine (en apparence) à la plus grave. Vous trouverez le sujet traumatisé parce qu'en classe on s'est moqué de lui, mais relativement paisible par rapport au moment, deux ans plus tard, où s'étant fait opérer il a failli mourir. La deuxième circonstance qui semble pourtant plus grave objectivement ne l'est pas forcément subjectivement. Au contraire même, l'enfant était si malheureux de la moquerie infligée deux ans plus tôt que la mort en aurait été, à ses yeux et à cette époque, une délivrance. Cela rend le praticien très humble car il ne sait jamais, avec son seul point de vue, ce qui est le plus douloureux chez le sujet qu'il est en train d'accompagner. Ce *non savoir*[1] n'est pas un handicap, c'est au contraire une source de grand confort, car faisant confiance au patient, il n'a plus qu'à lui demander !

Quand le vécu traumatique s'est produit au cours d'une circonstance anodine telle que « j'avais perdu le paquet de bonbons que ma grand-mère m'avait offert », le patricien ne devra jamais en supposer la dimension. Le *non savoir* reste de rigueur : le seul à connaître la dimension du vécu ne peut être que le sujet lui-même. S'il dit que pour lui c'était la fin du monde, nous n'avons pas à le relativiser. De la même manière, si la circonstance qui a accompagné le vécu trauma tique est terrifiante (par exemple il a vu mourir sa mère devant lui, assassinée par son père), nous ne devons pas non plus en estimer l'importance depuis notre point de vue. S'il est évident qu'une telle circonstance ne peut pas être anodine, nous ne sommes pas pour autant autorisés à prétendre en connaître la mesure. Ce serait porter atteinte au fait que seul le sujet lui-même connaît cela.

---

1. Voir la publication « Le non savoir source de compétences » (avril 2001) sur le site maieus-thesie.com.

Quand la circonstance au cours de laquelle a été vécu le traumatisme est particulièrement grave (comme dans le cas ci-dessus), le risque pour le patricien est d'être absorbé par celle-ci. Dans ce cas plus que jamais se pose la problématique de « où porte-t-il son attention ? ». La porte-t-il sur l'horreur de l'événement ou bien sur celui (l'être) qui s'y trouvait ? S'il porte son attention sur la circonstance il ne peut qu'en être frappé de plein fouet et tomber dans l'affectivité. Alors, soit il se laisse aller et s'effondre, soit il se raidit pour faire bonne figure… mais il perd ainsi toute sa congruence. Au minimum, il aura sur son visage et dans le ton de sa voix l'expression non verbale de quelqu'un qui vient de recevoir un choc. Même si le patient n'est pas un expert en la matière, il le sentira, ne serait-ce qu'inconsciemment, et se rendra bien compte qu'il vaut mieux ne pas sortir « le fantôme » de sa cachette, vu la tête du thérapeute quand il le montre.

Si au contraire le praticien a son attention sur cet enfant qui vient de voir tuer sa mère, il « voit » un enfant dont la souffrance est indicible, qui n'a jamais été entendu dans toute la dimension de son vécu. Il le « voit » sortir de l'ombre comme un *être précieux* que l'on a toujours, hélas, associé au drame. Dans la mesure où l'enfant aura toujours été associé à ce drame, dont il devient alors pratiquement synonyme, il n'a pu qu'être perpétuellement évité. Il convient de bien saisir que ce qui est horrible est seulement ce qui s'est passé et en aucun cas celui à qui c'est arrivé.

Ici, le meilleur et le pire se côtoient : le pire est « la circonstance » et le meilleur est « celui qui l'a vécue ». Il convient pour le praticien de savoir porter son attention vers ce *meilleur*. Dans ce cas, il est naturellement paisible. Il éprouve même du bonheur face à cette émergence. Bien évidemment, il ne s'agit pas ici d'un bonheur niais, mais d'une profonde sensation de vie dans laquelle cet enfant est enfin reconnu, enfin distingué de la circonstance, enfin honoré comme un être précieux, à part entière, comme un être qui peut enfin « être au monde ». C'est cela qui constitue la validation existentielle.

Pour être thérapeutique dans son attitude, le praticien se doit d'être touché par cette rencontre que lui offre son patient. Il se doit de la recevoir comme un privilège inestimable. À la fin d'un tel entretien il ne se sent pas affligé, ni vidé, ni chargé du poids de son interlocuteur. Il se sent comme quelqu'un à qui l'on vient de donner le privilège de « toucher la vie ».[1]

---

1. Le lecteur qui souhaite compléter cette notion peut consulter les publications « Le positionnement du praticien dans l'aide et la psychothérapie » (décembre 2007) et surtout « Validation existentielle » (septembre 2008) sur le site maieusthesie.com.

3. Que faire de l'histoire ?

Que celle-ci soit récente ou ancienne, l'histoire (l'anecdotique, l'événementiel), nous l'avons vu, se trouve dans le passé. Elle n'est pas ce qui est censé mobiliser l'attention du praticien. Bien que ne focalisant pas sur celle-ci, il ne l'ignore pas pour autant, mais son attention considérera toujours en priorité celui qui a vécu la circonstance. Elle ne doit simplement pas passer au premier plan.

> " Ce qui est important n'est pas ce qui s'est passé, mais le vécu des êtres qui s'y trouvaient. „

Nous devons comprendre clairement que, quand bien même nous connaîtrions tous les événements de la vie de quelqu'un, absolument tous, y compris ceux qui sont arrivés dans la vie de ses deux parents et de ses quatre grands-parents... même si nous savions tout, absolument tout d'un point de vue historique, nous ne saurions toujours rien d'important.

Cette histoire du sujet peut néanmoins être abordée. Il arrive qu'au cours de son évocation certains points de vécu émergent. La connaissance de quelques événements peut même parfois être une aide. Par exemple, telle personne peut connaître le fait que sa mère, avant de la mettre au monde, avait perdu un enfant à la naissance. Il ne s'agit aucunement d'ignorer une telle connaissance. La question est de savoir quoi en faire. Certes, il ne s'agit que d'une connaissance historique, sans souvenirs personnels, mais cela nous porte naturellement à passer du *fait* (le circonstanciel) au *vécu* ressenti par ceux qui s'y trouvaient (l'existentiel). Le sujet peut ainsi être invité à porter son attention vers *la femme qu'était sa mère* quand elle a perdu l'enfant. Il « savait », mais n'avait jamais porté son attention vers *cette femme*. Il n'a pas besoin de disposer de souvenirs pour réaliser cela. Au moment où il le fait, il la perçoit d'une nouvelle façon, il « l'entend » non pas à travers un savoir historique, mais avec sa sensibilité. Tout se passe comme si le temps n'existait pas, comme si celui qu'il est pouvait, grâce à ce fait connu, réaliser une rencontre qui ne semblait même pas imaginable. Tout se passe de façon *uchrotopique*, comme s'il n'y avait plus de distance entre l'espace ou le temps présent et ceux de cette époque (le sujet est aujourd'hui à Paris et sa mère a vécu ce deuil il y a longtemps à Lyon). Tout se passe comme s'il y avait « contact », comme si la distance explicite n'était plus un obstacle à la perception de la contiguïté implicite (ils sont restés intriqués). Comme dans le principe de non séparabilité de la physique, la distance n'a rien atténué du contact. Nous trouvons ici le *contact* au sens haptonomique du terme, c'est-à-dire *être touché par le « Bon en l'autre »*, par le surgissement de « l'être là », par la rencontre intime de la vie et la reconnaissance profonde du ressenti. Grâce à cela, la vie peut de nouveau circuler entre deux parts du Soi, ce qui va ainsi accroître son intégrité.

Nous avons aussi des cas où un sujet s'obstine à seulement raconter les faits. Le praticien devra parfois le laisser raconter, car il y a des phases où l'on a surtout besoin de « dire ». Cela se produit notamment après un choc. Néanmoins, si cela se poursuit trop longtemps, il sera utile d'arrêter ce flux circonstanciel, non pas pour faire taire le sujet, mais plutôt pour l'aider à dire, l'aider à dire son vécu existentiel. Il peut être nécessaire de faire « taire l'histoire » pour aider le sujet à exprimer ce qu'il a éprouvé quand c'est arrivé.

4. Le rôle des symptômes

L'histoire peut aussi ne pas être vraiment connue. Dans ce cas, le sujet lui-même ne se souvient pas de faits particuliers. Il n'y a donc pas de points remarquables à aborder, comme c'était le cas dans le paragraphe précédent où le sujet savait que sa mère avait perdu un enfant avant lui. Dans ce cas, nous aurons besoin d'un autre moyen d'accès. Heureusement ce moyen se présente à nous naturellement : ce sont les symptômes psychologiques (voir glossaire, *Symptôme*, page 289) – et même parfois corporels ou somatiques. Il se trouve que la « localisation » en partant des symptômes, est souvent bien plus performante que celle partant des faits historiques de la vie.

Vous vous rappelez que la *pulsion de survie* a deux rôles : « éloigner » les parts douloureuses de Soi d'une part, et compenser le manque ainsi engendré d'autre part. Vous vous rappelez certainement aussi que la *pulsion de vie* a également deux fonctions : ne rien perdre de ce qui a été mis à l'écart (gardiennage dans l'inconscient)[1] et produire des moyens d'y accéder de nouveau. Ces moyens sont donc les « symptômes psy ». Ces derniers ont trop souvent été stigmatisés comme des pathologies à guérir. Dans ce cas, un praticien cherchant à guérir un symptôme serait pareil à un voyageur cherchant à détruire la carte routière qui aurait pu lui indiquer le chemin.

Dans la deuxième partie de l'ouvrage, prenons l'exemple n° 4 *Absence du père* (voir page 196). Il s'agit de la femme qui se trouvait mal quand son mari militaire partait en déplacement. Dans ce cas, enlever ce symptôme aurait rendu impossible la réhabilitation de la femme qu'était sa mère quand elle n'a pas pu faire sa vie avec l'homme qu'elle aimait, et qu'elle voyait sa fille pleurer de son « manque de père ». Le symptôme, en fait, pointe vers la part de l'être à rencontrer (ou plutôt c'est l'être à rencontrer qui pointe vers nous, qui tente d'attirer notre attention). Il n'y a qu'à suivre le chemin que le symptôme nous indique. Pour cela, il

---

1. Voir le tableau de synthèse 4.1, *Pulsion de vie et pulsion de survie*, page 56.

conviendra de lui consacrer l'attention requise afin de mieux préciser le ressenti. Nous voyons qu'avec cette femme, du manque du mari en mission, le ressenti s'est précisé en « la douleur de voir sa fille manquer de son père ». Ce n'est qu'après cette clarification que sa propre mère est apparue, ainsi que l'enfant qu'elle était.

Je pense aussi au cas de ce jeune homme qui présentait un comportement compulsif déplaisant à sa compagne, (« il le sait mais c'est plus fort que lui »). Elle en souffre au point de menacer de le quitter. En fait, sa souffrance n'est pas son comportement, mais le risque de perdre son couple... une sorte de deuil inenvisageable. En mettant son attention sur cette sensation de deuil, il découvre qu'enfant, il a perdu son meilleur ami d'une grave maladie et qu'en plus, il avait pris soin d'éviter cette circonstance en le laissant mourir seul. Ce deuil n'avait jamais été abordé. Alors, dans une *action* imaginaire « retrouvant celui qu'il était », puis, « accompagnant son ami » dans cette fin de vie qu'à l'époque il avait fui, il exprima beaucoup d'émotion. Il ressentit juste après beaucoup de plénitude et d'apaisement. Nous remarquons que le symptôme qui était d'ordre pulsionnel était inconsciemment un moyen d'éloigner sa compagne, afin de ressentir la sensation du deuil par lequel il allait se rapprocher de celui qu'il était quand il perdit son ami. Ce symptôme n'était ni un évitement, ni une compensation, ni un leurre, et encore moins une pathologie pulsionnelle. C'était le moyen par lequel le sujet tentait de se retrouver et de retrouver cet ami pour boucler ce qui était resté en suspens.

Nous apprécierons ici le commentaire de Jean-Pierre Chartier, cité précédemment :

> « Mais plus encore, en faisant des symptômes névrotiques, non plus un stigmate de je ne sais quelle dégénérescence nerveuse, mais un message énigmatique adressé à l'autre et du délire une *tentative de guérison* fondée à l'origine sur un élément de réalité, Freud positionne la maladie au cœur de la psyché, comme un langage qui cherche à dire la vérité de l'être. » (p. 29)[1].

Pourtant, Sigmund Freud a aussi envisagé le symptôme comme un moyen de dissimulation, nous l'avons déjà vu. Y aurait-il contradiction ? Il semble bien que ce soit le cas ! Cela ne fait que nous inviter à rester ouvert et attentif à ce que dit chacun, tout en gardant notre discernement et sans devenir nous-mêmes dogmatiques. Ce n'est peut-être pas une faute impardonnable que d'être dogmatique, car cela permet de foncer vers un domaine nouveau, encore non maîtrisé. Cepen-

---

1. CHARTIER J.-P., *Guérir après Freud*, (Dunod, 2003).

dant, une fois la mise en mouvement effectuée, cela devient rapidement un grand frein au progrès, un peu comme si l'on continuait toujours à rouler en 1re après avoir pourtant brillamment démarré sa voiture. Freud lui-même a été très dogmatique sur le point de la libido, au point de rompre son amitié avec Jung. Tout cela est dommageable mais n'enlève rien à ce qu'il a apporté d'innovations, à condition de ne pas s'y enfermer.

Nous trouvons une illustration notoire de sa vision du symptôme, et surtout de son parti pris libidinal dans le cas du petit Hans (p. 17)[1].

Le cas du petit Hans

Cet enfant avait peur de sortir. On découvre que cette crainte venait de sa peur des chevaux… car il craignait d'être mordu par l'un d'eux. Le présupposé que met Freud pour orienter son attention est « Où est la satisfaction qu'il refuse ? Pourquoi lui faut-il la refuser ? » Bien qu'il découvre que le petit Hans a un jour vu tomber un cheval et aussi vu se blesser un camarade de jeu avec qui il avait joué au cheval, Freud en vient pourtant aussitôt à satisfaire sa logique libidinale Œdipienne (il nous invite même à ne pas voir les choses au premier degré par rapport au cheval !). Il en déduit que l'enfant est amoureux de sa mère et jaloux de son père que pourtant il adore. Il en conclut que la peur des chevaux du petit Hans dissimule en réalité la peur de son père, et que la montrer serait trop dangereux. Hans déplace ainsi son flux de peur et de meurtre depuis le père vers le cheval afin de mieux cacher sa pulsion libidinale envers sa mère.

Dans l'interprétation qu'il nous livre, Freud ne semble pas tenir compte du ressenti du sujet. Celui-ci se trouve propulsé dans un sens qui satisfait plus le positionnement idéologique du praticien que la réalité des phénomènes psychiques qui se passent en lui. Nous avons là un praticien qui se positionne comme « savant tout puissant » face à un « sujet jugé ignorant », qu'il prétend éclairer.

Si la tendance est de s'égarer en considérant les symptômes, c'est certainement, au moins en partie, dû au fait que notre culture est celle du combat et de la maîtrise. Il n'est donc pas facile de voir, dans un apparent désordre, un ordre qui tente de se rétablir ou même de s'établir tout court. Il est encore moins facile de considérer que le sujet lui-même est la source de cet ordre et surtout que cet ordre

---

1. FREUD S., *Inhibition, symptôme et angoisses*, (PUF, 2002).

en train de se rétablir est plus noble que suspect. La suspicion à propos de ce qui nous habite est aussi une vieille histoire culturelle : nous avons été habitués à considérer que nous étions habités par du « mauvais » et qu'il fallait, d'une part s'en méfier, et d'autre part lutter contre. Même en s'étant affranchi d'un tel positionnement obscurantiste, il n'est pas rare que l'on en garde l'empreinte. Abraham Maslow se désolait de tels *a priori* négatifs en remarquant :

> « Les psychologues et les psychanalystes ont souvent considéré l'enfant en bas âge comme un petit diable, né avec le pêché originel et la haine au cœur. » (p. 151)[1].

Il associe même les jugements négatifs des chercheurs et praticiens à une sorte de « test de tâches d'encres de Rorschach », où ce sont les praticiens eux-mêmes qui projettent sur les enfants l'hostilité des adultes… cela les rendant aveugles à ce qu'est l'être humain, alors ignoré dans ses potentialités et dans les mécanismes pertinents qui l'habitent.

Jung a perçu ce phénomène *d'ordre qui tente de se rétablir ou de s'établir* : il a osé l'énoncer tout simplement avec son principe d'individuation, de réalisation du Soi. Il l'évoque également en incluant une notion *uchrotopique* :

> « Ma conscience est comme un œil qui embrasse en lui les espaces les plus lointains, mais le non-moi psychique est ce qui, de façon non spatiale emplit cet espace. » (p. 450)[2].

Il attire aussi notre attention sur les risques d'un thérapeute *trop savant* :

> « Dans la littérature il est tellement souvent question de résistances du malade que cela pourrait donner à penser qu'on tente de lui imposer des directives, alors que c'est en lui que de façon naturelle, doivent croître les forces de guérisons. » (*ibid*. p. 157)

Nous remarquons néanmoins qu'il parle de *guérison* et de *force*, induisant par là même l'idée de *maladie* et *d'énergie,* comme s'il s'agissait d'avoir une *force* pour lutter contre un *mal*. Nous sommes si emprunts de la culture de lutte, que le langage peine à trouver son chemin pour énoncer les phénomènes psychiques.

Nous noterons le propos de Serge Ginger, Gestalt thérapeute, quand il dit :

> « En Gestalt le symptôme est considéré comme un "appel" spécifique de la personne : c'est le langage qu'elle a "choisi" […] le symp-

---

1. MASLOW A., *Devenir le meilleur de soi-même*, (Eyrolles, 2008).
2. JUNG C G., *Ma vie. Souvenirs, rêves et pensées*, (Gallimard Folio, 1973).

tôme, notamment corporel, sera ainsi souvent considéré comme une porte d'entrée… » (p. 29)[1].

Les symptômes peuvent plus avantageusement être considérés comme ce qui participe à la réalisation du Soi.[2] Ils sont une sorte de GPS[3] de la psyché, nous permettant de trouver la destination inconsciemment attendue (et non une force intérieure ou un moyen de lutter contre un mal). Ce « GPS » est pourtant d'une nature spéciale puisqu'il nous permet de nous rapprocher de soi sans pour autant voyager ni dans le temps ni dans l'espace. Il s'agit paradoxalement de la « localisation » de ce qui est *sans lieu* et *sans temps* (uchrotopique). Vous avez sans doute remarqué dans les exemples cités à quel point les « rencontres » se font dans un présent bien actuel. Il n'y a pas de voyage dans l'histoire, il y a juste un « rapprochement » vers ceux qui se trouvent dans cette histoire (nous pourrions dire plus justement *une ouverture vers ceux qui se trouvent dans cette histoire*). Comme si nous retrouvions une sorte d'état naturel qui ne nous est pas inconnu (nous le reconnaissons) dans lequel nous sommes proches. Le mirage de la distance explicite se dissout pour laisser place à la contiguïté implicite. Ce qui est en apparence loin de nous, est en fait extrêmement proche. Proche au point d'être à notre contact.

Il y a donc le praticien et le sujet… puis les symptômes de ce dernier pour tous deux les guider. Il y a la confiance… puis l'acuité permettant de clairement distinguer entre les circonstances et le sujet lui-même. Enfin, il y a une expérience de vie inestimable, donnant au praticien ce non verbal qui confirme la validation existentielle, si encourageante pour celui qui est accompagné (pour celui qu'il est, autant que pour ceux qu'il était, que pour ceux dont il est issu).

5. Le tact et la reconnaissance

J'ai déjà plusieurs fois abordé l'idée qu'il était souhaitable que le praticien se sente touché par cette émergence de vie chez son patient. J'ai déjà également pris soin de distinguer l'idée d'être touché de celle d'être affecté (voir chapitre 2, page 13).

---

1. GINGER S., *La Gestalt, l'art du contact*, (Marabout, 2005).
2. Nous comprenons bien là les regrets dont nous fait part Winnicott : « Je suis consterné quand je pense aux changements profonds que j'ai empêchés ou retardés chez des patients appartenant à une certaine catégorie nosographique par mon besoin personnel d'interpréter ». En effet, les symptômes ne sont pas l'expression d'une pathologie, mais « des outils » de réalisation du Soi.
3. Initiales du système de navigation que l'on trouve par exemple dans les voitures : Global Positioning System.

Nous nous rappellerons que cette notion de *se sentir touché* est évoquée avec délicatesse par Frans Veldman dans l'haptonomie. Certes, j'ai éprouvé le besoin de préciser à nouveau sa notion d'affect, qui est selon la définition étymologique du dictionnaire *une attitude psychologique résultant d'une influence* et non une sensibilité ou une ouverture. Malgré ce petit point de désaccord, quand on perçoit Frans Veldman mettre en œuvre ce *tact haptonomique*, celui-ci semble plus résulter d'une ouverture que d'une influence, plus d'une considération accordée à autrui que d'un impact sur soi. On y trouve un bonheur de la rencontre et non une circulation d'énergie. C'est plus la vie qui s'y écoule que la libido qui y circule. Il ne s'y trouve pas d'influence, mais plutôt de la reconnaissance.

Ce *tact* est une notion très intéressante car bien que loin dans l'espace ou le temps explicites, ce que nous avons été nous est pourtant contigu. Il en est de même pour le praticien. Celui-ci ne peut en aucun cas se substituer au sujet et éprouver son vécu, comme le propose maladroitement l'idée d'empathie… alors que l'idée de présence réciproque dans une sorte *d'ailleurs transcendant* évoquée par Rogers est très « touchante ». Le *Einfühlung* initial en allemand est intéressant car il contient l'idée de tact (perdu dans la traduction par *empathy*). Le *fühlen* allemand est à rapprocher du *feeling* anglais (sensibilité « psycho-tactile »).

Toutes ces notions tournent autour d'une base fondamentale : la reconnaissance. Cette approche existentielle ne prend sens que si le praticien intègre cette notion. On peut naturellement expérimenter cela hors d'une situation de soin. Si votre mère vous dit par exemple : « Tu sais, quand tu étais petit ce n'était pas facile pour moi de te laisser à l'école. Tous les matins tu pleurais et ça me fendait le cœur ». Est-ce que vous vous dites « ah oui ? Je n'aurais pas cru une telle chose ! » ? Et vous avez le sentiment d'avoir appris une circonstance de votre vie et de celle de votre mère (tout en éprouvant quand même un peu de compassion)… ou bien vous sentez-vous capable de lui dire spontanément « c'était vraiment si douloureux pour toi !? », avec un ton de profonde reconnaissance du vécu qu'elle vous communique, comme si vous receviez une précieuse révélation du ressenti d'un être… qui, de plus, n'a peut-être jamais été entendue sur cela. Oh, l'histoire, elle l'a déjà dite. Son entourage l'a même entendue… et même maintes fois réentendue (mais juste avec les oreilles). Si bien que quand elle la commence, on connaît déjà la suite ! Mais qui s'est arrêté pour lui donner reconnaissance, pour accepter de *se sentir touché*, pour lui dire « c'était donc ça !? On n'a pas entendu à quel point cela était éprouvant pour toi !? ». Et pour que ces paroles aient un sens, tout en les prononçant, vous vous sentez non seulement proche de la femme qu'est votre mère présente, mais aussi de la femme qu'elle était quand elle voyait douloureusement son enfant pleurer.

Il ne s'agit alors pas de calmer sa peine… surtout pas, car elle y a déjà eu droit et cela n'a servi à rien. Non ! Il ne s'agit surtout pas de tenter de calmer sa peine, mais plutôt de s'ouvrir pour la reconnaître. Juste la reconnaître, pour qu'ayant enfin le droit de l'avoir, elle puisse ne plus en être affectée.[1]

Dans un monde basé sur le pouvoir nous peinons parfois à cette simplicité. Nous sommes si souvent poussés à mettre en œuvre une action pour calmer ! Naturellement il est important de faire en sorte que les gens souffrent moins. Cependant, sur le plan psychologique, pour qu'ils souffrent moins nous devons d'abord reconnaître l'être qui souffre. L'enfant qui pleure ne s'apaise pas quand on l'invite à se calmer (au contraire), mais quand on lui dit « tu as de la peine !? » ou « tu as mal !? », selon ce qui le préoccupe. Cela ne concerne pas que des situations légères.

Face à un syndrome de glissement… juste une phrase

J'ai toujours à l'esprit l'exemple de cette soignante que j'avais eue en formation et qui avait été particulièrement inspirée pour s'occuper d'un malade se laissant mourir. Il était « en syndrome de glissement ». Toute l'équipe médicale s'acharnait à réfléchir à des protocoles de soin ayant pour projet de le stimuler, afin de lui redonner le goût de vivre. Rien n'y faisait. La soignante a modestement eu l'idée de s'approcher de lui et de lui dire chaleureusement « vous ne voulez plus…!? », avec un ton de généreuse reconnaissance de son envie de ne plus vivre. Contre toute attente, face à une action aussi modeste, le patient s'est rapidement remis à manger. Une autre soignante, face à une vieille dame qui réclamait de mourir lui demanda simplement avec une chaleureuse reconnaissance « ce serait mieux pour vous si vous étiez morte !? »[a]. La dame énonça alors comme une évidence « oui je pourrai retrouver mon mari ». La soignante, pleine de reconnaissance pour le sentiment d'amour que cette patiente venait d'exprimer, lui dit juste avec chaleur « vous aimez beaucoup votre

…/…

---

a. Il s'agit ici d'une « reformulation ».

---

1. Les praticiens en psychocorporel connaissent bien cette notion d'expression émotionnelle permettant de boucler une émergence qui était restée en suspens (il ne s'agit pas pour eux d'éliminer cette émotion mais d'en accomplir l'expression). Les thérapeutes gestaltistes aussi, qui considèrent le bouclage d'une séquence inachevée (d'une gestalt) et non la libération d'une mauvaise chose qui nous encombrait.

> .../...
> mari !? »[a]. La dame la remercia et s'endormit paisiblement jusqu'au matin. Cette soignante, parfaitement inspirée, a formulé deux phrases pour offrir une reconnaissance de ce qu'il y avait de plus précieux chez cette vieille dame. Pour oser cela, il fallait qu'elle n'ait pas peur, qu'elle ait confiance en la patiente, qu'elle soit en dehors de tout pouvoir. La dame disait forcément quelque chose de juste. La soignante n'a pas entendu l'idée de mort, mais une demande qui semblait avoir un fondement. La raison évoquée ensuite éclaira tout et il lui suffit de la reconnaître. La soignante ne s'est pas effondrée en pensant que cette dame avait perdu son mari. Elle a été touchée qu'elle l'aime tant et qu'elle partage ce sentiment si précieux et si intime avec elle.

a. Idem.

Vous voyez dans ces quelques exemples à quel point la reconnaissance produit une aide importante, sans pour autant rien chercher à résoudre. Même pour le jeune homme dont la mère s'était suicidée chez lui, en pensant à elle, il s'était apaisé quand il lui a accordé sa reconnaissance (voir également accompagnement n° 7, page 203). La reconnaissance est quelque chose de profondément efficace et concerne la plupart des aboutissements thérapeutiques. Dans le tout premier cas évoqué (voir accompagnement n° 1, page 182), le praticien invitait le sujet à faire la chose suivante avec l'enfant : « Pouvez-vous imaginer que vous lui dites que vous entendez à quel point il a envie de mourir ?! ». Ce n'est ni plus ni moins que de la reconnaissance exprimant que l'on vient d'être touché par l'être qui a eu ce vécu.

6. Le positionnement du praticien (pour, contre, avec)

Freud a donné le jour à la notion de neutralité bienveillante. Carl Rogers a donné l'empathie, la congruence et la considération inconditionnelle et les praticiens qui s'inspirent de lui mettent en œuvre ce qu'on appelle *l'approche centrée sur la personne* (ACP).

La neutralité bienveillante a souvent été mal comprise et confondue à tort avec une *froideur distante*. Cette confusion a même été telle que certains psychanalystes incluaient dans leur attitude de ne pas serrer la main de leur patient pour mieux rester dans cette « neutralité » et ne prendre aucun risque de dérapage affectif. Pourtant, Sigmund Freud lui-même disait :

> « … la collaboration des patients devient un sacrifice personnel qu'il faut compenser par quelques succédanés d'amour. Les efforts du

médecin, son attitude de bienveillante patience doivent constituer de suffisants succédanés. » (p. 68)[1].

Cela vient justifier la phrase qui précède où il dit :

« J'ai déjà fait allusion au rôle considérable que joue la personne du médecin dans la création de motifs servant à surmonter la puissance psychique des résistances. »

Cette générosité de la neutralité bienveillante, qui n'est en aucun cas une froideur distante, est cependant motivée par le projet de venir à bout de la *puissance psychique des résistances.* Une sorte d'amour pour venir à bout d'un combat ! Il s'agit en réalité ici d'un « amour *contre* » qui décrit bien son positionnement de lutte contre la dissimulation. Une sorte d'enquête pour débusquer une vérité travestie par des symptômes, ainsi qu'il le développe dans le cas du Petit Hans (voir page 74). Il adopte la même démarche avec ses deux autres célèbres patients « l'homme aux rats » et « l'homme aux loups ». Naturellement, une telle opposition à la dissimulation, une telle *attitude contre,* pose un problème de confiance du sujet aidé et nous comprenons que le *succédané d'amour* dont parle Freud soit d'autant plus nécessaire en pareil cas.

De son côté Carl Rogers préfère une autre base. Parlant du patient, il nous dit : « *Le client est le meilleur guide* » puis :

« La voie la plus sûre vers les questions qui ont de l'importance, vers les conflits qui sont douloureux, vers les domaines que l'entretien d'aide peut traiter de manière constructive, est de suivre la structure (*pattern*[2]) des sentiments du client, dans la mesure où celui-ci les exprime librement » (p. 137)[3].

Il ajoute surtout :

« … la résistance à la thérapie et au thérapeute n'est ni une phase inévitable, ni une phase désirable de la psychothérapie, mais elle naît avant tout des piètres techniques de l'aidant dans le maniement des problèmes et des sentiments du client » (p. 155)[4].

---

1. FREUD. S, *Les névroses, l'homme et ses conflits,* (Tchou, 1979).
2. *Pattern (dans le texte de Rogers) :* terme emprunté à l'anglais signifiant « patron » (comme les formes servant de modèle dans la couture)… *Pattern* désigne des types de comportements tendant à se reproduire… Capacité de la perception à identifier une même forme. *Dictionnaire de Psychologie* Roland Doron PUF. Ici : suivre les analogies dans la structure psychique du client, on pourrait dire aussi suivre la succession des nœuds émotionnels analogues qui émergent.
3. ROGERS C R., *Relation d'aide et psychothérapie,* (ESF, 1996).
4. Idem.

En ce sens il rejoint le propos de Jung :

> « Dans la littérature il est tellement souvent question de résistances du malade que cela pourrait donner à penser qu'on tente de lui imposer des directives, alors que c'est en lui que de façon naturelle, doivent croître les forces de guérisons. » (p. 157)[1].

Ce grand respect, cette confiance et cette considération inconditionnelle sont ici des bases inestimables montrant qu'il ne s'agit certainement pas « d'amour contre », comme pour Freud.

Cependant, l'empathie reste un point délicat, car il ne semble pas qu'on puisse se mettre à la place de qui que ce soit. En dehors de sa définition abrégée « faire *comme si* on était l'autre, tout en restant soi-même », nous pouvons en écouter un développement plus précis, donné par Rogers lui-même sous forme de questions :

> « Puis-je me permettre d'entrer complètement dans l'univers des sentiments d'autrui et les voir sous le même angle que lui ? Puis-je pénétrer dans son univers intérieur assez complètement pour perdre tout désir de l'évaluer ou de le juger ? Puis-je entrer avec assez de sensibilité pour m'y mouvoir librement sans piétiner des conceptions qui lui sont précieuses ? Puis-je comprendre cet univers avec assez de précisions pour saisir, non seulement les conceptions de son expérience qui sont évidentes pour lui, mais aussi celles qui sont implicites et qu'il ne voit qu'obscurément ou confusément ? Y a-t-il une limite à cette compréhension ? » (p. 39)[2].

> "Le tact est un contact, il ne s'agit en aucun cas de se mettre à la place de l'autre."

Nous sentons dans une telle approche combien le respect est présent. Pourtant, « entrer dans l'univers de l'autre » ou « pénétrer son univers intérieur » restent de petites violences intrusives inutiles, voire illusoires, et peut-être même néfastes. L'amour ici serait une sorte « d'amour *dedans* » puisque l'on va « dans le monde de l'autre ». Or, il ne s'agit pas de se mettre soi-même dans le monde de l'autre pour le comprendre du même point de vue que lui. Il s'agit plutôt d'être en contact avec lui pour s'ouvrir à son ressenti à lui. C'est son « senti » que l'on reçoit, et non le nôtre que nous éprouvons en entrant dans son monde. Il se peut cependant que nous ressentions, en nous, une émotion qui ne soit qu'une résonnance avec celle qui est en lui, sans pourtant nous mettre à sa place. C'est là une façon « d'entendre » ce qu'il ressent,

---

1. JUNG C G., *Ma vie. Souvenirs, rêves et pensées*, (Gallimard Folio, 1973).
2. ROGERS C R., *Le développement de la personne*, (Dunod Inter éditions, 2005).

par un canal sensible, où nous avons une sorte d'image de son émotion… mais ce n'est pas la nôtre[1]. Il arrive souvent que le sujet lui-même ressente une émotion qui peut, de la même façon, ne pas être la sienne, mais être celle de celui qu'il était. Il est juste en train de la percevoir par ce même type de canal. Il a ainsi une sorte d'image de l'émotion de celui qu'il était, et cela lui permet de lui accorder la profonde reconnaissance d'un ressenti jadis intimement éprouvé. C'est pour ces raisons que j'ai tant insisté sur cette notion de tact comme nous le propose Frans Veldman en Haptonomie. Ce *tact* est un *contact* permettant au flux de vie de s'écouler, et il ne s'agit en aucun cas de se mettre à la place de l'autre.

Dans le positionnement du praticien, il y a aussi dans l'approche centrée sur la personne (ACP) une ambiguïté dans le fait d'être « centrée sur la personne ». Certes il est tellement plus profitable d'être centré sur la personne que sur son problème ! Toutefois, même si nous acceptons ici de négliger l'utilisation inappropriée du mot « personne »[2] pour désigner quelqu'un, nous remarquerons tout de même qu'il s'agit d'être « *centré* » *sur le sujet*. Or, l'attitude expérimentée par le praticien n'est pas d'être centré, mais d'être ouvert. Être « centré sur » ou « ouvert à » ne sont pas la même attitude. Celui qui est « centré sur » *observe*, il vise… et celui qui « est ouvert à » *rencontre,* il partage, il reçoit.

Le praticien aura donc avantage à ne pas être « contre », à ne pas se mettre « à la place » et à ne pas se « centrer sur ». Il se positionnera plus avantageusement en choisissant d'être « avec », d'être « ouvert à » et d'être « en contact » (Einfühlung), de « se laisser toucher ». Il sera également « présent » (voir chapitre 2, page 13).

---

1. Il s'agit de ne pas confondre cette « résonnance » avec le contre-transfert. Ici le praticien « reçoit » en lui une « image » du ressenti de son patient, alors que dans le contre-transfert, il s'agit de sa réaction à ce que le patient lui adresse.
2. Personne : ce qu'on joue (paraître) et non ce qu'on est (être). Ce mot reflète plus le moi que le Soi.

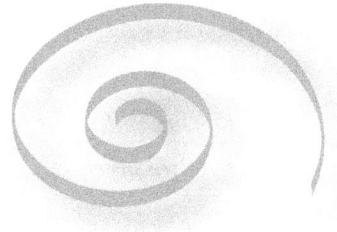

Chapitre 6

Différence entre l'aide et la thérapie

Quatre types d'échanges distincts

1. Les bases d'un échange

On peut se demander ce qui différencie la communication, l'aide et la thérapie. Souvent, si vous posez la question à un professionnel, même à un spécialiste, il est rare qu'il donne une réponse directe, simple et claire, sans que celle-ci soit réductrice. La question est de savoir comment distinguer une situation de communication d'une situation d'aide, et une situation d'aide d'une situation psychothérapique.

Le terme *relation d'aide* désigne une activité de soin mise en œuvre par les infirmiers ou infirmières, par les aides soignants ou aides soignantes, par des bénévoles et par de nombreux acteurs du monde médical ou paramédical. Mais qu'est-ce exactement que la relation d'aide ? Nous avons déjà vu que le titre de l'ouvrage de Carl R. Rogers *Counseling and psychotherapy* a été traduit par « relation d'aide et psychothérapie ». *Counseling* signifie « tenir conseil », avec une équivalence dans les positions du patient et du praticien, et ne devrait pas être traduit par « relation d'aide ». *Counseling* ne définit pas une relation (un lien) mais une *présence ensemble*. De la même façon que les confusions de traductions existent pour des mots comme le *Ça*, le *Moi* et le *Soi*, nous avons quelques difficultés sur la définition précise de ce que sont l'aide ou la psychothérapie.

Pour se donner le moyen de différencier ces situations, nous pointerons d'abord ce qu'elles ont en commun. Nous tâcherons d'envisager un échange de façon aussi générale que possible afin de repérer ce qui s'y trouve systématiquement, quelle que soit sa nature ou sa qualité. Qu'il s'agisse d'un moment de partage respectueux, d'une situation amoureuse, d'une situation conflictuelle, d'une manipulation honteuse ou d'un silence méprisant, que cela s'exprime de façon verbale ou non verbale ou les deux à la fois... nous avons toujours trois éléments en présence :

- *deux individus* (celui qui émet et celui qui reçoit) ;
- et *un objet.*

Cet objet est l'information verbale et non verbale échangée. Nous distinguerons avec soin les individus qui sont des *êtres,* de l'information qui est un *objet.* Dans la figure ci-dessous (fig. 6.1) l'individu A (quelqu'un) reçoit une information (quelque chose) de la part de l'individu B (qui est aussi quelqu'un).

Figure 6.1 – Trois éléments présents dans un échange :
un sujet A, un sujet B et une chose (l'information échangée)

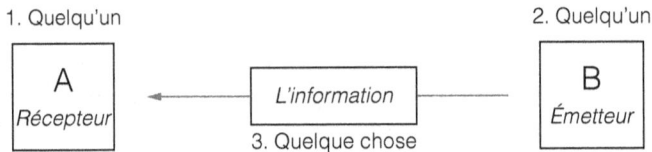

Le fait de distinguer ces trois éléments de façon claire et systématique va nous permettre de différencier quatre types d'échanges :

- ceux où la communication est inexistante (le relationnel) ;
- ceux où la communication existe (le communicationnel) ;
- ceux qui sont de l'ordre de l'aide (accompagnement psychologique) ;
- ceux qui ont un caractère de thérapie (psychothérapie).

2. L'échange avec ou sans communication

Nous commencerons par examiner les deux premiers types d'échanges. Celui où il n'y a pas de communication et celui où il y en a. Nous irons ainsi un peu à l'encontre d'un des présupposés de la PNL[1] qui affirme : « On ne peut pas ne pas communiquer ». Ce présupposé reprend l'affirmation du Groupe de Palo Alto (chercheurs et cliniciens groupés autour de Gregory Bateson et Don D. Jackson à l'institut de recherche mentale de Palo Alto[2]).

---

1. Programmation Neurolinguistique : approche thérapeutique développée par Richard Bandler (docteur en mathématiques et en psychologie, cybernéticien) et John Grindler (docteur en psychologie et linguiste).
2. SILLAMY N., *Dictionnaire usuel de Psychologie,* (Bordas, 1983).

Cette assertion énonce une vérité évidente : même quand on ne se dit rien, il y a au moins de l'information non verbale qui circule entre les êtres, quand bien même ce serait de façon involontaire ou inconsciente. On ne peut aller en dessous de ce minimum. D'où l'idée que l'« on ne peut pas ne pas communiquer ». *Cependant, cette assertion n'est vraie que si l'on estime qu'il suffit qu'il y ait de l'information pour qu'il y ait de la communication.* Or, rien n'est plus douteux. Intuitivement, personne n'utilise le mot « communication » pour désigner un échange qui s'est mal passé. Quand des individus s'insultent, ou se frappent violemment nous ne dirons jamais « ils ont communiqué » sous prétexte qu'ils ont échangé… des coups. Nous ne dirons même pas qu'ils ont eu une communication conflictuelle. Nous dirons tout naturellement qu'ils ont eu une *relation* conflictuelle.

Nous voyons ainsi apparaître un autre mot : *relation*. Ce mot vient du latin *relatio* : « valeur logique de lien entre deux choses »[1]. *Être en relation* signifie être en rapport, en lien, et implique une idée de dépendance, d'attachement. D'ailleurs, quand nous disons « j'ai des relations », c'est souvent pour parler des gens qui nous sont liés et dont on peut se servir. Nous le différencierons du mot *communication*. « Communiquer » vient du latin *communicare,* « avoir part, partager » (communier). À la fin du XIVe siècle, « communication » signifie mise en commun, échange de propos, action de faire part[2]. Nous remarquerons un usage intéressant du mot *communicant* : deux pièces sont communicantes quand elles disposent d'une ouverture entre elles. En physique, les vases communicants sont aussi des récipients *ouverts* l'un à l'autre.

Nous pouvons ainsi remarquer que *être communicant* signifie « être ouvert » et *être relationnel* signifie « être en lien ». Ces deux mots tels qu'ils existent, nous sont très utiles pour nommer la distinction entre les deux premiers types d'échanges : d'une part les situations où nous sommes *communicants*, c'est-à-dire ouverts et libres, et d'autre part celles où nous sommes *relationnels*, c'est-à-dire liés et dépendants. Cela va nous permettre de nommer différemment les situations harmonieuses et les situations conflictuelles.

Le fait que nous soyons dans l'une plutôt que l'autre dépend de ce sur quoi nous orientons notre attention. Dirigeons-nous notre attention vers le sujet, c'est-à-dire le « quelqu'un » (sommes-nous « attentionnés ») ? Ou bien portons-nous

---

1. *Relatio* est tiré de *relatum* qui a aussi donné « relater », c'est-à-dire « rapporter, témoigner » (il s'agit donc d'informations) et même « relatif » (il s'agit donc de liens, de dépendance). Voir (dir.) REY A., Le Robert *Dictionnaire historique de la langue française*, (Le Robert, 2004).
2. *Ibid.*

notre intérêt vers le propos, c'est-à-dire le « quelque chose » (sommes nous « intéressés ») ?

Cette idée renvoie à une sorte *d'ergonomie des rapports humains* que nous proposait déjà Épictète au Ier siècle après J.-C. :

> « Chaque chose présente deux prises, l'une qui la rend très aisée à porter, et l'autre très mal aisée. Si ton frère donc te fait injustice, ne le prends point par l'endroit de l'injustice qu'il te fait ; car c'est par là où on ne saurait ni le prendre ni le porter ; mais prends-le par l'autre prise, c'est-à-dire, par l'endroit qui te présente un frère, un homme qui a été élevé avec toi, et tu le prendras par le bon côté qui te le rendra supportable. » (XLIII)[1].

Quand l'intérêt pour le propos prime sur l'attention, les individus ne sont plus perçus, comme s'il existait un « mur », un « filtre » ou une « barrière » entre eux (fig. 6.2). Seul ce qui est exprimé est reçu. L'individu qui s'exprime devient invisible.

Figure 6.2 – Situation relationnelle : l'information compte plus que le sujet, le sujet B n'est pas perçu

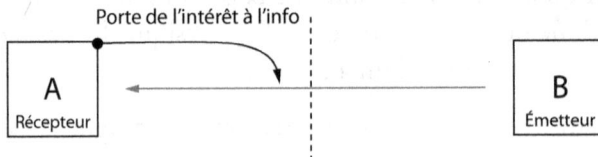

Pour le récepteur, la conséquence en est une grande vulnérabilité à ce qui est exprimé. Il tombera alors facilement dans la réactivité et l'émotivité. Cela est d'autant plus accentué que, chez celui qui s'exprime, la congruence est rarement présente : ce qu'il dit ne reflète ni ce qu'il est, ni ce qu'il sent, ni même souvent ce qu'il veut dire. Nous avons donc quasiment toujours en présence deux messages simultanés : un *message apparent* (mots et non verbal) et un *message réel* (non verbal... et souvent même *non dit*[2], c'est-à-dire pas même dit en non verbal).

---

1. ÉPICTÈTE, *Manuel*, (Nathan, 2006).
2. Nous distinguerons avec soin le *non dit* du *non verbal*. Le non verbal est ce qui est dit sans mot (souvent involontairement), par l'intonation de la voix, la mimique et la gestuelle, alors que ce qui est *non dit* n'est pas dit du tout, ni en verbal, ni en non verbal, mais laisse juste une impression subtile chez un interlocuteur attentionné.

Quand par exemple un sujet tente d'être courtois (verbal) mais montre de la colère contre vous (non verbal), il « exprime » en même temps (en non-dit) qu'il se sent mal. Le message apparent à un premier niveau est la courtoisie (mots polis), le message apparent à un deuxième niveau (non verbal) est une attitude désobligeante, alors que le flux réel (non dit) est « je ne me sens pas bien ». La validation existentielle consiste en une validation de ce flux réel, parfois juste après la validation du message apparent. Nous aurons ainsi successivement : « Tu es en colère !? » suivi de « Il y a quelque chose qui te met mal !? » (avec un non verbal approprié, sans lequel cela n'aurait aucun sens !). La situation relationnelle, elle, ne permet pas d'arriver jusqu'au message réel : le récepteur se trouve alors vite débordé par le flux apparent (fig. 6.3).

Figure 6.3 – Situation relationnelle : seul le message apparent est vu, le message réel est non perçu

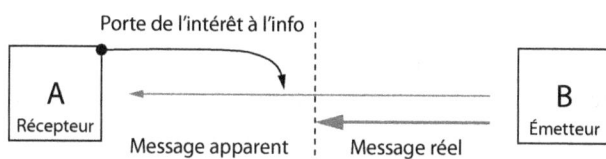

Le relationnel engendre de l'affectivité, de la vulnérabilité, de l'émotivité et ne permet pas aux interlocuteurs de se comprendre. Si les situations ne sont que des situations de vie courantes, où personne ne cherchait à dire quelque chose d'important, ce n'est pas grave. Dans le cas contraire, un grand malaise naît. Naturellement, cela implique que dans l'aide ou la thérapie on ne peut se satisfaire d'une attitude relationnelle (d'où l'ambiguïté du mot « relation d'aide »).

On peut se demander, dans des situations où l'information est capitale, comme la transmission d'un ordre dans le monde professionnel, si la relation ne suffit pas. C'est souvent ce qui est cru. En réalité, plus il est nécessaire que notre information soit perçue par notre interlocuteur, plus nous devons mettre un soin particulier à ce que celui-ci existe, pour qu'il puisse nous entendre. Or pour qu'il existe, il a besoin de ressentir notre considération avant d'entendre notre message. Ce qui caractérisera une situation de communication, c'est que celui à qui l'on parle compte plus à nos yeux que ce qu'on lui dit, même quand ce qu'on lui dit est extrêmement important. De la même façon, même quand ce que nous dit l'autre est très important, si nous sommes communicants, ce qu'est l'autre sera toujours plus important à nos yeux que ce qu'il dit (fig. 6.4). Cela produit deux conséquences extrêmement avantageuses : d'une part l'information émise est mieux perçue, d'autre part il n'y a pas de vulnérabilité, quelle que soit l'information.

Figure 6.4 – Situation communicante : le sujet compte plus que l'information

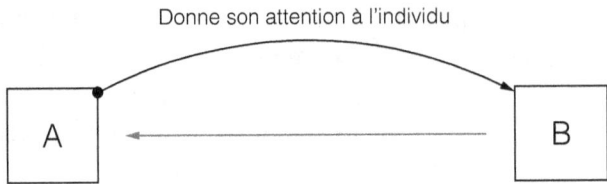

Donne son attention à l'individu

A → B

> « Si nous ne sommes pas communicants, il est impossible de ne pas être au moins relationnels. »

Dans toute situation il est avantageux de placer l'individu avant l'information. Prioriser l'information est toujours dommageable en termes d'efficacité. Il se trouve simplement que c'est plus ou moins lourd de conséquences selon les situations. Notre vie quotidienne est beaucoup plus fructueuse, tranquille et « goûteuse » si nous adoptons ce mode communicant. Comme le dit le groupe de Palo Alto, il y a une situation minimum. Toutefois, au lieu de dire comme eux : « on ne peut pas ne pas communiquer », nous énoncerons avec plus de précision que « si nous ne sommes pas communicants, il nous est impossible de ne pas être au moins relationnels »… En effet il ne peut pas ne pas y avoir d'information, mais on peut très bien ne pas être communicants. Nous remarquerons aussi que le relationnel rend plus vulnérable, et amoindrit l'efficacité des échanges.

La difficulté réside aussi dans le fait qu'habituellement on ne différencie pas la *chaleur humaine* de l'*affectivité*. Cette confusion va de pair avec le manque de distinction entre situations relationnelles et situations communicationnelles. Tous les acteurs de la communication, ou des services de soins, savent que l'affectivité nuit à la qualité des échanges. Dans une situation thérapeutique notamment, si le praticien ressent de l'affectivité, cela nuira au soin psychologique.

--- Être affecté ou être touché ---

Il nous faut différencier « être affecté » et « être touché ». On est affecté quand on porte intérêt au message apparent (relationnel), on est touché quand on est attentionné envers l'individu (communicant). Nous sommes sur le flux réel quand notre attention est plus mobilisée par celui qui s'exprime que par son propos.

Quand quelqu'un est dans l'affectif et s'occupe de vous dans ce sens, vous le sentez très bien : il prétend faire quelque chose pour vous, mais en réalité il le fait pour lui. Il ne fait que tenter de résoudre chez vous une chose dont il ne supporte pas l'impact chez lui (*affectio* signifiant « attitude psychologique résultant d'une influence »). S'il vous voit pleurer, il aura une attitude visant à stopper votre ressenti et dira probablement : « Ne pleure pas je suis là ». Au lieu d'accompagner, cette façon de faire étouffe celui qui la reçoit et épuise celui qui la produit. Il est donc parfaitement juste d'affirmer que l'affectivité n'est pas souhaitable… à condition de ne pas oublier de préciser qu'il doit y avoir de la chaleur humaine. La chaleur humaine, c'est quand celui qui vous voit pleurer se montre touché par le fait que vous pleuriez, qu'il veut bien l'entendre, et qu'il vous permet de l'exprimer, dans le projet de pleinement le reconnaître. Dans ce cas, nous sommes dans la communication.

Dans la communication, l'information est proposée par l'émetteur et accueillie par le récepteur. Dans la relation, elle est imposée par l'émetteur et subie par le récepteur.

La communication correspond à l'*assertivité,* une attitude dans laquelle un individu est en même temps dans l'affirmation de soi et le respect d'autrui. La relation correspond, elle, aux trois autres comportements que sont la *manipulation,* la *fuite* et l'*agressivité*[1].

Nous remarquons que la communication apporte déjà un grand soutien. Pourtant, nous ferons une différence entre la communication et l'accompagnement psychologique, car celui-ci met en œuvre quelque chose de plus.

3. Les 5 validations… plus une !

Avant d'aborder l'aide (l'accompagnement psychologique), nous devons encore préciser la notion de points de validation. La validation est un constituant majeur de la communication. Le sujet qui s'est exprimé a besoin de recevoir une validation sur *six pôles.*

D'abord celui de la *réception* (signifiant que son information est reçue), puis celui de la *compréhension* (signifiant que son information est comprise). Si l'on s'arrête là, il n'y aura qu'une situation relationnelle, où l'information compte plus que le sujet.

Pour que celui-ci ait la sensation qu'on est communicant, il éprouvera ensuite le besoin que l'on soit dans l'*accueil* (signifiant qu'on lui accorde que, *pour lui, tels sont son ressenti et sa pensée*, et qu'il a une raison de le vivre ainsi).

---

1. Voir la publication « Assertivité » sur le site maieusthesie.com.

Puis il peut souhaiter qu'on l'aide à préciser cette raison en lui posant quelques questions[1]. À chaque réponse, il éprouvera alors la nécessité qu'on lui en soit *reconnaissant* (signifiant qu'aucune de ses réponses ne nous est due, que chacune d'elles est reçue comme un privilège).

Enfin, cette raison étant exprimée, soit spontanément, soit après une ou deux questions, il aura l'impérieux besoin qu'on la valide au niveau de la *cohérence* en lui disant par exemple : « Avec une pareille raison je comprends que vous m'ayez dit ce que vous m'avez dit tout à l'heure ». Ce dernier point doit surgir naturellement et simplement, comme une sorte de *eurêka* signifiant : « Compte tenu de ça, je comprends tout, merci de m'avoir éclairé ».

--- Ce que sont les cinq validations ---

La première validation est un *accusé de réception*, la deuxième un *message de compréhension*, la troisième un *message d'accueil*, la quatrième un *message de gratitude* (remerciement), la cinquième un *message de cohérence* (validation de la raison).

> "La validation existentielle s'exprimera par un message de reconnaissance."

Après cette validation de la raison et de la cohérence, qui est une sorte de *validation cognitive* (reconnaissance logique), l'efficacité réelle ne viendra qu'avec un *sixième point de validation*, qui donnera à celui qui est écouté un sentiment de reconnaissance. C'est une validation un peu à part, qui va bien au-delà de la logique cognitive. L'expérience montre que la reconnaissance cognitive, aussi juste ou délicate soit-elle, ne peut suffire. Toute la dimension de l'échange et son efficacité viennent de la reconnaissance offerte par ce que j'appellerai une « validation existentielle ». Celle-ci est incontournable dans l'aide (l'accompagnement psychologique) ou dans la psychothérapie. Elle signifie que le praticien ou l'écoutant éprouve une réelle satisfaction, un réel plaisir, une authentique réjouissance pour le fait que son interlocuteur lui présente une part de lui-même à rencontrer, à réhabiliter[2].

---

1. De telles questions n'ont aucun caractère d'enquête ou de curiosité. Elles sont juste une aide donnée au sujet pour exprimer une *raison* qu'il a besoin de dire. Ce n'est pas une preuve qu'on lui demande, mais juste un éclairage à propos de quelque chose sur lequel notre confiance lui est par avance acquise.
2. Ce point, concernant le regard que porte le patricien, est particulièrement développé dans la publication : « Le positionnement du praticien dans l'aide et la psychothérapie » (décembre 2007) ainsi que dans « Validation existentielle » (septembre 2008). Les praticiens qui le souhaitent trouveront aussi un utile complément dans la dernière partie de la publication « Psychopathologie » (avril 2008). Ces publications sont à consulter sur le site maieusthesie.com.

Ces différents éléments ne sont généralement pas évoqués dans les analyses de la communication, de l'aide ou de la thérapie, car ils passent inaperçus. La raison pour laquelle on les distingue mal est qu'ils sont *émis tous en même temps*. Derrière un mot ordinaire comme un simple « bien » ou « ok », il peut n'y avoir qu'un seul des points de validation sur les six, ou bien deux, ou trois, ou quatre... Ce n'est pas le mot qui fait la validation, mais le non verbal qui l'accompagne. Nous avons déjà vu que le non verbal (le ton, la gestuelle et les mimiques) fait le sens de ce que nous exprimons à 90 %[1]. C'est particulièrement vrai au niveau des validations. Il se peut même que le seul non verbal exprime les six points de validation.

L'importance de la validation existentielle

Une mère amène son enfant dans un service d'urgences. Après qu'on lui ait demandé de sortir, elle dit au soignant : « Je voudrais rester avec mon fils pendant les soins ». Le soignant commence par montrer qu'il a entendu, compris et accueilli que tel est le souhait du parent, quand bien même il sait qu'il ne peut pas forcément satisfaire sa demande. Puis par une reformulation, il lui demande « C'est vraiment important pour vous de rester près de votre fils !? », avec une attitude respectueuse et reconnaissante qui n'a pas pour projet de mettre le sujet en défaut, mais plutôt de le reconnaître pleinement. Si la mère répond : « Vous savez il a peur des piqûres et ma présence le rassurerait pendant que vous recousez sa plaie », le soignant peut alors lui adresser un message de cohérence verbal ou juste non verbal, tel que : « S'il a peur des piqûres, et si vous pensez que votre présence peut le rassurer, je comprends que vous souhaitiez rester auprès de lui ». Ce message de cohérence n'a de valeur que s'il est accompagné d'une validation existentielle signifiant implicitement « bienvenue à vous qui avez ce souci du confort de votre enfant et bienvenue à votre enfant qui a cette fragilité face aux piqûres ». Une sorte de « poignée de main psychique »[a], chaleureuse et accueillante, exprimant le bonheur qu'il y a à rencontrer ces deux interlocuteurs

...*/*...

---

a. En analyse transactionnelle, Eric Berne nomme les validations *strokes*. Ce mot anglais signifie « caresse », mais aussi « coup ». Dans ce double aspect tactile, il recouvre ainsi aussi bien le communicationnel (caresse psychique) que le relationnel (coup). De ce fait, il ne s'agit pas tant de validations, mais de façon plus générale de feed-back.

---

1. Selon Albert Mehrabian (professeur émérite de psychologie) nous aurions même exactement 7 % d'information transmises par le verbal, puis 93 % en non verbal (dont 38 % par l'intonation de la voix et 55 % dans la gestuelle, le regard, et les mimiques).

> …/…
> que sont la mère et l'enfant. Ensuite le soignant décide si le parent
> doit rester ou non, mais même s'il ne peut rester, cela n'empêche
> pas d'abord de valider ce qu'il exprime, par le biais des six points
> de validation et ensuite (seulement ensuite) de lui expliquer pour
> quelle raison on ne peut satisfaire son souhait, en tenant néan-
> moins compte de ses remarques. Le parent comprendra d'autant
> mieux la raison du soignant que la sienne aura été reconnue.

Dans cette situation, il aurait pu aussi n'y avoir aucune communication. Le soignant, entendant le parent demander de rester aurait pu seulement lui rétorquer « les parents ne sont pas admis à rester pendant le soin », sous entendu « c'est comme ça, un point c'est tout ». Même sans l'avoir dit méchamment, le soignant montre par là qu'il a entendu et compris, mais qu'il n'accueille pas le propos ni le vécu du parent. Il n'exprime aucune considération pour le ressenti de celui-ci, ni pour celui de l'enfant, et génère même de l'inquiétude. Il n'est alors que relationnel, car l'information qu'il donne compte plus à ses yeux que l'interlocuteur. Contrairement à ce que l'on pourrait croire, l'inquiétude de la mère ne viendra pas tant du fait de ne pouvoir rester près de son enfant, que du fait de laisser son enfant à quelqu'un qui n'entend rien.

> " On sait que l'on est communicant, lorsque cela ne coûte aucune énergie et que c'est rapidement efficace. „

Voici donc la différence qu'il peut y avoir concrètement entre une situation de communication et une situation relationnelle. Vous percevez clairement à quel point les enjeux sont différents ainsi que les ressentis, et surtout la dépense d'énergie.

Si un échange nous fatigue, n'en finit pas et tourne mal, c'est que nous sommes tombés dans du relationnel. Ceci est un point de grande importance pour les soignants, si sujets au stress et à l'usure professionnelle.

4. L'échange en situation d'aide (accompagnement psychologique)

Il importe maintenant de saisir la nuance qui fait de la situation de communication, (au-delà d'un simple soutien) une aide psychologique.

Vous remarquez comme nous peinons déjà ici à utiliser le mot « *relation* d'aide », pourtant « consacré » en la matière. Il apparaît, depuis quelques pages, que l'on n'aide pas avec la relation mais avec la communication. Cette confusion est révélatrice du brouillard qui règne sur ce sujet. Par exemple, dans le monde hospitalier où j'anime des formations auprès des acteurs du soin depuis plus de vingt années, je constate que la « relation d'aide » qui est définie comme un soin à part entière, faisant même partie du rôle propre de l'infirmier ou de l'infirmière et de l'aide soignant ou de l'aide soignante, est un soin pour lequel aucun temps spécifique n'est prévu dans l'organisation du travail. Il est souvent censé se faire « à temps perdu ». Or, chacun sait parfaitement que les soignants ont de moins en moins de « temps perdu ». J'ai même déjà entendu un cadre infirmier dire que la relation d'aide peut se faire en même temps qu'un autre soin ! Cela montre que l'importance de l'enjeu n'est pas saisie.

Le mot « relation d'aide » en est lui-même le signe. Si vous demandez à un soignant ce qu'est cette fameuse *relation d'aide*, il peinera souvent à vous le dire avec précision. Il parlera de temps, d'écoute, de présence, d'empathie… tout en restant « professionnel » (c'est-à-dire avec une « juste distance »), mais aura du mal à définir ce qui différencie une simple discussion qui dure plus longtemps que d'ordinaire, d'une réelle situation d'accompagnement. Même s'il perçoit intuitivement la différence, il ne saura souvent pas la nommer avec exactitude. Il est heureusement rare, dans le monde médical, qu'un soin soit reconnu comme un soin et reste dans le flou… au point qu'on ne sache pas vraiment dire ce que l'on y fait. Imaginons que l'on demande à une infirmière ce qu'est « donner des médicaments ». Qu'éprouverions-nous si elle répondait : « Je ne sais pas trop. Ce sont des sortes de petits trucs qu'ils avalent. Parfois c'est solide, d'autres fois liquide. Parfois ils les avalent, parfois on leur injecte. Il arrive qu'ils soient mieux après. D'autres fois non. On ne sait pas vraiment pourquoi »… nous serions plutôt inquiets ! Hélas on en est souvent là à propos de l'aide psychologique. Ce n'est certainement pas la volonté de vraiment aider les malades qui est en cause, car la plupart des soignants sont réellement animés d'un tel élan. On ne leur a simplement pas donné clairement les bases nécessaires pour le faire sereinement. Avoir entendu parler dans leurs études de *psychopathologie*[1], d'*empathie* et de *distance professionnelle* ne peut que produire de la confusion sur ce thème.

Quand un praticien accompagne un sujet, il est bien sûr, au moins, communicant. Il n'y a jamais d'opposition, jamais de déni, mais une simple reconnaissance de la raison immédiate. Par exemple si un patient dit : « Non. Je ne veux pas que mon enfant reste cette nuit à l'hôpital », le soignant va spontanément le recon-

---

1. Vous trouverez une certaine relecture de la psychopathologie dans la publication « Psychopathologie » (avril 2008) sur le site maieusthesie.com.

naître par un « d'accord », ou un « ok ». Pour cela il n'a pas besoin de réfléchir. S'il réfléchit, c'est qu'il pense déjà à la manière de convaincre[1] le parent. Or, plus il tentera de le convaincre, plus celui-ci se braquera. Dans la communication, l'unique projet est de le comprendre et de lui accorder de la reconnaissance. Les explications ne viennent qu'ensuite. Tout au plus le praticien, après sa validation, lui posera une ou deux questions pour l'aider à préciser sa remarque : « Cela vous ennuie vraiment beaucoup qu'il reste à l'hôpital !? ».

> « Il convient d'exprimer une chaleureuse reconnaissance de celui qu'il a été lors de la circonstance. »

Vous remarquez que l'on utilise là une reformulation. *La reformulation n'est en aucun cas une simple répétition*[2] : c'est une respectueuse et délicate reconnaissance de ce qui a été exprimé. La reformulation est une phrase grammaticalement affirmative, avec un ton légèrement interrogatif, pour permettre à l'interlocuteur de recentrer la question si elle n'est pas tout à fait juste. Si le sujet répond « oui, parce j'ai peur qu'il reste ici », le praticien vraiment aidant ne tentera pas de rassurer (ce serait un déni). Après une validation, il reconnaîtra la raison immédiate : « Si vous avez peur je comprends que vous n'ayez pas envie qu'il reste. Comment aimeriez-vous que l'on fasse ? » Souvent le sujet trouvera une solution adaptée qui tiendra compte des nécessités de soin. Le fait d'avoir été entendu permet ensuite au parent d'être très coopératif et même créatif. Nous avons ici une situation de simple communication qui peut devenir de l'aide psychologique si le sujet ajoute une information plus intime. Imaginons qu'ici, il jette à la figure du soignant : « J'ai déjà un enfant qui est décédé dans cet établissement… alors vous comprenez ! ». Il est évidemment souhaitable, dans ce cas, d'aller un peu plus loin. Un praticien juste « relationnel » tentera maladroitement de rassurer en expliquant qu'il ne faut pas comparer ces situations… Un praticien communicant, lui, validera spontanément et respectueusement ce vécu dans toute sa dimension : « Vous pensez souvent à cet enfant !? ». C'est ainsi qu'il passera du niveau de la communication à celui de l'aide. Il se sentira concerné et touché par ce parent qui s'adresse à lui, là, maintenant, mais aussi par celui qu'il était le jour du drame. C'est à ce moment précis que le sixième point de validation, la « validation existentielle »,[3] est fondamental. Sans lui, il ne s'agirait que de discours intellectuel, aussi gentil soit-il. Cela est spontanément rendu possible

---

1. Voir la publication « Le danger de convaincre » (juin 2002) sur le site maieusthesie.com.
2. Voir la publication très détaillée sur ce sujet « Reformulation » (novembre 2002) sur le site maieusthesie.com.
3. Pour plus de précisions consultez les publications « Validation existentielle » (septembre 2008) et « Le positionnement du praticien dans l'aide et la psychothérapie » (décembre 2007) sur le site maieusthesie.com.

parce que *l'écoutant ne centre pas son attention sur le drame*, mais sur les êtres qui s'y trouvaient (la mère et l'enfant). Il a donc naturellement les yeux de *quelqu'un qui regarde des êtres* et non ceux de *quelqu'un qui regarde des horreurs*. C'est ce qui lui permet d'entendre, à la fois avec sérénité et implication, d'offrir de la reconnaissance et d'être touché sans pour autant être affecté, d'être proche, en contact, tout en restant distinct.

Grâce à cela, donc, quand l'écoutant demande : « Vous pensez souvent à cet enfant !? » le parent répondrait que « oui » (en mots ou en larmes), le praticien lui témoignerait que, compte tenu de cette douleur, il comprend tout à fait sa réticence. Il ne se limiterait pas ici à la validation cognitive, mais irait jusqu'à une chaleureuse reconnaissance de celui qu'il a été lors de la circonstance. Cela serait exprimé en mots ou juste en non verbal. Viendrait ensuite, la question : « Comment souhaitez-vous que l'on fasse ? » pour ajuster le soin adapté. Comme précédemment, le parent écouté sera mieux disposé à entendre et à avoir des idées de solutions.

Pour quelle raison sommes-nous passés au niveau de l'aide avec seulement une phrase de plus ? Parce qu'il n'y a plus uniquement le sujet présent, avec sa raison actuelle, mais aussi le sujet antérieur ayant perdu son enfant dans ce service. Celui qui est dans l'aide (le sujet A) porte alors son attention (est attentionné) sur le parent (le sujet B), mais aussi sur celui qu'il était quand il a perdu son enfant (B', le sujet antérieur) (fig. 6.5).

Figure 6.5 – Situation d'aide quand A est le praticien : l'attention est donnée en même temps au sujet B et à la part de lui B', mais B et B' restent en fracture

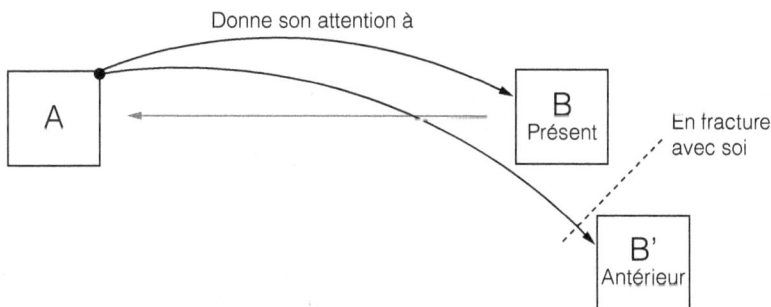

Ce qui permet au praticien de donner son attention est qu'il ne la tourne pas vers la tragédie, mais vers les êtres qui s'y trouvaient. Ici, dans cet antérieur, il y avait le parent (sujet B') et cet enfant qu'il a perdu. En l'évoquant, le sujet tente de

donner toute sa place à l'enfant qu'il a perdu (ainsi qu'à lui-même à l'époque). Mais il y a tant de douleur qu'il n'y parvient pas vraiment. Alors que le praticien accorde son attention (considération) tant à B qu'à B' (et aussi bien sûr à l'enfant qui est décédé), le sujet, lui, ne peut que rester en fracture par rapport à cette part antérieure de lui-même. Il l'a enfermé avec sa pulsion de survie car il n'en voit que la douleur. Mais il l'évoque grâce à sa pulsion de vie pour réaliser la restauration de cette part du Soi. Le fait que le praticien puisse offrir son attention et accorder valeur aux êtres évoqués, cela leur donne déjà une place d'honneur, et produit un début de réhabilitation. Certes, ce n'est pas encore thérapeutique, mais c'est déjà très important.

Prenons aussi l'exemple, à la maison, d'un enfant qui pleure en se couchant parce qu'il a peur de l'ours. Le parent relationnel se contentera de dire qu'il n'y a pas d'ours. Le parent communicant validera et demandera comment est cet ours qui fait peur. L'ours étant décrit, il dira à l'enfant que compte tenu de ce à quoi il pense, il comprend sa peur. Puis, s'il est aidant, il demandera : « Tu en as déjà vu ? ». Si l'enfant répond : « Non, mais il ressemble au gros chien qui m'a sauté dessus en vacances l'année dernière et qui m'a fait tomber », le parent relationnel dira : « N'y pense plus, il n'est plus là ». Le parent communicant et aidant lui dira : « Le petit garçon que tu étais a eu très peur ? ». Comme le petit garçon confirme, le parent lui dira simplement : « Si tu y penses encore, je comprends que tu aies peur. » Cela suffira souvent à donner un premier apaisement, à condition que la validation existentielle (message de reconnaissance) soit présente envers l'enfant qu'il était et qui a eu peur (il convient de ne pas se limiter à la validation cognitive).

Distinguer relation, communication et aide

Vous remarquez ici la mise en œuvre de la communication et de l'aide sur des situations très différentes. Dans tous les cas : la *relation* c'est être motivé par un intérêt pour le propos (ou le problème), la *communication* c'est être attentionné envers le sujet présent, et l'*aide* c'est être attentionné envers le sujet présent et, en même temps envers celui qu'il était.

Cependant, dans l'aide, le sujet présent et celui qu'il était restent coupés l'un de l'autre (le Soi garde sa fracture). Néanmoins, ils sont tous deux reconnus par l'aidant qui leur accorde une grande considération.

Concernant le sujet, rappelez-vous que *celui qu'il était* n'a jamais cessé d'être là, avec lui, depuis tout ce temps (voir chapitre 3, page 25). La circonstance est dans le passé, mais celui qu'il était est dans le présent, avec lui, et le constitue. Tout est dans le présent et en contacts (ouverts ou fermés), de façon uchrotopique. La distance temporelle n'est qu'explicite. La réalité subjective est que tout est en contact. Chaque contact est « ouvert » ou « fermé ». Au niveau de l'aide, le praticien ne s'occupe pas d'ouvrir un contact quand il est fermé (fracture). Il se contente de valider ce qui se trouve de chaque côté (par une validation existentielle). L'enjeu thérapeutique sera d'aller un peu plus loin et de restaurer le flux de vie entre ces deux parties de la psyché, de réparer la fracture du Soi, de rouvrir le passage (la communication) entre le Soi et cette part de soi. La validation existentielle qui vient d'être donnée favorise particulièrement ce processus.

5. La situation thérapeutique

Si nous reprenons l'exemple de l'enfant renversé par un gros chien qui ressemblait, selon lui, à un ours, nous passerons à une situation thérapeutique si nous favorisons l'ouverture du contact entre l'enfant qui est là, et celui qu'il était lors de la chute. La pulsion de survie a mis l'enfant antérieur « à l'écart » pour que celui qu'il est puisse tenir le coup malgré le choc. La pulsion de vie l'a fait revenir grâce à la peur de l'ours (symptôme phobique). Faisant suite à l'aide, un praticien pourrait inviter l'enfant à produire l'imaginaire suivant : « Tu peux imaginer que tu es à côté de cet enfant qui s'est fait renversé ? » S'il montre que oui : « Tu veux bien entendre à quel point il a peur ? » Si l'enfant accomplit cela, le parent poursuit : « Dis-lui que tu entends à quel point il a peur ! ». Puis voyant qu'il le fait : « Prends-le dans tes bras comme on prend un ami ». Le *moment thérapeutique* c'est quand le praticien conduit le sujet à offrir lui-même une validation existentielle à celui qu'il était. Nous avons alors l'enfant qui offre une validation existentielle (par un message de reconnaissance) à celui qu'il était lors de la chute causée par le chien. Naturellement, pour la clarté de l'explication, je décris ici un parcours fluide et bref. Il se peut qu'il dise aussi « je n'ai pas envie » ou « l'enfant ne veut pas que l'on s'approche de lui »… Ce ne sont pas des résistances, simplement l'indication qu'il y a autre chose à entendre et à reconnaître.

La situation devient thérapeutique simplement parce que le praticien ajoute à l'aide le fait d'ouvrir, chez le sujet, le contact entre le « Soi » et « sa part de Soi », que la pulsion de survie avait fermée au sein de sa structure psychique (fig. 6.6).

Figure 6.6 – Situation de thérapie quand A est le praticien :
le flux de vie est rétabli entre le sujet B et la part de lui B' évoquée

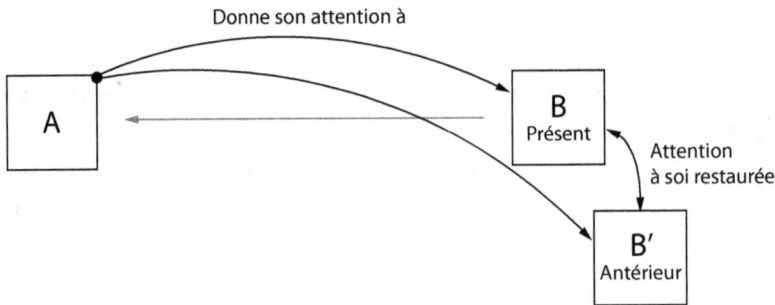

Riche de ces nouveaux éléments, reportez-vous au cas du sujet qui ne pouvait s'empêcher d'être agressive quand on s'adressait à elle (voir partie *Exemple d'entretiens*, page 179). Vous y retrouverez :

- *Symptôme chez le Soi actuel :* on constate une agressivité chez le sujet quand on s'adresse à lui ; il a le sentiment qu'on va lui demander plus de choses qu'il ne peut en faire.
- *Première part du Soi antérieur pointée :* enfant, le sujet a dû s'occuper de ses frères et sœurs pendant que sa mère était en hôpital psychiatrique.
- *Deuxième part du Soi antérieur pointée :* l'enfant qu'était la mère, ayant subi des attouchements par le grand-père, a porté cela toute sa vie.
- *Troisième part du Soi antérieur pointée :* le sujet lui-même, enfant, a subi la même chose de son grand-père maternel.

La pulsion de survie a maintenu tout cela à « distance » pour ne pas s'écrouler et permettre aux sujets de vivre malgré une expérience douloureuse. La pulsion de vie les a fait « revenir » avec le symptôme d'agressivité. Grâce à l'aide, ces différentes parts du Soi sont trouvées. L'action thérapeutique proprement dite s'exerce quand le sujet ouvre ses contacts avec chacune d'elles.

Après le « moment thérapeutique », la vérification montre que le symptôme initial a disparu. Il ne s'agit pas de penser que le sujet est guéri. Il n'en a simplement plus besoin, puisque la pulsion de vie a été accompagnée dans la réalisation de son projet d'individuation : réalisation et rassemblement du Soi[1].

---

1. Le lecteur découvrira de nombreuses précisions à ce sujet dans la publication « Psychopathologie » (avril 2008 – sur le site mieusthesie.com) où, tout en tenant compte des nosographies (avec sémiologie, étiologie et pathogénèse), il n'est plus question de « maladies » mais de « manifestations » conduisant vers une réhabilitation de soi.

6. Synthèse des 4 situations (relationnel, communi-cationnel, aide, thérapie)

Dans la figure ci-après (fig. 6.7), nous voyons clairement que le relationnel, le communicationnel, l'aide et la thérapie sont quatre attitudes parfaitement distinctes. Nous sommes maintenant en mesure de préciser ce qui se passe dans chacune d'elles et ce qui fait que l'on passe de l'une à l'autre. Vous voyez claire-ment que la durée de l'entretien n'a rien à voir avec ce qui s'y accomplit. On peut parfois être thérapeutique en quelques minutes et n'être que relationnel… dans un bavardage qui dure des heures.

Ces nuances sont utiles aux services de soins qui disposent ici d'un moyen de préciser leur action auprès des patients. Les praticiens y trouveront la possibilité d'ajuster la qualité de l'aide psychologique apportée. Ces nuances seront égale-ment utiles aux usagers du soin : ils ne se laisseront pas culpabiliser par des atti-tudes non aidantes.

Ces nuances contenteraient probablement Jean-Claude Abric, proche de ce propos sur plusieurs points. Il insiste sur la subjectivité et l'attitude qui précède les actions :

> « On pose donc qu'il n'existe pas *a priori* de réalité objective […] l'idée essentielle consiste à poser que l'attitude, c'est ce qui est sup-posé être derrière le comportement. » (p. 15/27)[1].

Il insiste également sur le fait que rassurer est un déni et que l'être compte plus que l'événementiel :

> « Cette attitude rassurante, malgré les bons sentiments qui l'ani-ment, est bien entendu l'une des pires attitudes d'aide possible. […] Les interventions de reformulations doivent répondre à quelques règles simples : elles doivent être centrées sur la personne du client, non sur le thème de l'entretien ; elles consistent à reformuler les sentiments et non les faits… » (p. 33/47).

Jean-Claude Abric se méfie néanmoins des questions qu'il considère souvent comme l'expression d'une attitude d'enquête, donc néfaste. Vous avez cependant remarqué, dans les exemples donnés, que le praticien pose souvent des questions. Tout en respectant cette notion selon laquelle l'attitude d'enquête est indésirable, nous verrons dans les prochains chapitres que celles-ci sont possibles si le prati-cien respecte certaines règles.

---

1. ABRIC J.-C., *Psychologie de la communication*, (Armand Colin, 1999).

Figure 6.7 – Schéma comparatif des 4 situations, du relationnel à la thérapie

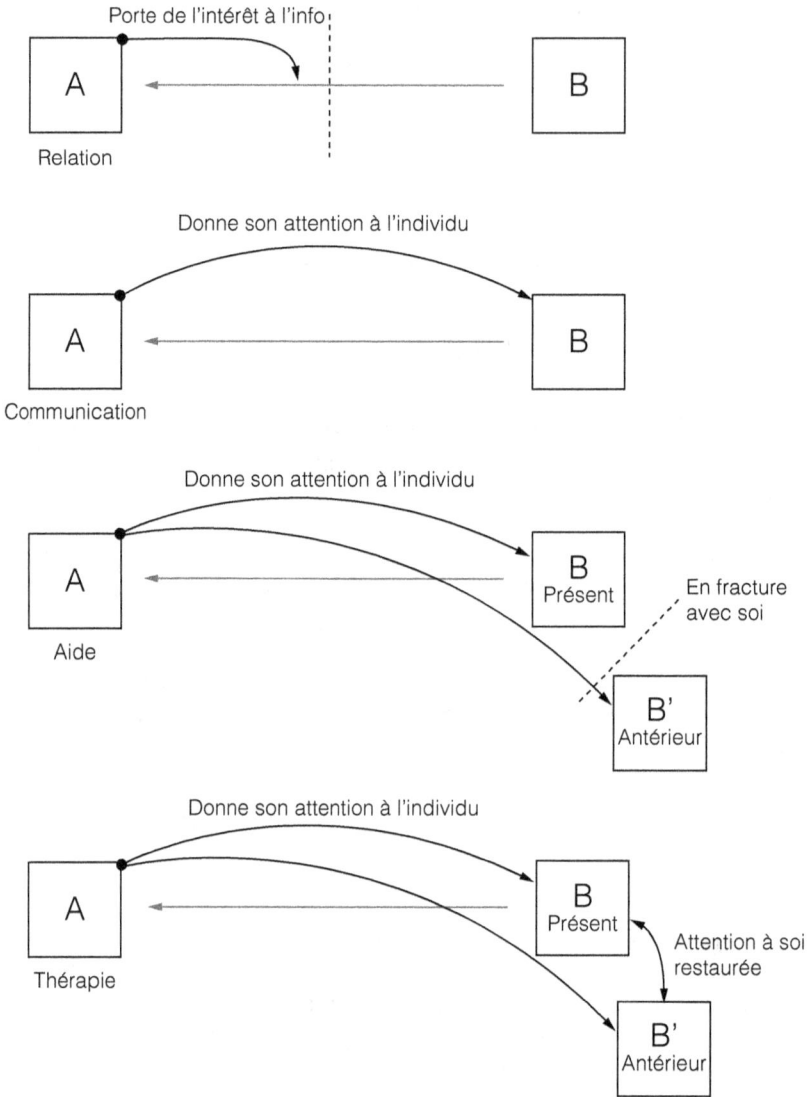

Roger Mucchielli[1] aurait également trouvé avantage à ces précisions. Il attire notre attention sur le fait qu'une question sur l'événementiel est indésirable. On pourrait appeler une telle question « question *épisodique* », c'est-à-dire traitant de l'épisode de vie. Roger Mucchielli différencie nettement ce type de question de

---

1. MUCCHIELLI R., *L'entretien de face à face dans la relation d'aide*, (ESF, 2004).

ce qu'il appelle les questions *sémantiques*. Celles-ci invitent non pas à énoncer des faits, mais à énoncer ce qu'ils représentent pour celui qui les a vécus. C'est, selon lui, le seul type de question permis. Cela correspond à l'activation de deux types de mémoires : la *mémoire épisodique* qui se rappelle des faits et la *mémoire sémantique*[1] qui se rappelle des ressentis indépendamment des faits, et relient entre eux des événements différents.

---

1. Pour comprendre les différents types de mémoire voir RICHARD J., DIRKX M., *Psychogérontologie* (Masson, 2004, p. 26).

Chapitre 7

Le praticien et la maïeusthésie

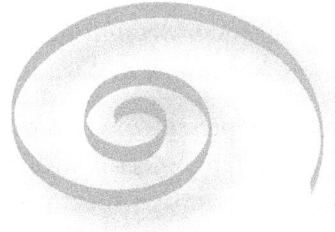

Considérer le sujet comme accouchant d'une part du Soi

1. Synthèse d'expérience clinique et de formateur

Bien que voisin de l'approche Rogérienne, bien que reconnaissant de nombreux éléments chez Abric ou Mucchielli, bien que proche des psychologues existentiels comme Biswanger, Jaspers ou d'autres, bien que regardant du côté de certains éléments envisagés par les praticiens en TCC, ou même en psycho corporel, sans oublier l'haptonomie de Veldman, ni le Soi et l'individuation de Jung, ou la Gestalt thérapie de Perls, ce que je propose dans cet ouvrage comporte des nuances spécifiques qui ne peuvent totalement être associées à tout cela.

Donnant des consultations depuis plus de 31 ans et formant du personnel hospitalier depuis plus de 23 années, je décris ici un certain nombre de nuances précises, qui s'appuient davantage sur l'expérience que sur quelque théorie que ce soit. Prenant spontanément de la distance avec ce que Jerome Bruner, nomme « méthodolâtrie » (p. 13)[1], j'ai toujours considéré le résultat comme étant plus important que les constructions intellectuelles, si séduisantes soient-elles.

Pour des raisons de commodité, il s'est avéré nécessaire de pouvoir nommer de façon synthétique l'approche exposée dans cet ouvrage. C'est pourquoi en 2000, j'ai été amené à la « baptiser » *maïeusthésie*[2]. J'ai choisi ce nom afin qu'il la reflète grâce aux étymologies suivantes : *Maieutikê* signifiant en grec « art d'accoucher » et *aisth* « sensibilité, idée de percevoir ». En réunissant ces deux termes, le néolo-

---

1. BRUNER J., Car la culture donne forme à l'esprit, (Gehorg Eshel, 1997).
2. Ce mot a été déposé en 2000 afin qu'il ne soit pas utilisé pour désigner autre chose.

gisme *maïeusthésie* signifie donc : *art d'être sensible au processus d'accouchement et de naissance de Soi*[1].

Le présent ouvrage vient synthétiser et richement illustrer ces informations à l'attention des praticiens et des patients. Voyons à présent les spécificités propres à l'accompagnement psychologique, réalisé avec une « approche maïeusthésique ».

2. « Spécialement pour » et non pas à « cause de »

Le premier point fondamental est la façon de considérer la genèse et le rôle des symptômes. Il est habituel de décrire la causalité des symptômes, en expliquant qu'ils sont là du fait d'un traumatisme passé. Pourtant, s'il est vrai que le traumatisme passé existe, dire qu'il est la cause de notre mal-être présent est un raccourci nuisant au soin psychologique. Raisonner ainsi, en termes de cause et d'effet, fausse le décodage de la situation. Si nous étions mal « à cause de », comme nous ne pouvons rien changer à ce qui s'est passé, nous n'aurions donc jamais aucune chance d'aller mieux. Nous ne pourrons aller mieux que si nous comprenons que nous ne sommes pas mal *à cause de* ce qui s'est passé, mais *à cause de ce que l'on en a fait*. Et ce que l'on en fait est « réactualisable » tout au long de notre vie.

Si nous considérons le symptôme comme une conséquence du traumatisme, nous risquons aussi, et surtout, de développer l'idée qu'il faut se débarrasser de cette cause. Nous accréditons ainsi la vieille culture combattante, qui nous dit que nous sommes habités par *du mauvais à vaincre* ou à éliminer. Partir de ce présupposé que le symptôme est la conséquence de quelque chose de mauvais, nous égare dans une sorte de *chasse aux sorcières intérieures* et celui qui prétend aider, même avec générosité, ne peut alors que nous proposer de nous débarrasser de nos « *démons* ». Ce présupposé développe une idée archaïque d'*élimination du mal* en soi et de *pouvoir contre* ce qui nous oppresse en nous. Cela ne peut manquer d'inquiéter le sujet aidé, car celui qui l'aide lui propose ainsi d'aller vers ce qui est mauvais en lui, pour l'éliminer. Or, l'idée d'aller vers de sombres révélations n'est forcément pas très engageante.

D'où les nombreuses résistances que souligne Rogers :

> « ... la résistance à la thérapie et au thérapeute n'est ni une phase inévitable, ni une phase désirable de la psychothérapie, mais elle

---

1. De nombreux détails se trouvent également dans *L'écoute thérapeutique*, publié en 2001, réédité en 2005 et en 2009, ainsi que sur le site maieusthesie.com où plus de 1 300 pages sont, à ce jour, à disposition avec différents thèmes.

naît avant tout des piètres techniques de l'aidant dans le maniement des problèmes et des sentiments du client. » (p. 155)[1].

De même pour Jung :

> « Dans la littérature il est tellement souvent question de résistances du malade que cela pourrait donner à penser qu'on tente de lui imposer des directives, alors que c'est en lui que de façon naturelle, doivent croître les forces de guérisons. » (p. 157)[2]

En maïeusthésie, le principe de décodage du symptôme n'est pas qu'il existe « à cause de » mais « spécialement pour ». *À cause de* signifie qu'il nous conduit vers du mauvais à éliminer ou à combattre, alors que *spécialement pour* indique qu'il nous guide vers du précieux à réhabiliter. Cela modifie complètement la dynamique de l'entretien et le *lâcher prise* du sujet. De ce fait, avec l'accompagnement maïeusthésique, celui-ci va rapidement vers la source qui est en lui, souvent même dès le premier entretien. Nous accédons ainsi très vite à la zone traumatique, car *ce n'est pas le traumatisme que nous retrouvons, mais l'être qui y a été blessé que nous accueillons.* Quand bien même la circonstance fut horrible, celui qui s'y trouvait ne l'est pas. Il est beaucoup moins inquiétant de rencontrer celui que l'on était que de revivre ce qui s'est passé. Cela peut néanmoins parfois poser un certain nombre d'hésitations, mais beaucoup moins qu'en allant vers l'événementiel ou vers de glauques sentiments cachés.

3. Le vécu, plus que l'événement

Nous venons de voir que ce qui est ressenti compte plus, en approche maïeusthésique, que ce qui s'est passé. Cela induit un autre avantage. Nous ne parcourons pas vraiment l'histoire du sujet, mais les ressentis qui furent les siens au cours de cette histoire. La fameuse mémoire sémantique (le vécu) compte plus que la mémoire épisodique (la circonstance). On peut même parfois retrouver un vécu et une part du Soi sans pour autant avoir clairement identifié la circonstance.

« Il ne s'agit pas de se raconter mais de se rencontrer. » Cette attention accordée au vécu, a pour conséquence que l'individu est considéré, respecté, réhabilité, vraiment entendu... *et même attendu !* La validation existentielle existe potentiellement à chaque instant de l'entretien, y compris dès le départ, avant toute révélation. S'il ne faisait que cher-

1. ROGERS C R., *Relation d'aide et psychothérapie*, (ESF, 1996).
2. JUNG C G., *Ma vie. Souvenirs, rêves et pensées*, (Gallimard Folio, 1973).

cher des circonstances ou des événements traumatiques, le praticien adopterait une position d'historien ou d'archéologue. Nobles disciplines, certes, mais pas pour un projet thérapeutique.

Le vécu s'offre comme un guide, comme une sorte de « fléchage » pointant sur la part du Soi à retrouver… ou mieux encore : pointant *sur la part du Soi qui attend qu'on la retrouve.* En réalité, tout se passe comme si cette part du Soi « levait la main pour qu'on la remarque ». C'est davantage cette part du Soi qui cherche à se faire remarquer que nous-mêmes, par notre astuce, qui la retrouvons. La seule astuce, si astuce il y a, est de savoir regarder ce qui, en soi, « lève la main ». Certaines personnes ayant passé des années de thérapie à se raconter, m'ont dit juste après un entretien : « Je viens de découvrir qu'il ne s'agissait pas de me raconter, mais de me rencontrer. »

Ce qui met le vécu en avant, c'est la *pulsion de vie*. Cette dernière génère tout simplement le symptôme. Ce qui nous a poussés à ne pas le voir jusque-là, c'est la *pulsion de survie*, car nous n'étions pas prêts à accueillir le retour à Soi de cette part de nous-mêmes. *Si nous envisageons enfin de l'accueillir, c'est parce que celui qui nous aide nous fait remarquer que l'événement traumatique est une chose et que celui que nous étions, lors de cet événement, est quelqu'un.* Quand bien même la chose est horrible et terrifiante, ce n'est pas cela que nous avons à retrouver. Nous avons juste à rouvrir le contact vers le quelqu'un que nous étions. Or, ce quelqu'un n'est en aucune façon abominable. *Le fait de découvrir que la chose événementielle est différente du « quelqu'un » qui s'y trouvait le rend rencontrable.* Nous avons là toute la subtilité du processus maïeusthésique.

D'autre part, cette rencontre se fait dans le « subjectif imaginaire » par une sorte de *psychodrame*[1] *mental* dans lequel le sujet produit une « action psychique » : il se « rapproche » de celui qu'il était, s'y ouvre, l'entend et le lui fait savoir. Les termes *action* et *se rapprocher* ne sont pas très adaptés pour désigner ce qui se passe de façon uchrotopique. Toutefois, c'est un moyen de décrire quelque chose qui se modifie et qui restaure la circulation du flux de vie. Cette sorte de *psychodrame imaginaire* rouvre les contacts entre Soi et la part de Soi retrouvée.

---

1. Psychodrame : technique thérapeutique élaborée par Jacob Lévi Moréno basée sur la mise en action théâtrale des vécus et comportements du sujet. René Kaës nous le rappelle : « J.L. Moreno, dans sa conception inaugurale l'avait le premier souligné : le psychodrame est action » – KAËS R., *Le psychodrame psychanalytique de groupe*, (Dunod, 2003). Mais ce mot ne définit que très imparfaitement ce qui se passe dans cette « action » de rencontre de Soi avec une part de soi, réalisée en maïeusthésie.

Imaginaire ? Norman Doidge, psychiatre et psychanalyste nous propose un excellent ouvrage sur la neuroplasticité :

> « Une des raisons qui font que le cerveau peut se transformer uniquement par l'imagination, c'est que du point de vue neuroscientifique, concevoir mentalement un acte et le réaliser ne sont pas deux choses aussi différentes que l'on serait tenté de le croire. » (p. 235)[1].

Il va même plus loin encore :

> « Les travaux de Kandel montrent que lorsque nous apprenons quelque chose, l'activité de notre esprit modifie la sélection des gènes qui jouent ce rôle de transcripteur dans nos neurones. » (ibid., p. 253).

Denis Noble, chercheur en génétique systémique, va pourtant nous mettre en garde en signalant que l'on ne peut honnêtement pas assimiler l'individu et sa conscience simplement à son cerveau : « Le "soi" n'est pas un objet neuronal. »[2]

Tous ces travaux sont intéressants à considérer ; ils ne doivent cependant pas nous éloigner d'une perception existentielle de la psyché.

De cette façon, même les mots « psychodrame », « imaginaire » et « visualisation » reflètent mal la subtile humanité de ce qui se passe dans le moment « thérapeutique » de l'accompagnement psychologique (nous en verrons les subtilités dans le chapitre 8, page 113).

En attendant d'aborder ces nuances avec plus de précisions, nous noterons déjà que ce contact n'est pas un rapprochement d'un passé avec un présent, car ces deux parts du Soi n'ont jamais cessé d'être contiguës. Dans le ressenti, la distance temporelle implicite et subjective est nulle. Si l'événement est très ancien, cette distance temporelle explicite et objective ne vaut que pour l'intellect. Tout est là, présent, dans ce vécu thérapeutique. Cette composante subjective y est ressentie comme plus réelle que l'aspect objectif. Cela laisse un réel ressenti de « rassemblement » de Soi, intimement vécu.

Tous ces éléments nous mènent vers l'esprit maïeusthésique qu'il convient d'adopter pour permettre au praticien de se positionner[3]. Quand il sait qu'il va

---

1. DOIDJE N., *Les étonnants pouvoirs de la transformation du cerveau. Guérir grâce à la neuroplasticité*, (Belfond, 2008).
2. NOBLE D., *La musique de la vie – La biologie au-delà du génome*, (Seuil, 2007).
3. Voir le prochain chapitre mais aussi, les informations complémentaires sur ce sujet dans la publication « Le positionnement du praticien dans l'aide et la psychothérapie » (décembre 2007) sur le site maieusthesie.com.

vers ce qui est précieux en l'autre, que le projet est une réhabilitation et non une éradication, *il a le sentiment d'aller vers des naissances de Soi dont chacune est une réjouissance potentielle.* Cette réjouissance potentielle correspond à la *confirmation affective* de Frans Veldman dans l'haptonomie. Bien que le mot *affectif* qu'il utilise ne semble pas tout à fait approprié, nous trouvons tout de même dans son approche l'idée de confirmation de « l'être-là » qui me paraît un fondement de la qualité du soin psychologique. Cette confirmation se réalise par le regard que l'on porte sur l'autre. Je préférerai parler de « validation existentielle » et de *message de reconnaissance.* Ici, le praticien porte non seulement son attention bienveillante vers le sujet présent, mais aussi vers celui qu'il était… on pourrait même dire vers *celui à naître,* en reprenant l'idée de Bon en Soi de Veldman (voir page 19). C'est justement ce regard que le praticien porte sur le sujet qui est encourageant pour celui-ci, au point d'aller rapidement à l'essentiel en lui.

4. Être touché et s'ouvrir

D'autre part, ce qui différenciera la maïeusthésie de beaucoup d'autres concepts, c'est l'idée d'être touché. Cela va avec ce qui vient d'être dit au paragraphe précédent. La notion de tact et même de contact, y est essentielle. Il ne s'agit pas ici de contact corporel (même s'il peut arriver de prendre une main ou de toucher une épaule), mais de contact entre l'« être-là » qu'est le praticien et l'« être-là » qu'est le sujet.

La notion de *distance,* ou même de *juste distance,* si présente dans de nombreuses théories, est un concept qui n'entre pas dans le champ de la maïeusthésie. Nous préférerons savoir « être proche mais distinct », et « être distinct sans être distant » et « être touché, sans être affecté ». *Affecté* suppose une influence néfaste alors que *touché* évoque une ouverture du cœur, un contact accueilli. C'est parce que le sujet sent que le praticien est touché, que le sujet va vers lui-même. Il a absolument besoin de cet encouragement pour oser cette rencontre en lui. Il doit être assuré que ce qu'il rencontre n'est pas monstrueux pour s'y ouvrir.

Nous avons pointé que ce n'est pas tant un chemin vers soi qu'une ouverture à soi qu'il réalise. Les deux parts du Soi sont déjà en contact en lui (même si le contact est encore fermé). Pour Florence Trew, la vieille femme est toujours en contact avec l'enfant à qui on a arraché le lièvre en bois, son « Creaky ». L'événement s'est produit il y a plus de soixante-dix années en temps objectif. Ce dernier est dans le passé, mais l'enfant qui s'y trouvait, la petite Florence, n'a jamais cessé d'être en contact avec la femme, puis avec la vieille dame qu'elle est devenue. La *pulsion de survie* a maintenu le contact fermé pendant que la *pulsion de vie,* de son côté, a tenté à chaque opportunité de l'ouvrir. Ce que propose le praticien en maïeusthésie c'est de se faire l'allié de cette pulsion de vie, et d'être accompagnant de cette ouverture qui essaie de se faire depuis tout ce temps. Le contact, de toute façon, existe bien avant son intervention. Le praticien n'amène pas vraiment le sujet à « aller vers lui-même » comme s'il parcourait une distance, mais à rouvrir ce contact avec lui-même, à révéler le fait que le sujet présent et le sujet antérieur sont tous deux contemporains dans le présent actuel.

Il est vrai que cette ouverture du contact, pour être nommée et comprise par l'intellect, peut être comparée à un cheminement vers soi, comme une sorte de « déplacement » dans l'univers psychique. Nous faisons là comme le géographe avec son planisphère. Toutefois, cette image d'espace parcouru, si elle est une bonne illustration, ne rend pas compte de la nature uchrotopique du phénomène dans lequel il n'y a pas et il n'y a jamais eu d'espace. Nous retrouvons là une difficulté analogue à celle de l'artiste qui doit représenter en deux dimensions (sa toile) une scène qui se passe en trois ou quatre dimensions (l'espace et le temps). Si cette « absence d'espace et de temps » était une simple réduction des dimensions cela serait représentable. C'est plutôt l'inverse qui se produit : il y a *quelque chose de plus* qui est bien difficile à nommer et qui fait que « tout est là, en même temps » et « tout est là, en un même lieu ». C'est sans doute l'idée que Rogers avait énoncée avec la notion de « présence » (voir le chapitre 1, page 8).

Quand on passe de la représentation d'un dessin de cube sur une feuille (deux dimensions) à un cube réel dans l'espace (trois dimensions), toutes les faces peuvent enfin être vues comme de vrais carrés, sans déformations en losanges. Pour la psyché, quand nous passons de la *représentation intellectuelle* à la *perception existentielle*, nous avons aussi un tel passage à une dimension ajoutée permettant une perception nouvelle, avec moins de déformations.

> " Le praticien ne cherche jamais à débarrasser le sujet de quoi que ce soit :
> il ne supprime pas de lien,
> il ouvre le flux de vie. „

Edwin A. Abbott, avec sa fable géométrique *Flatland*[1] est souvent cité dans l'enseignement des mathématiques. Il tente de sensibiliser le lecteur à la perception du monde avec une ou plusieurs dimensions supplémentaires. Si Jean de La Fontaine fit une satire de la société à travers des animaux, Edwin A. Abbott le fit à travers l'histoire de formes géométriques personnifiées. Après un long descriptif de la vie sociale où les statuts sont représentés par des formes angulaires ou circulaires, il raconte l'initiation d'un

1. Ouvrage libre de droits, gratuitement disponible sur Internet http ://www.ebooksgratuits.com.

individu (un carré) à l'existence de Linland (monde à une dimension) [p. 80] et de Spaceland (monde à trois dimensions) [p. 73], jusqu'à l'intuition de mondes à 4 dimensions ou plus [p. 118]. À chaque fois, Abbott sait nous faire découvrir à quel point il est difficile pour un individu de se faire une idée d'un monde avec une dimension supplémentaire et à quel point celui qui en a l'intuition peine à se faire comprendre. Passer de l'intellectuel à l'existentiel, et aborder la psyché sous l'angle uchrotopique, revient un peu à cela.

Il y a aussi un autre point fondamental pour le praticien en maïeusthésie : *il ne cherche jamais à débarrasser le sujet de quoi que ce soit.* Il ne met jamais l'accent sur une distance à augmenter ou sur un lien à supprimer chez celui-ci. *Il comprend parfaitement que le lien est souvent nécessaire avant de pouvoir rétablir la circulation du flux de vie.* C'est lui qui permet de garder le contact tant que l'ouverture ne s'est pas réalisée. Quand on dit par exemple maladroitement à une mère qu'elle doit « couper le cordon » d'avec son enfant, c'est ne pas tenir compte du fait que ce cordon virtuel est un lien nécessaire tant que le flux de vie ne s'écoule pas correctement entre elle et lui. Ce flux de vie s'écoule quand, après la rencontre, le flux libidinal (de besoin de l'autre) se transforme alors en flux existentiel (de reconnaissance de l'autre). *Il ne s'agit jamais de supprimer le lien, mais d'ouvrir le flux de vie.* Cela conduit le cordon à disparaître de lui-même quand il cesse d'être nécessaire. Un peu comme pour un enfant qui vient de naître, où le cordon cesse naturellement de battre quand l'enfant respire seul. Couper le cordon est toujours une violence qu'il est souhaitable d'éviter, si aucun danger vital ne le justifie.

5. « Localisation[1] » dans la structure psychique

Reste à comprendre comment partant du symptôme on arrive à la part de Soi qui s'exprime et qui attend d'être rencontrée. Tout ce qui vient d'être décrit explicite bien ce que l'on en fait une fois qu'on l'a trouvée. Mais la question reste de savoir comment on parvient à la trouver. La première étape, le positionnement, était néanmoins d'une extrême importance car *nous ne sommes pas autorisés à découvrir le monde de l'autre si nous ne sommes pas en position d'en faire bon usage.* Outre le fait qu'un mauvais positionnement pourrait induire des résistances chez tout le monde, cela serait pire chez des sujets faibles qui laisseraient cette nuisance les envahir. Ne pas respecter ces principes peut conduire à induire de la culpabilisa-

---

1. Le terme « localisation » n'est pas uchrotopique et nous devrions dire « identification ». Nous utiliserons cependant le terme localisation, mais entre guillemets.

tion[1]. Ce sera le cas à chaque fois qu'un praticien cherchera quelque chose à éradiquer.

Il arrive ainsi maladroitement que celui-ci invite en thérapie à mettre un parent à distance, avec ce type de phrase : « Mais vous ne vous rendez pas compte de la gravité de ce qu'il vous a fait ! ». Nous avons aussi l'opposé où, croyant favoriser un rapprochement, le praticien éloigne le sujet de lui-même : « Il faut comprendre, essayez de lui pardonner. Vous vous en sentirez plus libre ». Dans ce cas, c'est le sujet en colère qui est rejeté. Nous retiendrons qu'il ne s'agit ni de provoquer un jugement, ni d'en empêcher un, mais de reconnaître le vécu de chacun : celui du sujet et celui de son parent. Les deux exemples que je viens de citer sont un peu caricaturaux, mais hélas bien réels. Ils auront sans doute choqué les praticiens rompus à la non directivité, mais ils sont trop destructeurs pour ne pas être mentionnés comme source de dégâts, au point qu'il s'agit là quasiment de « fautes professionnelles ».

La facilité à « localiser » viendra de l'intégration de toutes ces notions. Il faut savoir qu'un sujet localise souvent des zones majeures dès le premier entretien. Ces localisations peuvent concerner n'importe quelle part de la structure psychique. Ce peut être récent, ancien, très ancien, prénatal, transgénérationnel. Il n'y a pas de règle. Ces « zones » se trouvent là où elles se trouvent… Cependant, aussi loin qu'elles soient dans le temps explicite, nous n'oublierons pas qu'elles sont contiguës dans le temps implicite (uchrotopique). La façon détaillée d'identifier une part de Soi qui s'exprime dans la psyché sera abordée plus loin (chapitre 9, page 131).

---

1. Lire la publication « Ne plus indure de culpabilisation chez les patients et les parents » (novembre 2004) sur le site maieusthesie.com.

Chapitre 8

Attitude et projet du praticien

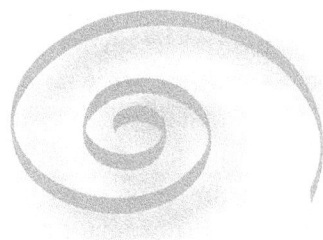

Vides, plénitudes et pointage des pertinences

1. Sensibilité, contacts et ouvertures

Réaliser un accompagnement psychologique ne peut être la conséquence d'une simple somme de connaissances. Naturellement, certaines choses sont à savoir et à comprendre, sinon le fait même de réaliser un livre n'aurait pas de sens. Pourtant, aucune connaissance à elle seule ne peut donner l'impulsion thérapeutique ni produire de validation existentielle. Il s'agit avant tout d'une disposition d'esprit de la part du praticien. La question est : que cherche-t-il à faire ? Vers où tente-t-il d'aller ? Dans quel but ? Quel est son projet ? S'il veut *combattre le mal psychologique*, le but peut sembler noble ! C'est pourtant l'inverse de ce qui permet une efficacité dans cet accompagnement. La nature de son projet détermine la pertinence de son approche.

S'il convient de ne pas s'en tenir au savoir, c'est qu'il y a surtout à sentir, à ressentir... À ce jeu l'intellect n'est pas très doué, il est même sans doute un cancre. Être praticien nécessite une perception subtile de la vie, des gens, des êtres, des individus. Il s'agit de développer sa sensibilité. Une des voies pour y parvenir est d'être à l'écoute de Soi[1]. L'écoute de Soi doit être comprise ici dans une version existentielle, comme le propose Jung : sans ego, mais dans l'accomplissement d'un processus d'individuation, nous rendant plus sensible à autrui.

Nous avons plusieurs fois évoqué la pulsion de vie (qui « rassemble ») et de survie (qui « éloigne ») ainsi que celle de *contacts* des différentes parts de soi dans la psyché. Nous avons déjà vu que ces contacts sont « ouverts » ou « fermés ». La pulsion de survie tente de les maintenir fermés et la pulsion de vie tente de nous

---

1. C'est ce qui avait motivé le titre de mon deuxième ouvrage en 1996 *Chaleureuse rencontre avec soi-même – le plus court chemin vers l'autre.*

inviter à les ouvrir. Nous remarquons que la terminologie *ouvert/fermé* convient mieux que *proche/loin* si l'on veut respecter la nature uchrotopique de la psyché. Ce ne sont pas des parts de Soi que l'on rapproche de Soi, mais des parts de Soi auxquelles on s'ouvre. Ce ne sont pas des parts qui s'éloignent, mais des parts auxquelles on se ferme. Même si dans les visualisations du psychodrame mental il existe une image de distance plus ou moins grande et de temps, ce n'est qu'une représentation intellectuelle du phénomène « plus ou moins fermé » qu'il faut bien nommer avec les outils dont nous disposons (toujours comme le géographe avec son planisphère). Le vécu, en réalité, est plus une ouverture qu'un rapprochement ou une fermeture qu'un éloignement.

Quand deux parts de la structure psychique sont séparées (contact fermé), on peut dire que la structure psychique est en fracture. Elle porte une sorte de clivage[1], de fêlure, qui rend l'édifice vulnérable. Ce contact est le passage par lequel est censé s'écouler le *flux de vie* ; celui que l'on a été fait alors partie de Soi et consolide notre « charpente ». Face à cela, le projet du praticien est-il de « résoudre » ou de « ressouder » ? Il est amusant que ces deux mots se ressemblent à ce point, tout en signifiant le contraire.

> **Résoudre**[2] **:** du latin *resolvere* « dénouer, délier, dissoudre ». En 1300, « décomposer un corps dans ses éléments constituants ». Puis avant la fin du XVIIIe, terme de médecine signifiant *« faire disparaître, une tumeur, un abcès »*.
>
> **Ressouder**[3] **:** *souder* vient du latin *solidare* « rendre solide, consolider », « réunir par adhésion deux parties organiques, les lèvres d'une plaie ». Ressouder, vient de *resolder* « joindre les deux parties organiques » en chirurgie (1560).

---

1. Nous ne prendrons pas ici le mot *clivage* au sens psychanalytique du terme. Chez Mélanie Klein, le sein de la mère est par exemple un objet clivé dans le regard de l'enfant quand celui-ci y voit en même temps une source de plaisir s'il l'a, et une source de douleur s'il ne l'a pas. Il y a alors *le bon* et *le mauvais* sein.
Dans le présent ouvrage, j'utilise plutôt le mot « clivage » pour signifier qu'une part de l'être qu'on est, devient étrangère à soi. Comme l'avait justement remarqué Philippe Pinel (aliéniste 1745-1826) : il préféra parler d'*aliénés* (gens étrangers à eux-mêmes, du latin *alienare*, signifiant « rendre autre, rendre étranger ») que de *fous* (du latin *folis* signifiant « soufflet pour le feu », outre gonflée, ballot vide). Il eut là une extraordinaire intuition. Philippe Pinel eut aussi la générosité et le courage de libérer les « fous » des chaînes avec lesquelles on les entravait jusque-là dans leurs cellules.
2. Éléments partiels des définitions données par Le Robert *Dictionnaire historique de la langue française* (dir. REY A., Le Robert, 2004).
3. *Ibid.*

L'un indique l'élimination, la séparation et même l'ablation ; l'autre la réunion, le contact, la consolidation. Nous avons donc d'un côté l'amputation (rupture du contact) et de l'autre la médiation (restauration du contact). Le projet est donc tout à fait différent et ne peut produire le même effet.

Pour être équitable, nous remarquerons que résoudre signifie aussi « dénouer ». Cela dit, il ne s'agit pas tant de couper le lien que d'ouvrir le canal existentiel. Le lien se défait ensuite de lui-même car il cesse d'être nécessaire dès qu'on ne risque plus de perdre l'autre.

2. Médiation plutôt que solution

Là est la base du projet : s'agit-il de médiation ou de solution ? Le mot *solution* désigne en médecine les fractures osseuses. Un radiologue dira « solution de continuité du segment osseux » pour dire qu'il est rompu. Il ne peut donc s'agir, pour un praticien en accompagnement psychologique, de mettre en œuvre des solutions (c'est-à-dire des fractures). À chaque fois que celui-ci invite à prendre de la distance avec un parent (qu'en plus il évalue *toxique*), ou à s'éloigner de ce que l'on était (comme dans l'alcoolisme par exemple), il génère de la fracture ! Je dirai même que l'erreur est d'une importance pire encore : là où il y a fracture il préconise l'amputation ! Heureusement, dans la psyché, ce qui est coupé n'est pas perdu et reviendra de toute façon. Cela n'en demeure pas moins une perte d'énergie, de temps et une source de douleurs.

Si, au contraire, nous comprenons l'expression « chercher la solution » comme signifiant « chercher où est la fracture », cela fonctionne. Que fait le médecin quand il a localisé la fracture ? Il va remettre les segments osseux face à face (réduire la fracture), puis les aider à se ressouder (en les maintenant dans cette position). Grâce au plâtre, il va ainsi accomplir une « médiation ».

> " L'art du praticien en maïeusthésie est de percevoir les processus à l'œuvre et de les accompagner, non de les fabriquer. "

Il en va de même pour les parts de la structure psychique, pour ces parts du Soi qui n'ont encore pu s'assembler ou qui un jour ont fermé leur contact. Le projet est de localiser ou d'identifier les fractures pour accomplir une médiation. Là où les contacts sont fermés, le praticien va accompagner leur processus d'ouverture. Il est important de bien comprendre qu'il ne se positionne pas en situation de quelqu'un qui a un pouvoir. Il ne se dit pas « tiens, là c'est fermé ! Je vais donc ouvrir ! ». Il va *accompagner* cette ouverture, et non pas la provoquer.

Il est l'allié de la pulsion de vie en ce sens qu'il favorise l'ouverture des contacts de soi avec soi, mais il est aussi profondément respectueux de la pulsion de survie, dans la mesure où elle préserve le sujet d'une exposition prématurée à ce qu'il ne peut encore accueillir.

Aussi curieux que cela paraisse, pour bien accompagner le patient, le praticien doit se laisser conduire par celui-ci. C'est un peu comme si nous ramenions « chez lui » quelqu'un qui n'est pas en état de prendre le volant du fait de son « ivresse émotionnelle ». C'est nous qui conduisons, mais c'est lui qui nous indique le chemin. Il connaît parfaitement la route, nous pas du tout. Si nous ne l'écoutons pas, nous n'avons aucune chance de le ramener chez lui.

Le projet est donc d'aller là où il nous mène en lui. Il s'agit d'une sorte d'exploration de sa structure psychique, d'après ses indications. Cette exploration se moque des notions de temps et d'espace, dans laquelle on peut passer d'une époque à une autre sans chronologie. Ce qui compte, ce sont les ressentis et les analogies. Une sorte de *voyage uchrotopique* dans un « quelque part » bien réel, et pourtant virtuel, où se situe ce qu'il y a de plus fondamental en lui : ses ressentis et ses vécus qui l'ont poussé à s'ouvrir et s'enrichir d'une expérience ou, au contraire, les impacts et les blessures qui l'ont porté à se fermer pour ne pas souffrir.

Le projet du praticien devra être de tourner son attention sur ce ballet de la vie qui se cherche ou se protège, qui se construit ou se met en attente. Il y verra les fractures, en validera l'importance et même la nécessité, pour ensuite les accompagner dans le fait de se réduire, puis de se ressouder.

Son projet, avant même d'envisager d'aider, est de rencontrer et de faire se rencontrer. Vouloir commencer directement avec le projet d'aider met une pression. C'est déjà l'expression d'un pouvoir (même involontairement et avec douceur). Vouloir aider c'est vouloir résoudre, or celui qui souffre a d'abord besoin que l'on accepte de le rencontrer et de l'entendre avec sa souffrance. Ensuite, et seulement ensuite, l'accompagnement peut commencer, dans la mesure où l'on a compris que cet accompagnement est une médiation.

3. Reconnaissance et considération « vides et plénitudes »

Vouloir apporter une aide, s'accompagne, hélas souvent, de « *solutionite aiguë* ». Même quand on a compris qu'il s'agit d'identifier des zones de douleurs en soi et que les symptômes sont de précieux alliés pour y parvenir… il reste à réaliser ce qui sera vraiment thérapeutique. Or, ce qui est vraiment thérapeutique n'est pas de chercher une solution ! Dans la deuxième partie de l'ouvrage, (voir page 179) nous pourrons constater que ce qui est à chaque fois thérapeutique est un cheminement en deux étapes :

- identification de la part de Soi ayant souffert ;
- réhabilitation de celle-ci.

Pourtant les réflexes culturels ne nous ont pas habitués à nous positionner ainsi. Ce que nous trouvons, nous avons tendance, dans le pire des cas à vouloir nous en débarrasser, et dans le meilleur des cas à vouloir le calmer (ce qui revient à dire : vouloir se débarrasser de son vécu, le faire taire).

Nous peinons à concevoir que ce que nous trouvons au plus profond de la psyché est ce qu'il y a de plus précieux, attendant notre considération et notre reconnaissance. Notre culture du mal nous a habitués au combat.

Le mot *mal* définit généralement ce qui est *mauvais*. Dans ce sens, il est naturel d'envisager de le combattre. Pourtant, dès qu'on l'utilise comme préfixe, il prend un autre sens. *Maladroit,* signifie avoir un manque d'adresse, *malhabile,* un manque d'habileté, *malpoli,* un manque de politesse, *malaisé* un manque de facilité ou d'aisance… *mal* signifie donc aussi *manque.* La littérature romantique (1800) n'a pas hésité à l'utiliser directement dans ce sens pour évoquer une nostalgie comme dans l'expression : « *Avoir le mal du pays* ». « Avoir le mal » signifie donc aussi « avoir le manque ».

Dans la psyché, il ne s'agit justement pas d'une problématique de mauvais à éradiquer, mais d'une problématique de manque à combler. Nous sommes tellement emprunts d'une culture de lutte contre le mal qu'il m'a semblé nécessaire de faire cette parenthèse sémantique pour laisser émerger un autre point de vue. *Être habité par le mal,* quand nous donnons au mot « mal » le sens de « mauvais », ne laisse pas la même saveur que quand nous lui donnons le sens de « manque ». Or « *être habité par le manque* » exprime de façon plus juste ce qui se passe en nous qu'« *être habité par le mauvais* ». Il en découle naturellement que le mauvais se combat alors que le manque se comble.

> " Quand il y a reconnaissance du vécu et accueil avec considération, cette place, est enfin occupée par son occupant légitime. "

Du fait de ses manques, un sujet met en œuvre de nombreux étayages pour « compenser ». Les manques sont engendrés par la *pulsion de survie*, ainsi que les étayages. Tout cela est affaire d'énergie et de lutte. La *pulsion de vie*, de son côté, est gardienne de ce que l'on a laissé de côté, et aussi du vide qui subsiste, même s'il est caché par des compensations. La pulsion de vie fera également en sorte que ce vide ressurgisse un jour et soit enfin comblé par son juste contenu, c'est-à-dire la part du Soi qui a, là, sa juste place.

Dans la deuxième partie de l'ouvrage (chapitre 12, page 195), nous voyons un homme alcoolique qui a retrouvé son père en s'étant lui-même mis à boire, comme lui. Curieusement, par son addiction, cet homme réalise un *chemin d'amour* vers cette rencontre ! Ce père avait vu des meurtres, des tortures et des viols dans la légion, et l'alcool l'avait aidé à masquer ce qu'il avait dû effacer de sa vie. Le sujet venu consulté a ainsi retrouvé ce père, l'a entendu et accueilli (en lui offrant ses larmes). Il lui a donné sa juste place. Il avait un vide en lui, exactement là où ce père devait se trouver. Cela nous renvoie au propos de Jacques Alain Miller, rapporté par Bruno Dal Palu :

> « Pourtant ce vide n'est pas absolu, c'est un manque à sa place, un vide qui se produit là où on attendait la signification » (p. 123)[1].

En effet, comme ce père était insupportable, la pulsion de survie l'avait rejeté. Néanmoins, à l'emplacement exact où il devait se trouver, il restait un vide dans la psyché. Ce vide, d'abord compensé par l'alcool pour ne pas souffrir, est reparu quand la famille a commencé à exploser, menaçant de le quitter, précisément parce qu'il avait « choisi » ce type de compensation.

Ce symptôme a permis à cet homme d'aller chercher en lui tous ces « contenants » (ces vides) à remplir de vie. Comme si chacun de ces vides était un précieux récipient attendant son contenu. Nous avions ici le vide de l'enfant qu'il était et que sa mère tuberculeuse n'avait pu prendre dans les bras pour ne pas le contaminer, le vide de cette mère jamais entendue dans sa douleur, le vide de ce père jamais réhabilité dans la réalité du vécu qui avait été le sien. Quand chaque contenant a retrouvé son contenu, la sensation de plénitude est concrète et l'apaisement durable. En effet il ne s'agit plus ici de nouvelles compensations ou étayages. Ce qui ne faisait que masquer le vide ne pouvait longtemps faire illusion. Comme dans le tonneau des Danaïdes, le « récipient » se vidait, pareil à une

---

1. DAL PALU B., *L'énigme testamentaire de Lacan*, (L'Harmattan, 2004).

main ne pouvant retenir le sable. Aussitôt il fallait recommencer à compenser. Le changement majeur réalisé ici est qu'il ne s'agit plus de compensations, mais de véritable « plein ». Un tel regard sur la façon d'aborder la problématique alcoolique fait penser au propos d'Épictète :

> « Quelqu'un boit beaucoup de vin, ne dit pas qu'il fait mal de boire, mais qu'il boit beaucoup : car avant que tu n'aies bien connu ce qui le fait agir, d'où sais-tu qu'il fait mal ? » (XLV)[1].

4. La validation existentielle

Cette notion de reconnaissance nous conduit à un point majeur en accompagnement psychologique : la validation existentielle. Nous avons déjà vu qu'il s'agissait du sixième point de validation… mais c'est encore davantage !

La réjouissance, source de validation

J'ai pu identifier clairement cette subtilité lors d'un stage que j'animais pour des praticiens. Une psychothérapeute, que j'avais en formation, s'occupait de celui qu'elle accompagnait avec pertinence, délicatesse, justesse des questions et du guidage non directif, qualité de son attention. Elle aboutissait correctement à la part du Soi à réhabiliter et proposait une juste démarche pour accomplir cette réhabilitation. Dans cette séquence d'accompagnement qu'elle déroulait devant moi, tout était techniquement correct, accompagné en plus d'une belle présence, pour ne pas dire une certaine qualité d'amour… dans le sens le plus noble du terme. Toutefois, l'aboutissement ne se produisait pas.

Grâce à la présence de tous ces éléments, j'ai pu identifier avec précision qu'il manquait quelque chose d'autre… Ce quelque chose semblait fondamental et pourtant, je ne l'avais jamais, jusqu'à ce jour, identifié avec une telle subtilité. Je suis très reconnaissant à cette personne de m'avoir permis d'y parvenir.

Il lui manquait de se réjouir de l'émergence de la part du Soi de son patient. Cette minuscule nuance par laquelle le praticien éprouve une certaine réjouissance quand la part d'être surgit chez son patient est en fait un point majeur. Sans cela tout le reste n'est rien. En fait, cela caractérisait ce que je mettais en œuvre en tant que praticien depuis longtemps, mais je n'en avais jamais identifié, ni la nature, ni l'importance. Ce qui en rendait l'enseignement plus difficile !

---

1. ÉPICTÈTE, *Manuel*, (Nathan, 2006).

Cette réjouissance est bien plus que l'attitude d'humanité du praticien. *Ce n'est pas quelque chose qu'il donne, mais quelque chose qu'il reçoit.* L'amour est l'émission d'un flux qui va de soi vers l'autre, alors qu'être touché est l'accueil d'un flux qui va de l'autre vers soi. C'est une autre forme de générosité. Le fait de recevoir ce flux de vie produit l'essentiel de l'accompagnement psychologique du patient. Pour le mettre en œuvre, nous devons bien intégrer la différence entre « être touché » (réjouissance face à la rencontre de l'être) et « être affecté » (impact face à la révélation d'un problème). C'est cette réjouissance qui permet, accompagne, encourage, sécurise, et rend attrayant pour le patient de se rencontrer. S'il sent notre bonheur de voir cette part de lui, il ose la laisser émerger.

Tout se passe « comme si » la part d'être à révéler interpellait le praticien en le sollicitant pour que la conscience du sujet auquel elle appartient la rencontre. Une sorte de connivence, sur le ton de la réjouissance, s'installe. C'est précisément cette réjouissance du praticien qui facilite la rencontre en cours, conduisant à l'individuation naturelle du sujet.

Nous noterons qu'un auteur Gestalt thérapeute, Chantal Manasquier-Savatier, nous dit que le praticien est *« habité par une intention d'aller vers l'autre »* (p. 183)[1]… et surtout que sa qualité *« c'est pouvoir être ému, touché comme un être humain et en témoigner »* (p. 203) et qu'*« il donne la sécurité nécessaire pour que la personne puisse faire un pas de plus vers la nouveauté »* (p. 204).

Elle ne précise pas cette notion de validation existentielle, ni cette présence de Soi et de la part de Soi chez le sujet accompagné. Pourtant, en disant *« C'est pouvoir être ému, touché comme un être humain et en témoigner »*, elle nous place avec justesse loin de l'idée erronée de « distance thérapeutique ».

La validation existentielle est un élément majeur de l'attitude du praticien[2]. On aurait pu en avoir plus tôt l'idée en psychothérapie :

- guidés par l'humanisme de Maslow, pour qui l'homme, seulement victime de carences de Soi, tend vers la personne « qu'il a à être » ;
- avec Winnicott évoquant le rôle du regard de la mère qui donne existence à l'enfant ;
- ou avec Veldman dans son approche haptonomique du tact psychique où l'on s'ouvre à l'autre, où on le reçoit avec subtilité.

---

1. MANASQUIER-SAVATIER C., *Comprendre et pratiquer la Gestalt thérapie*, (Dunod Inter éditions, 2008).
2. Voir la publication « Validation existentielle » (septembre 2008) sur le site maieusthesie.com.

Cependant, il fallait un ajustement supplémentaire pour aboutir à cette délicate notion et réunir les recherches et trouvailles de ces praticiens à qui nous ne pouvons qu'adresser une grande gratitude.

5. Chercher la justesse et non l'erreur

Pour faire suite à l'idée que l'on cherche un *vide* à remplir et non du *mauvais* dont il faudrait se débarrasser, le praticien aura aussi comme projet de rechercher la pertinence et jamais l'erreur (voir le chapitre 9, page 131).

Le projet du praticien ne devra donc pas être de pister l'erreur, mais plutôt de *s'attendre à la révélation de la justesse*. Il n'est en aucun cas un enquêteur cherchant un fautif ou une pensée erronée. Il est pareil à un chercheur de trésor s'attendant à une découverte extraordinaire. Il se sent touché par chaque émergence comme le rapprochant de ce qu'il y a de plus précieux en l'autre. Il participe à cette découverte, à cette naissance, et s'en réjouit par avance. Il se sent touché sans être euphorique et encore moins « illuminé ». Il est tranquille, *présent avec* le sujet, confiant et prêt à goûter chaque pas réalisé.

Cette notion de *chercher la justesse* plutôt que l'*erreur* est d'une extrême importance, tant par respect de celui que l'on aide, que pour le respect qu'il se portera à lui-même. L'important réside également dans l'énoncé du problème. Il ne s'agit pas de dire « en quoi est-ce une erreur ? », mais « en quoi cela est-il juste ? ». On évite alors au patient de prendre ombrage de ce qu'il trouve et, quand bien même on arrive au même endroit de la psyché dans les deux cas, le résultat n'est pas le même. Quand l'homme qui buvait « retrouve » son père (voir accompagnement n° 9), sa sensation sera très différente selon qu'il pense « la stupidité de son addiction venait de ça » ou « grâce à son addiction il a pu réaliser cette retrouvaille intérieure ». On pourrait croire que cela risque de rendre l'alcool encore plus désirable. Justement non. Quand ce qu'il devait accomplir est réalisé, l'addiction disparaît.

Les praticiens en thérapies cognitives utilisent une méthode qu'ils nomment « découverte guidée ». Daniel Nollet, psychiatre, nous décrit cette approche :

> « *La découverte guidée* est en tous points comparable au questionnement socratique[1] : elle n'en diffère que par l'ingénuité du théra-

---

1. Le questionnement socratique auquel Daniel Nollet fait ici allusion est la *maïeutique*. Même si l'étymologie de ce mot (*maieutikê*, art d'accoucher) reflète bien le projet supposé de la maïeutique (art d'accoucher l'esprit, des pensées qu'il contenait sans le savoir), une ombre plane sur cette pratique. En effet, quand Platon « fait parler » Socrate, les « Dialogues » de type *maïeutique* qu'il nous propose ne montrent essentiellement que des questions fermées

peute. En acceptant de ne pas connaître par avance les réponses à ses propres questions, le thérapeute conduit les patients à découvrir par eux-mêmes leurs propres illogismes ou perceptions erronées. Un jeu subtil de questions presque naïves déstabilise les convictions enracinées dans les schémas centraux. La découverte guidée est une méthode plus puissante mais plus complexe que le questionnement socratique. Elle débouche sur des effets de surprise tant pour le patient que pour le thérapeute et confère au processus thérapeutique une créativité exceptionnelle. » (p. 161)[1].

Je ne peux que partager beaucoup de points avec Daniel Nollet. Cependant je remarquerai que l'on devrait uniquement poser des questions dont on ne connaît pas la réponse (sinon ce ne sont plus des questions !), et que celles-ci doivent toujours être quasiment naïves, ingénues, sans malice, pleines de confiance et de respect. Ces points sont des évidences maïeusthésiques (voir chapitre 9, page 131).

Je serai en revanche très critique sur quelques éléments qui faussent ce questionnement : amener les sujets à pointer leurs erreurs cognitives, à débusquer leurs « mauvaises façons de penser » et à « découvrir par eux-mêmes leurs propres illogismes ou perceptions erronées »… cela ne conduit pas à ce qui est juste en eux, mais à ce qui est faux ou mauvais. Malgré le grand respect du patient que met Daniel Nollet dans le reste de sa description, je ne peux partager ce point. Même en se plaçant du point de vue cognitiviste, ce n'est pas ce qui fait l'erreur de cognition qui devrait être mis en exergue, mais ce qui donne tout son sens à ce qui se passe dans la psyché. Prenons l'exemple de quelqu'un qui a peur du bleu. Il découvre qu'enfant, la pièce dans laquelle on lui disait d'aller pour le punir était bleue. Cela ne fait pas de sa phobie du bleu une *erreur cognitive*, mais un juste fondement. C'est de l'ordre de la révélation qui explique tout, non comme une erreur mais comme un gigantesque éclaircissement. Du seul point de vue cognitif on devrait au moins lui accorder cette dimension. De plus, du point de vue maïeusthésique, cette phobie a enfin permis de rencontrer et entendre cet enfant puni, puis de le réhabiliter en lui offrant une validation existentielle. Il n'est pas source d'une erreur, mais d'un symptôme qui permettra de le retrouver pour lui

---

(suite de la note 1 page 121)

dont, en plus, le projet évident est de mettre l'interlocuteur en situation de répondre « oui ». La « découverte guidée » des cognitivistes n'aurait donc pas avantage à être trop proche de ce questionnement socratique, du moins tel que Platon nous le rapporte. Je développerai plus loin ce qui fait la profonde qualité des questions d'un praticien dans l'approche *maïeusthésique* et nous prendrons soin de clairement différencier la *maïeutique* de la *maïeusthésie* (des références et citations, concernant ces éléments, se trouvent dans le glossaire, page 283).

1. NOLLET. D, *Manuel de thérapie comportementale et cognitive*, (Dunod, 2004).

donner sa place. Grâce à la pertinence de cette phobie du bleu, le sujet peut remplir une part restée vide en lui jusqu'à ce jour. De ce fondement restauré, il résulte aussitôt un réajustement cognitif qui fait qu'il ne souffrira plus de sa phobie. Cependant, cet ajustement se fait sur la base d'une reconnaissance existentielle et non sur celle d'une *faute cognitive.*

Je remarquerai l'expérience citée par Christophe André, psychiatre et psychothérapeute, rapportant l'expérience dans laquelle on a demandé à des sujets de jouer à un jeu vidéo où il s'agissait d'aider une souris à trouver son chemin dans un labyrinthe. Les joueurs étaient séparés en deux groupes où les enjeux n'étaient pas les mêmes : pour une moitié il s'agissait d'empêcher la souris d'être victime d'un prédateur, pour l'autre il s'agissait de lui faire trouver un délicieux fromage. Ce qui est intéressant, ce fut de constater ensuite l'influence du projet sur la créativité des joueurs : ceux dont la mission était de préserver du prédateur étaient devenus 50 % moins créatifs que les autres (p. 56/57)[1].

Ce vers quoi nous nous tournons, en tant que praticien et la nature de notre projet, influence aussi certainement notre créativité. Sommes-nous tournés vers cette émergence de l'être à rencontrer, ou sommes-nous tournés vers un problème à résoudre ? Sommes-nous déterminés à découvrir en quoi ce qui se passe a du sens, ou sommes-nous déterminés à en débusquer le non sens ? Nous avons là un point majeur du positionnement du praticien en psychothérapie.

6. La culture cathartique

Cette idée de faire la chasse à ce qui est erroné est un ancrage culturel profond. Comme si nous avions gardé la trace des exorcistes médiévaux inscrite dans notre inconscient. Nous avons beau moderniser les pratiques et nous être défaits des croyances démoniaques et obscurantistes, il s'agit encore et encore de combattre le mal, d'enlever le mal, de guérir la pathologie, de corriger des erreurs cognitives... et aussi d'éliminer les émotions emmagasinées.

La psychologie peine à se débarrasser de cette notion de combat. C'est sans doute ce qui fait que la plupart des techniques de psychothérapie sont cathartiques[2].

---

1. ANDRÉ C., *Les états d'âme*, (Odile Jacob, 2009).
2. *Catharsis* vient du grec *katharsis* « purification ». Selon Aristote, c'est un effet de *purgation des passions* produit sur les spectateurs d'une représentation dramatique. En psychanalyse, c'est une réaction de libération ou de liquidation d'affects longtemps refoulés dans le subconscient et responsables d'un traumatisme psychique En psychanalyse, on parlera aussi d'abréaction : brusque libération émotionnelle ; réaction d'extériorisation par laquelle un sujet se libère d'un refoulement affectif (définitions du petit Robert Méthodique).

C'est-à-dire qu'elles sont basées sur un principe d'élimination de ce qui est « mauvais ». Même si Joseph Breuer[1] a choisi le mot *catharsis* pour désigner l'effet salutaire du rappel à la conscience d'un événement traumatique refoulé… pourquoi donc a-t-il choisi un terme qui signifie « purification » ? Vous noterez aussi que dans sa définition, il *rappelle à la conscience l'événement refoulé* et non celui que l'on était lors de cet événement. Le problème, en ramenant l'événement à la conscience, est qu'on l'inflige de nouveau à l'individu présent. Cela risque surtout de l'encombrer et non de le libérer, car il s'y blesse une nouvelle fois.

Si nous voulons malgré tout accorder à l'idée de purification une certaine considération, nous pouvons remarquer qu'en ramenant à la conscience celui que nous étions (et non pas l'événement), d'une certaine façon, nous le purifions, mais ce n'est pas le sens évoqué par Breuer. *Nous purifions celui que l'on était de l'événement auquel, jusque-là, nous l'avions toujours identifié.* En effet, le problème de celui qui a vécu un drame est qu'il s'y identifie et que ceux qui l'entendent en parler en font autant. Cela le conduit à perdre son identité, convaincu qu'il est aussi mauvais que ce qu'il a subi. C'est ainsi qu'une enfant violée se sent souillée et habitée par la honte, alors que ce qui est horrible, c'est ce qui lui est arrivé et en aucun cas celle qu'elle était.

Le projet du praticien ne devrait pas être un projet d'élimination, mais un projet de rencontre et d'intégration. La reconnaissance de celui qui est retrouvé en Soi suffit, il n'y a rien à éliminer. Tout au plus une émotion peut avoir besoin de s'exprimer et d'être reconnue.

L'idée de catharsis est aussi au cœur des thérapies psychocorporelles. Celles-ci s'occupent de la circulation du flux que Wilhem Reich[2], Alexander Lowen[3] et Gerda Boysen[4], nomment la bioénergie. Ils sont particulièrement attentifs à l'accomplissement des cycles émotionnels : une émotion doit aller jusqu'au bout. Quand ce n'est pas le cas, le flux émotionnel reste bloqué et stocké dans les tissus corporels qui les retiennent comme de véritables « citernes ». Il apparaît donc que l'élimination cathartique soit ici nécessaire… avec tout de même l'idée de

---

1. Joseph BREUER (1842-1925) repris le terme de catharsis pour désigner l'effet salutaire du rappel à la conscience d'un événement traumatique refoulé (voir SILLAMY N., *Dictionnaire usuel de la psychologie*, Bordas, 1993).
2. Wilhem Reich, psychiatre américain (1897-1957), tient une place importante dans le premier mouvement psychanalytique. Fondateur d'une technique de relaxation musculaire et d'expression émotionnelle bioénergétique : la végétothérapie.
3. Alexander Lowen (1910-2008), disciple de Reich a développé la thérapie bio énergétique.
4. Gerda Boysen (1922-2005) psychologue et physiothérapeute, développa cette approche avec ses trois enfants dont son fils Paul.

terminer un cycle inachevé, donc d'accomplissement, et une réalisation de ce qu'ils appellent « le noyau du vivant » qu'on peut rapprocher du Soi junguien (et non du Moi freudien).

La plupart des techniques, les thérapies cognitives y compris, ont tendance à adopter ce principe cathartique de suppression, de purification, d'élimination. Qu'il s'agisse d'éliminer un mauvais processus de cognition, de « vidanger » une citerne émotionnelle, de faire son deuil en croyant qu'il s'agit là de ne plus penser à celui qu'on a perdu, de retrouver ses zones de douleur pour les éradiquer… l'idée est plus ou moins issue de la « famille cathartique ». Naturellement, cela n'est pas forcément mauvais. Il existe effectivement des processus de cognition encombrants, des émotions qu'il faut un jour exprimer et des liens qui doivent se défaire. Cependant, il convient de procéder à ce « ménage » avec précaution. Car faire sortir de quelqu'un ce que l'on a jugé comme *étant mauvais en lui*, peut être dévastateur et lui faire perdre des parts précieuses de lui-même.

Le projet du praticien est avant tout la considération. Il est censé se trouver davantage dans la médiation que dans la solution, et cherche à révéler la justesse plutôt que l'erreur. Cela produit de toute façon un ajustement cognitif et une réalisation émotionnelle (bouclage de cycle ou de Gestalt), mais aussi une complétude des vides, une individuation du Soi, une restauration de ce que l'on a été et de ceux dont on est issu.

7. L'intégration : Résilience (survie) et Concilience (vie)

L'intégration offre au sujet de se construire. Il y trouve un plus de vie, une meilleure individuation et une plus grande aisance à rencontrer autrui. Après un choc, le premier réflexe est néanmoins de se protéger de ce qui a fait mal et la pulsion de survie fait son œuvre. Quand le choc a été violent, le sujet peut en rester profondément affecté et ne pas parvenir à se remettre simplement debout. L'intégration est alors repoussée à plus tard.

Certains individus parviennent mieux que d'autres à se relever. Pour nommer ce phénomène, la psychologie avec le concours du neuropsychiatre et éthologue[1] Boris Cyrulnik, a été amenée à développer le concept de « résilience ». Ce mot signifie qu'un être est capable de retrouver l'état antérieur après un choc. Ce terme vient de l'industrie ; on s'en sert pour indiquer la résistance à la déformation, et

---

1. Éthologie : « Étude des mœurs des animaux […] À la fin du XIXᵉ siècle le belge L. Dollo définit l'éthologie dans le sens moderne de la biologie du comportement » (voir DORON. R, PAROT. F, *Définition du dictionnaire de psychologie*, PUF 1991).

surtout la capacité qu'un matériau peut avoir à retrouver sa forme initiale. On l'utilisera par exemple pour parler de la qualité de pièces métalliques industrielles, aussi bien que de celle de matelas sur lesquels on dort... ce mot concerne tous les objets dont on a besoin qu'ils retrouvent leur forme initiale après une déformation.

Cette capacité à retrouver la *forme initiale* après un choc psychologique semble être l'œuvre de la pulsion de survie qui tente de gommer ou de masquer l'expérience qui vient de se vivre. Cela induit une grande dépense d'énergie et n'est possible que pour ceux qui en ont. C'est néanmoins une aide à vivre judicieuse. Nous avons déjà vu que la pulsion de survie n'est pas notre ennemie. Elle nous permet de mettre entre parenthèses un bout de Soi que l'on ne se sent pas la capacité d'intégrer, compte tenu de notre maturité du moment.

Cette stratégie est coûteuse, épuise progressivement, et il reste quand même en soi un vide qui, de toute façon, refera un jour surface pour nous inviter à le combler. Comme pour Florence Trew qui réclame encore son lièvre en bois à la fin de sa vie : elle revendique toujours que l'on n'a pas entendu sa douleur ! Même si elle s'en est apparemment remise et a donné l'impression d'être *résiliente* à ce sujet toute sa vie durant, quand son énergie a diminué, le vide, le creux, la dépression dans la psyché est reparu pour enfin être reconnu et comblé... comblé par cette part de soi, jusque-là délaissée.

Si le mot *résilience* nomme une réalité dans laquelle un sujet va se relever quand l'énergie le lui permet, nous prendrons soin de ne pas confondre l'idée de « résilience » et celle de « concilience[1] ». Dans son dernier ouvrage *De chair et d'âme*, Boris Cyrulnik a souhaité qu'on ne mélange pas deux notions : celle de résilience et celle d'invulnérabilité (p. 20)[2]. En effet pour lui, la notion de *résilience* ne signifie pas l'absence de choc, comme ce serait le cas pour un sujet invulnérable, mais plutôt l'idée qu'après avoir vécu un choc, on s'en sort mieux. Le remarquable travail de Cyrulnik mérite toutefois quelques précisions. Nous différencierons l'idée de *résilience* et celle de *concilience*. Le mot « résilience » évoque trop l'idée d'un retour à l'état antérieur... et ce n'est pas ce que veut dire Cyrulnik. Cela entretient hélas une confusion. La *résilience* fait penser à une sorte de « résiliation de contrat » alors que la *concilience* évoque le fait « d'honorer un contrat ».

Dans le mot *résilience* tout se passe comme si l'on disait « qu'il n'y a rien eu » (déni ou anesthésie), afin de retrouver son état antérieur, alors que le mot *concilience* est l'expression d'une sorte d'intégration de celui que l'on était dans la circonstance traumatique, d'une reconstruction augmentée de quelque chose en

1. Mot proposé par l'auteur.
2. CYRULNIK B., *De chair et d'âme*, (Odile Jacob, 2006).

plus. Boris Cyrulnik nous précise que dans ce qu'il appelle *résilience*, par la suite, on n'est pas exactement « comme avant », mais « un peu plus qu'avant ». Il a naturellement pointé dans son expérience qu'on ne peut être, l'instant d'après, identique à celui qu'on était précédemment. Dans ce cas, le mot *résilience* ne semble pas tout à fait adapté pour exprimer l'idée que nous aboutissons à un état antérieur *augmenté de quelque chose* qui le rend plus stable, plus performant (et non à la restauration d'un état antérieur).

Cependant le mot *résilience* est bienvenu pour désigner une étape transitoire de survie dans laquelle on garde une certaine vulnérabilité. Le fameux *Murmure des fantômes* de Cyrulnik nous montre à quel point celui qui a gardé la blessure invisible est une sorte de fantôme (« survivant/mort-vivant ») face à une société qui ne lui apprend pas à être, qui ne lui propose que du paraître et non une intégration, un chemin vers une réalisation du Soi. Dès les premières pages de son ouvrage, Cyrulnik illustre son propos avec l'exemple de Marilyn Monroe (p. 10)[1] dont le charme masquait un vécu traumatisant de son enfance, où elle était « déjà morte ». Elle n'a proposé ensuite qu'une séduisante image, une sorte de *fantôme* de charme, ne faisant plus que *murmurer* sa blessure d'antan. Le mot *résilience* pourrait désigner un tel phénomène de *comme si il n'y avait rien eu*. En revanche, ce mot risque de générer une confusion si nous l'utilisons pour évoquer la *version augmentée* de l'individu qui a intégré celui qu'il était lors du choc. La *résilience* nomme ce que l'on pourrait appeler « tentative de résilier le contrat de vie » grâce à un effort de la pulsion de survie, alors que la *concilience* pourrait nommer le fait « d'honorer le contrat existentiel » grâce à la pulsion de vie[2].

Celui qui vit un choc devient *contractant avec lui-même* : il passe inconsciemment le contrat de revenir un jour vers cette douloureuse part du Soi, qu'il est pour le moment obligé d'abandonner. Ce contrat de vie s'établit spontanément, mais va aussitôt être combattu par la pulsion de survie qui tentera de nier tout cela, de le résilier et de faire comme s'il n'y avait rien eu.

Le projet du praticien sera donc de respecter l'état de résilience quand il est avéré, mais surtout d'accompagner vers l'état de concilience quand celui-ci n'est pas réalisé. Notons cependant qu'un sujet résilient consulte rarement, car ses compensations lui suffisent. Il ne consultera que quand la possibilité de résilience ne fonctionnera plus. Dans ce cas, le praticien n'aura pas pour projet d'accroître la résilience du sujet, mais plutôt de l'accompagner dans la réalisation du *contrat*

1. CYRULNIK B., *Le murmure des fantômes*, (Odile Jacob, 2005).
2. Ces nuances, loin de porter atteinte au travail de Boris Cyrulnik, visent à proposer quelques précisions, ainsi qu'un prolongement de sa pensée.

de vie qui s'exprime en lui, c'est-à-dire la réhabilitation de la part de Soi qui, en lui, « lève la main » pour qu'on la remarque, pour qu'on ne la laisse pas dans ce recoin de l'inconscient comme dans une sorte d'oubliette de la psyché. C'est un peu comme une rencontre, une venue au monde, et le praticien qui accompagne une telle émergence est censé la vivre comme un moment d'exception, comme un véritable cadeau qui lui est fait.

8. L'inconscient, lieu de gestation

L'inconscient fait l'objet de nombreuses suspicions quand à son contenu. L'imagerie populaire, dans sa logique cathartique, le voit comme un cortège de « casseroles » que l'on traîne et dont il faudrait savoir se débarrasser. Dans le monde psychanalytique il est aussi vu comme source de « fourberie » ou au moins de mensonge et de manipulation, puisque les symptômes sont perçus comme une dissimulation des vraies raisons (voir Le cas du petit Hans, page 74). Pour les cognitivistes, ce n'est pas tant l'inconscient, au sens psychanalytique du terme, mais plutôt de mauvais mécanismes de pensées qui sont combattus. Dans la plupart des cas, l'inconscient n'est pas vu comme une source précieuse de richesse. Quand un psychanalyste parle de cette force qu'est le « Ça » (venant, du fait que des patients disaient « *ça* a été plus fort que moi »), celle-ci est un peu vue comme un inconvénient dont le Moi, avec toute sa force, devra venir à bout, en la mettant sous son contrôle pour qu'elle soit en cohérence avec le monde extérieur.

Cette logique est celle de la puissance « contre ce qui ne va pas », de « redressement de ce qui est tordu », d'élimination « de ce qui est mauvais », de contrôle « de ce qui est douteux »… C'est sans doute pour cela que Jung et Rogers dénoncent à quel point la littérature « psy » parle constamment de la résistance des patients. Ils en déduisent que l'on doit probablement être en train de leur faire faire quelque chose de contraire à leurs besoins réels. Sinon comment se ferait-il qu'un sujet ne dise rien d'important (pendant des dizaines de séances) à un praticien qui a une vision négative de ce qui l'habite, alors qu'il aboutit parfois en un seul entretien au plus profond de lui-même, sur des points très lourds, jamais exprimés auparavant, quand le praticien a une vision valorisée de ce qui est en lui[1] ?

> " L'inconscient est un lieu de gestation où le sujet se prépare à accoucher de lui-même. „

L'inconscient ne devrait pas être considéré comme une sorte de lieu sombre de la psyché. Nous y trouvons toutes ces parts de soi, rejetées par la pulsion de survie et précieusement gardées

---

1. Cette qualité d'accès à Soi est fréquemment observée en thérapie maïeusthésique.

par la pulsion de vie. Il s'y trouve en même temps tous ces processus qui ferment le contact, mais aussi tous ceux qui prennent soin de ce que l'on n'accueille pas encore. S'y trouve aussi potentiellement tout ce qui nous permettra d'y accéder le moment venu. Cet inconscient est le garant de notre intégrité à venir, de notre individuation, de la réalisation du Soi. La pulsion de vie y prend soin de tous ces bouts de soi « abandonnés », comme le ferait une véritable « nounou ». Quel que soit notre acharnement à les rejeter, elle les garde, jusqu'au jour où nous serons en mesure de leur accorder leur place. L'inconscient est comme un lieu d'exception où ces enjeux assurent la continuité de notre maturation.

Loin d'être habités par ce qu'il y aurait de plus mauvais en nous, l'inconscient peut être considéré, au contraire, comme contenant ce qu'il y a de plus précieux. En quelque sorte, il est un lieu de gestation où le sujet, tel un *parturient*[1] se prépare à accoucher de lui-même.

Dans mon ouvrage précédent, *L'écoute thérapeutique*, j'avais utilisé de nombreuses illustrations venant de la mythologie ou des contes. Le mythe qui s'y trouvait comme une sorte de *fil rouge* permanent, était le mythe égyptien d'Isis et Osiris. Ce dernier est un souverain généreux, mais Seth, son frère jaloux, veut prendre le pouvoir. Après maintes péripéties, il tue Osiris puis le coupe en morceaux qu'il éparpille dans les différentes provinces. Isis, la très amoureuse femme d'Osiris, avec l'aide de sa sœur Nephtys, part à la recherche de l'ensemble des morceaux et, les ayant retrouvés, les rassemble. Elle le fait avec tant d'amour qu'Osiris revient à la vie et de leur union naît Horus. Dès lors Osiris règne sur le monde des morts et Horus sur le monde des vivants.

Il ne s'agit là que d'une histoire, mais nous y trouvons une intéressante analogie avec le fait que celui que nous sommes doit rencontrer ceux que nous avons été (éparpillés dans notre histoire) afin de les rassembler, puis de les aimer. De cette union entre celui que l'on est et tous ceux que l'on a été, naissent tous ceux que nous allons devenir. Un peu comme si celui que l'on est « était Isis », et ceux que nous avons été étaient « Osiris coupé en morceaux », Seth représentant la « pulsion de survie qui éparpille » et Nephtys « la pulsion de vie qui rassemble ». Il est intéressant de noter que dans ce mythe, les quatre protagonistes sont frères et sœurs : ils font donc partie d'un même ensemble. Nous avons la même symbolique dans des contes plus connus comme celui de *La Belle au bois dormant* ou celui de *La Belle et la Bête*. Dans ces histoires, chacun des protagonistes peuvent être considérés comme des parts du Soi qui cherchent à se rencontrer. Quand survient le « fameux

---

1. Mot ici exceptionnellement utilisé au masculin par l'auteur pour décrire ce phénomène « d'accouchement » de Soi (voir glossaire, *Parturient*, page 285).

baiser d'amour » tout s'accomplit, ils trouvent le bonheur et ont beaucoup d'enfants ! La bête, que l'on croyait être monstre, n'avait d'autre besoin que d'être aimée *en l'état* pour devenir « rencontrable ». Elle devait être rencontrée pour changer et non changer pour être « rencontrable ». Vous vous souvenez que dans la psyché, on ne change pas celui que l'on était : on n'a pas pour projet de le changer, ni de le calmer, ni de l'aider… juste de le reconnaître et de l'accueillir.

Ces analogies font partie d'une savoureuse culture populaire qui nous montre que derrière la surface cathartique, il existe, malgré tout, une sorte de conscience de soi étonnante.

Au-delà de ces illustrations, dans la réalité concrète de l'aide psychologique, quand on considère que le sujet est habité par ce qui est précieux en lui et que les processus à l'œuvre sont ceux d'une rencontre, tout se passe assez facilement. Prenons bien note qu'il ne s'agit en aucun cas d'édulcorer ce qui est horrible. Il se trouve simplement que notre attention ne se porte pas sur l'horreur des circonstances, mais sur celui qui s'y trouvait. L'inconscient n'est pas habité par les événements mais par les parts de Soi en attente d'accueil. Croire que l'inconscient est habité par de sombres choses, c'est croire que l'inconscient est remplit par l'événementiel. En réalité il est rempli de tous ceux que nous étions. Ne pas faire la différence est quasiment une insulte à la vie et à celui que l'on prétend aider.

Si l'on énonce que l'inconscient est rempli de choses peu avouables, il est naturel que le sujet y aille à reculons. Je me souviens de cette femme qui retrouva que toute petite, sa mère l'avait sexuellement effleurée de manière intentionnelle, et avait provoqué chez elle un émoi difficile à digérer. Elle se sentait coupable d'avoir ressenti un plaisir dans cette situation inappropriée. Si le praticien croit qu'ici on va vers du sombre, le sujet n'ira pas. La mère a bien fait un geste inacceptable, mais le plaisir ressenti par l'enfant ne l'était pas. C'était une naturelle expression du corps. Il importait de rencontrer cette enfant et de la réhabiliter. Cela a permis à cette femme de se réapproprier son corps jusque-là un peu endormi par la culpabilité. L'acte de la mère est déplacé, bien évidemment, mais pas ce que l'enfant a ressenti. D'autre part, la mère a sa raison et devra aussi trouver sa place. Juger un acte est une chose, mépriser celui qui l'a fait en est une autre… surtout quand il s'agit d'un parent. Nous prendrons soin, même dans ce cas, non de « retrouver une horreur », mais plutôt un être lourd de son secret, enfermé depuis longtemps, à qui on a le bonheur de rendre le jour.

L'inconscient ne semble infréquentable que quand on ne sait pas différencier l'être et la circonstance. En vérité, l'inconscient est un haut lieu de gestation et le praticien est littéralement un accoucheur de vie. Ce type de regard qu'il porte sur la psyché modifie complètement la qualité de son projet, donc celle de l'aide qu'il apporte.

Chapitre 9

Le point d'entrée par la sensibilité

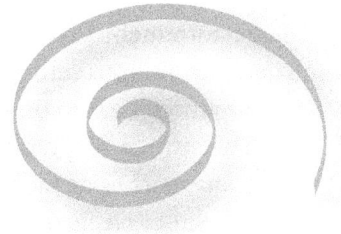

L'art du guidage non directif

1. Trouver une porte d'entrée

Vous vous souvenez de la phrase que le Docteur en psychologie John Preston a mise dans son ouvrage : « Mais qu'est-ce que je dois faire maintenant ? » Dans ses premières rencontres avec des patients, il a réalisé à quel point ce n'était pas une question de théorie. Il se sentait sans repères, malgré l'étendue significative de ses connaissances universitaires. Ce chapitre, ainsi que les fiches de mise en œuvre de la deuxième partie, répondent à cette préoccupation parfaitement réaliste.

> **" La problématique du praticien n'est pas tellement d'avoir confiance en lui, mais plutôt d'avoir confiance en celui qu'il aide. "**

Il s'agit donc de savoir par où commencer. Pour aborder celui qui lui demande de l'aide, le praticien devra être surtout attentif aux ressentis exprimés. Que ce soit en verbal ou en non verbal, c'est là qu'il trouvera la « porte d'entrée ». Il devra aussi considérer que le sujet, à travers ce dont il se plaint, est en train de l'inviter là où il faut pour l'accompagner. Il devra aussi avoir présent à l'esprit que le sujet est celui qui sait et que le praticien est ignorant. Quand ce dernier se sent perdu, il peut même demander à son patient : « Dans tout cela, qu'est-ce qui vous semble le plus important ? » Ou encore mieux : « Dans tout cela, qu'est-ce qui vous touche le plus ? ». Pour que cette question soit « habitée » et non l'expression d'une vulgaire technique psychothérapique, le praticien sera toujours tourné vers l'idée de pertinence, de « venue au monde potentielle » et de validation existentielle. Il n'aura donc pas peur des émergences émotionnelles éventuelles. Il saura qu'il est en train d'accompagner quelqu'un là où celui-ci sent qu'il doit aller.

Dans la deuxième partie de l'ouvrage *Exemples d'entretiens*, dans le cas « Réunion de famille », le sujet dit : « Que dois-je faire pour ne plus être agressif ? Je ne sais pas faire autrement à chaque fois qu'on s'adresse à moi. Cette réaction, c'est plus fort que moi ». Nous retrouvons là le fameux « *ça* est plus fort que moi », mais cela ne nous renseigne pas concrètement pour démarrer l'aide. Le point de départ doit être le ressenti. Si le praticien laisse simplement le sujet s'exprimer, comme on le pratique parfois de façon excessive en écoute non directive et surtout en psychanalyse, celui-ci risque de se noyer dans son discours… ou dans son silence. Certes c'est lui qui sait, mais pour accéder en lui à ce qu'il sait, il a besoin d'être accompagné.

Quand cette femme dit « Que dois-je faire pour ne plus être agressive ? Je ne sais pas faire autrement à chaque fois qu'on s'adresse à moi. Cette réaction, c'est plus fort que moi », elle attend quelque chose. Naturellement, la question « que dois-je faire ? » est un message apparent et n'est pas ce qui mobilise l'attention du praticien, qui sait très bien qu'il ne peut donner un conseil à ce sujet. Il doit se demander « Qu'est-ce que la personne accomplit de pertinent en devenant agressive à chaque fois qu'on lui adresse la parole ? ». Évidemment, il n'en sait rien. Il sait simplement que cela a du sens… sans essayer surtout de deviner lequel. Le *non savoir* est ici son précieux allié. D'où l'importance de la réflexion de Daniel Nollet qui dit que les questions doivent être ingénues et que celui qui les pose ne doit pas savoir la réponse par avance.

Pour faire un pas vers le sujet et aider celui-ci à faire un pas vers lui-même, le praticien va passer par le ressenti et poser concrètement une question : « Que ressentez-vous quand on vous demande quelque chose ? ». Il s'attend ici à ce que le sujet aille là où il faut, quoi qu'il dise. Et celui-ci énonce justement une précision importante : « C'est comme si on allait encore me demander plus de choses que je ne peux en faire ! ». Il parvient aisément à répondre cela car il sent que le praticien n'est pas dans l'enquête, ni dans le jugement, qu'il est au contraire une sorte de « chercheur d'intelligence », qu'il n'est là ni pour débusquer les erreurs ni pour pointer les fautes.

Chercheur de sens, qu'il accorde par avance même sans le connaître, le praticien continue en retenant son souffle, touché par l'émergence potentielle qui s'annonce. Il est comme une sage-femme voyant la dilatation se faire… et l'enfant qui ne va pas tarder à naître.

Percevant ici l'éventualité d'une part du Soi qui « lève la main » pour être rencontrée, il demande : « Vous est-il déjà arrivé qu'on vous demande plus de choses que vous ne pouvez en faire ? ». En l'absence de jugement, le non verbal du praticien indique au sujet qu'il n'a aucune intention de rejet ou de pouvoir. Celui-ci répond alors spontanément : « Oui, quand j'avais six ans j'ai dû m'occuper de mes frères et sœurs, quand ma mère a été en hôpital psychiatrique ».

Nous réalisons qu'en peu de phrases le sujet arrive là où c'est important. Néan-moins cela ne suffit pas. L'accompagnement doit continuer. *Avec sa réponse, le sujet invite le praticien à lui proposer une question et le praticien, en posant la question, invite le sujet à faire un pas de plus vers lui-même.* Ceci n'a rien d'une réalisation technique sur le plan de la communication ou de l'aide. Cela se présente simplement comme une évidence. Pour continuer avec cette évidence, le praticien doit se demander : « Qu'est-ce qui se passe pour cette enfant et qu'est-ce qui se passe pour cette femme qui est sa mère ? ». Comme nous l'avons déjà vu dans ce qui différencie l'aide de la communication (voir chapitre 1, page 3), il porte déjà attention autant au sujet présent qu'à l'enfant qui doit s'occuper de ses frères et sœurs, qu'à celle qu'est la mère allant en hôpital psychiatrique. Il peut se demander : « Commence-t-on par l'enfant ou par la mère ? » Ce choix est arbi-traire et le praticien aurait pu se faire aider par le sujet en lui demandant : « La souffrance la plus grande est-elle chez la mère ou chez l'enfant ? », afin de déter-miner où il convient d'aller en premier.

Pourtant, le non verbal indique que le vécu de la mère est suffisamment lourd pour avoir produit l'hospitalisation psychiatrique et que commencer par la mère est comme une demande du patient. Si ce n'est pas le cas, ce ne sera pas compliqué : il hésitera à répondre et il suffira d'aller plutôt vers l'enfant (ou ailleurs si autre chose surgit). La question de guidage est alors : « Savez-vous pour quelle raison sa mère a dû aller en hôpital psychiatrique ? ». Le sujet répond : « Oui, son père a abusé d'elle pendant son enfance et elle ne s'en est jamais remise ». Là plus que jamais on ne portera pas son attention sur le fait, mais sur celui qui s'y trouve.

Je ne reprendrai pas ici la suite de l'exemple car il s'agit seulement de comprendre comment l'échange commence, comment le praticien répond à la question « mais que dois-je faire maintenant ? »[1].

2. Les éléments de la psyché et leur classement

Le début étant assuré, nous venons de voir qu'il faut néanmoins poursuivre l'entretien d'accompagnement psychologique. La question est de savoir comment naviguer d'un point à un autre avec pertinence pour aboutir à la part du Soi à naître. Nous peinons, encore une fois, à ne pas exprimer cette notion en terme de voyage, d'espace et de temps. « Naviguer », nous indique toutefois qu'il

---

1. La partie *Exemples d'entretiens* (voir page 179) ainsi que les fiches de mise en œuvre de la troisième partie de cet ouvrage (voir page 219) éclairent ce point clé.

y a quelque chose qui ressemble à un *déplacement* bien que nous ayons beaucoup insisté sur la dimension uchrotopique du phénomène.

La psyché contient tout ce qu'est le Soi, tout ce qu'est l'individu, que cela soit accueilli ou rejeté. Les contacts y sont simplement ouverts ou fermés. Il se trouve donc là une grande quantité d'informations sur l'individu, sur ses ressentis, sur son vécu, sur les événements, etc. Comment pouvons-nous nous y retrouver dans cette abondance ? D'autant plus que parfois une question portera sur le ressenti, une autre fois sur l'histoire, une autre fois un peu sur les deux… Où sont les points clés ?

Les cognitivistes offrent une image intéressante : ils considèrent la mémoire comme un réseau comportant des sortes de *nœuds émotionnels* reliant entre eux des éléments, analogues mais totalement différents. Marc Hautekeete nous propose :

> « … Le principe d'une psychothérapie passe par la réactivation de ces nœuds émotionnels inhibés […] des nœuds émotionnels nouveaux permettent la création de zones reliant les événements et les informations de même type, dans lesquelles on peut concevoir la construction de schémas nouveaux » (p. 49 et 55)[1].

La mémoire à long terme (celle qui stocke sur la durée) est perçue comme un réseau, comme une toile et non comme une succession chronologique. Même si la chronologie peut y être retrouvée, cette dernière n'en caractérise pas la structure existentielle.

Ces quelques éléments au sujet de la mémoire peuvent sembler un peu rébarbatifs, mais ils expliquent les différentes manières d'accéder à ce qui est en soi : par le temps, par l'événement, par les ressentis. Cela permet de faire se côtoyer ce qui est uchrotopique et ce qui semble ne pas l'être.

Afin d'illustrer le fonctionnement de la mémoire et la localisation de ce qui s'y trouve, nous allons prendre l'exemple informatique du tableur. Un tableur, est avant tout un ensemble de lignes et de colonnes (une sorte de tableau). Imaginons que nous souhaitions enregistrer des données concernant plusieurs personnes. Nous choisissons par exemple d'affecter à la première colonne les noms, à la deuxième les prénoms, à la troisième les villes dans lesquelles résident les personnes, à la quatrième les dates de naissance, à la cinquième les dates de saisie de ces données. Nous avons donc cinq colonnes et sur chaque ligne sera consigné l'ensemble de ces informations pour un même individu. Le tableur est

---

1. HAUTEKEETE M., *Manuel de thérapie comportementale et cognitive*, (Dunod, 2004).

un tableau d'un type particulier puisqu'il peut se réorganiser selon la demande. C'est justement là son intérêt.

Je peux choisir de classer l'ensemble de ces informations par ordre alphabétique des noms, ou des prénoms : la liste apparaîtra donc à chaque fois dans un certain ordre. Je peux aussi changer d'avis et décider de la classer par dates de naissance : j'aurai là un autre ordre. Je peux également préférer la classer par lieux d'habitations (villes) et j'aurai encore une autre organisation des données. Je remarque que je peux avoir la chronologie des naissances, mais aussi une autre : la chronologie de la date à laquelle j'ai saisi ces données, etc. Ce tableau n'est donc ni figé, ni instable. Les données y sont reliées entre elles d'une certaine façon, de sorte que je peux aboutir à plusieurs types de classements, tous pertinents. Il y a une logique, une organisation, pourtant celle-ci est mouvante et mobile à volonté. Vous remarquez que si je classe par dates, j'aurai les villes dans le désordre et si je classe par villes j'aurai les dates dans le désordre. Je ne peux avoir les deux en même temps.

L'intérêt de cet exemple est de nous montrer qu'avec un objet relativement ordinaire comme le tableur, nous sommes incapables de dire quel est l'ordre véritable de ces données. Cela dépend du point de vue duquel on choisit de les examiner. L'existence de ces données n'est basiquement assujettie ni au temps ni à l'espace. « Elles sont », voilà tout, et nous pouvons choisir de les examiner sous l'angle des dates (temps) ou des villes (espace), mais pas les deux simultanément. Cependant aucun des deux classements ne peut être considéré comme plus vrai que l'autre.

Cela permet de comprendre à quel point notre structure psychique est à la fois très structurée et très mouvante. Que selon la façon dont on décide de l'aborder on n'y trouve pas la même information. Si l'on décide de l'aborder par le biais des événements, on trouve une certaine organisation structurelle, si l'on décide de l'aborder par le biais des émotions, on en trouve une autre.

D'autre part, sur le tableur, on peut regrouper toutes les personnes résidant dans la même ville (même espace) ou qui sont nées la même année (même temps). Cela correspond aux nœuds émotionnels dans la mémoire. Certains éléments communs à plusieurs individus font qu'ils constituent une « famille ». Mais la « famille » de ceux qui sont nés la même année, n'est pas la même que la « famille » de ceux qui sont nés au même endroit. De la même façon, nous avons dans la psyché des « familles », des réseaux, des ensembles divers. Nous trouvons dans celle-ci plusieurs événements reliés au même type d'émotion, ou au même type de lieu, ou à un autre critère.

L'exemple du tableur illustre bien la notion d'uchrotopie : la structure psychique n'a pas de construction spatiale ou temporelle définie. J'ai été initialement motivé dans la notion *d'uchrotopie* par l'expérience de Rogers sur la présence, par les remarques de Jung sur le Soi, par le clin d'œil de Leibniz avec le cercle et le centre, par le regard de la théorie des ensembles… surtout renforcés par mon expérience clinique et personnelle.

3. Le « voyage » d'un élément à un autre

L'absence de forme établie ne doit pas nous leurrer, car la psyché peut avoir une multitude de formes… toutes justes. Ni temps, ni espace : la structure psychique est néanmoins multidimensionnelle.

Ce qui nous préoccupe ici est de savoir comment passer d'un élément à l'autre dans la psyché de façon pertinente, pour *identifier* la part du Soi qui « lève la main ». Nous remarquerons que, d'un point de vue uchrotopique, *nous préférerons le mot « identifier » au mot « localiser »*. Nous sommes si habitués à nous exprimer en termes spatiotemporels que ces deux termes sont généralement confondus quand nous aboutissons à une part du Soi dans la psyché. Nous pensons spontanément en terme de « où » et « quand » (comme des coordonnées d'espace temps) pour aboutir à « qui ». De cette façon, l'événementiel prend parfois plus de place que l'individu lui-même (nous devenons alors archéologue ou historien).

Nous pouvons cependant évoquer directement « qui », sans passer par « où » et « quand » ! C'est le cas quand par exemple nous demandons au sujet : « As-tu déjà ressenti cela ? ». S'il identifie que « oui », nous lui demandons directement de porter son attention sur celui qu'il était et qui a vécu cela, sans pour autant utiliser la moindre précision sur « où » et « quand ». Le phénomène thérapeutique peut néanmoins se réaliser complètement, sans que « où » et « quand » ne soient mentionnés, car il ne s'agit pas du déroulement historique, mais de *celui qui se trouvait dans cette histoire,* que nous sommes en train de rencontrer ici et maintenant.

Prenons l'exemple d'un sujet, qui en situation conjugale délicate, souhaite mieux comprendre ce qui est en lui, afin de remédier à son problème de couple. Son ressenti face à sa compagne (qu'il perçoit très affirmée) est une sorte de désillusion, et aussi d'intimidation. Il sent en lui cette fragilité, malgré le fait qu'il ait lui-même un bon positionnement social. L'écoute du sentiment ressenti et sa description commencent par « intimidation », puis « peur », puis « terreur » et enfin « angoisse ». La description nomme ainsi quelque chose de plus fort qu'il n'y paraissait au début, et que l'on n'aurait pas soupçonné initialement. Nous avons là les premiers éléments qui vont nous conduire vers « l'identification » de la part du Soi qui s'exprime (nous dirions habituellement « localisation » de la part du Soi qui s'exprime).

Reste à choisir l'angle sous lequel regarder l'ensemble de la psyché. Cela déterminera ce qui va émerger. Vu ce que le sujet vient d'évoquer, le praticien utilise ici l'angle « terreur ». Nous choisissons ainsi, en quelque sorte, la colonne du tableur par laquelle nous allons classer les informations. Nous regarderons ensuite ce qui arrive en tête de liste, un peu comme nous le ferions avec un moteur de recherche Internet.

Concrètement, le praticien demande au sujet de porter son attention sur cette terreur, puis de dire ce qui lui vient à l'esprit (la tête de liste de la colonne). Ceci est complété par la question « avez-vous vécu une circonstance où une telle terreur a été ressentie ? ». Il surgit immédiatement à l'esprit du sujet qu'enfant, quand il n'était pas sage, sa mère l'enfermait dans la cave. Circonstance somme toute banale, sauf que « j'étais terrorisé, comme une fin du monde pleine d'horreur dans ce noir. Il était exigé que je me calme pour qu'on m'ouvre la porte. Plus j'avais peur, plus je pleurais et plus il fallait que je me taise pour être libéré. C'était infernal ». Nous devons comprendre qu'ici, ce n'est pas le lieu ni l'époque qui priment, mais l'être qui s'y trouve et qui a un ressenti de la terreur.

Reste à réaliser le processus thérapeutique habituel par lequel le sujet va « rencontrer » l'enfant qu'il était, l'entendre, l'accompagner, le reconnaître, etc. Ici nous serons plus dans l'esprit d'une rencontre avec cette part du Soi et son ressenti (celui de l'enfant dans la cave) que dans la considération historique de cette émotion.

La part de Soi qui « lève la main »

Prenons à présent l'exemple du déroulement d'un entretien, très éclairant en termes d'identification de la part du Soi qui « lève la main ». Un sujet se plaint de ne plus supporter les personnes âgées de l'institution où elle travaille : « Les vieux, les grabataires et les mourants, je n'en peux plus ! » Exténuée elle appelle à l'aide avant de s'effondrer.

Afin de mieux vous approcher de ces concepts, je vous invite, en lisant ces lignes, à vous interroger sur les questions que vous poseriez, ou sur les demandes que vous feriez, à cette personne pour l'accompagner. Pour vous aider à trouver, essayez de remarquer *quel est son ressenti...* Son ressenti est de ne plus supporter les personnes âgées grabataires et mourantes. Avez-vous trouvé la question à poser ?

La question est simplement : « Que ressentez-vous en face de ces personnes vieilles grabataires et mourantes ? ». Comme elle dit qu'elle souffre, il lui est donc demandé ici de quelle façon elle souffre... car « ça », elle ne l'a pas dit. Il s'agit juste d'une précision sur son ressenti. Elle répond : « J'ai trop peur que ça arrive aux miens ».

.../...

…/…

Le praticien se gardera de tout conseil ou de toute interprétation. Il ne se demandera pas non plus : « Qu'est-ce qui cloche ? Qu'est-ce qu'elle fait d'erroné pour en arriver là ? », « Elle doit trop se mettre à la place des familles, elle est trop dans des transferts ou des projections », etc. Le praticien ne fait rien de tout cela, il est simple, il ne sait rien, mais *il entend qu'elle a peur que ça arrive aux siens.* Il va donc explorer les nuances de cette peur, en se laissant guider par le ressenti…

Avez-vous trouvé ce qu'il lui demande ? Il demande : « Si ça arrivait aux vôtres que se passerait-il ? ». Elle répond : « Ils me manqueraient trop ! », avec beaucoup d'émotion. Il y a apparemment un nœud émotionnel sur le fait *qu'un proche manque trop.* Cela devient notre nouvel angle de vue et amène la reformulation suivante : « Il vous est arrivé qu'un proche vous manque trop !? ». Elle s'exprime spontanément « Oui, ma mère. Elle a toujours préféré l'aîné à nous autres ».

Comme dans d'autres cas que nous avons vus, nous avons là une émergence : ici c'est la mère qui apparaît. L'émotion, qui est censée nous guider vers l'identification de la part du Soi, est désormais de quelle nature ?… Vous percevez de quelle émotion il s'agit et *qui* éprouve cette émotion ?… (Je précise à *qui*, pour rappeler que nous pensons en terme d'individus).

C'est *celle d'une mère qui préfère l'aîné aux autres.* L'attention du praticien est autant acquise à l'enfant qui a manqué de sa mère, qu'à cette femme qui préférait l'aîné. Cette femme a forcément une raison et elle n'est bien évidemment pas jugée par le thérapeute. Rappelez-vous qu'il ne s'agit ni d'enquête, ni de procès. On ne cherche pas des fautifs, mais des raisons pertinentes et des êtres à reconnaître. La femme qu'est la mère en fait bien sûr partie. Le praticien poursuit donc avec cette question : « En quoi est-ce tellement important pour cette femme qu'est votre mère de se tourner vers l'aîné ? » Elle répond aussitôt : « Elle l'a eu d'un premier amour avec lequel ses parents n'ont pas voulu qu'elle fasse sa vie. »

À votre avis, comment se poursuit cet entretien ? Avez-vous le propos à adresser au sujet ? Le praticien demande au sujet s'il peut tourner son attention « vers cette femme qui est sa mère[a]… qui aime un homme dont elle a un enfant… et avec qui elle n'a pas le droit de faire sa vie » Puis il ajoute : « Comment vit-elle cela ? », etc. Elle se met alors à rencontrer la femme qu'était sa mère et qui n'avait jamais été entendue dans sa douleur. Le résultat est qu'ensuite, elle n'est plus gênée par les résidents âgés de l'institution.

---

a. Vous noterez cette façon de dire « cette femme qui est sa mère » et non « sa mère » afin que ce soit « la femme qu'elle est » qui rencontre « la femme qu'était sa mère », et non « la petite fille » qui rencontre « sa maman ». Ce point est particulièrement détaillé dans la fiche de mise en œuvre n° 4, page 227.

Vous remarquez dans cet exemple que les angles de vue sont adoptés du point de vue du ressenti. Il y a d'abord celui de cette femme dans son environnement actuel. Puis, de ce point émotionnel, nous arrivons à une analogie avec l'enfant qui « manque de sa mère », pour enfin aboutir à une autre analogie : sa mère « qui manque de l'homme qu'elle aime », un premier amour dont elle a eu un enfant. Nous voyons clairement ici de quelle manière la conscience se « déplace » à partir d'une émotion analogue « le manque d'un proche », dans plusieurs circonstances, pour finalement aboutir à une sorte de fondement de la psyché en attente de reconnaissance, c'est-à-dire ici « la femme qui est la mère » manquant de son premier amour, le père de cet enfant. En réalité, la conscience « s'ouvre » plus qu'elle ne « se déplace » et nous devons avoir cette perception uchrotopique du phénomène, quand bien même des époques de vie sont évoquées.

De telles identifications (« localisations » dans la psyché) sont parfois très rapides et quelques minutes suffisent. D'autres fois elles sont plus longues et plusieurs entretiens peuvent être nécessaires. Nous avons vu combien les résistances sont évoquées dans la littérature. Jung et Rogers nous ont donné leur avis à ce sujet. Quand une résistance surgit, que devons-nous en faire ? Il existe les résistances induites par le praticien, mais aussi celles qui sont inhérentes au sujet. Néanmoins, la terminologie « résistances » est maladroite pour les nommer, puisque ce qu'on appelle *résistances* est aussi un outil d'identification (de « localisation ») dans la psyché[1].

Légère résistance et identification de la part du Soi

Une femme est hospitalisée pour un cancer du sein. Elle souffre également d'alcoolisme et de dépression. Après m'avoir informé de sa situation, un soignant me demande d'aller la voir. Cette femme accepte de me rencontrer. Je lui dis directement : « Le soignant m'a dit que vous aviez besoin d'alcool et que vous étiez assez triste !? C'est cela ? ». Cette remarque est avancée délicatement avec respect, sans aucun jugement, sans prétendre rien résoudre, essentiellement avec le projet de rencontrer et reconnaître la justesse en elle. Elle me confirme ce ressenti et je lui demande un élément temporel : « Il y a longtemps que vous buvez et que vous êtes triste ? », afin de localiser un point d'existence où cela est apparu. Contrairement aux apparences, il ne s'agit pas ici de trouver un moment, mais d'identifier celle qui se trouve dans ce moment. Comme elle acquiesce, je lui demande : « Depuis

.../...

---

1. La fiche de mise en œuvre n° 8 *Face aux résistances*, page 237, développe la façon de procéder.

> ...l...
>
> quand ? ». Ayant l'air d'avoir vu quelque chose, elle répond avec hésitation : « Ça ne doit pas avoir de rapport... ». Il y a là une légère « résistance », parce qu'elle n'est pas habituée à ce que l'on accorde de l'importance à ses propos. Je l'invite, si elle le veut bien, à dire de quoi il s'agit, tout en prenant garde de préciser que, peut-être ce n'est pas cela, mais qu'on peut l'aborder quand même, si elle est d'accord. D'un autre côté je suis confiant dans le fait que si « ça » lui vient à l'esprit, cela a un sens, même si ce n'est pas celui qu'on croit.
>
> Cette attitude lui permet d'évoquer alors un fait et un ressenti jamais dits jusqu'à ce jour : l'expérience d'une IVG imposée par son conjoint à une époque (vingt années auparavant) où celui-ci avait peur d'avoir un autre enfant. La peine éprouvée n'avait jamais été partagée avec personne, ni à cette époque, ni ultérieurement.

Ce cas d'identification de la part du Soi est plus direct mais il a le mérite de montrer qu'il ne faut pas être protocolaire en la matière et qu'une résistance (quand elle dit « Ça ne doit pas avoir de rapport ») peut surgir malgré toute la délicatesse que le praticien peut y mettre. Ici, cette résistance était juste engendrée par le manque d'habitude à être prise en considération. Cette légère résistance s'est rapidement relâchée car elle ne consistait pas à refuser d'aborder la part du Soi identifiée.

Il n'est pas à exclure que la pathologie physique de cette femme (cancer du sein) soit, au moins en partie, en lien avec cette marque dans sa vie psychique. Le manque de cet enfant et le choc de cette IVG non souhaitée, n'ayant jamais été évoqués au cours de ces vingt dernières années, peuvent avoir contribué à ce grave trouble physiologique[1].

Guy Besançon, professeur de psychiatrie et de psychologie, quoique ne parlant pas de telles somatisations, nous dit :

> « Le corps va s'exprimer d'autant plus en psychopathologie que le langage de la souffrance psychique sera absent ou réduit » (p. 59)[2].

---

1. Barbara Andersen, professeur de psychologie au Centre d'étude du cancer de l'université de l'état de l'Ohio a réalisé une étude montrant que des sujets cancéreux suivant une psychothérapie, par rapport à un groupe témoin qui n'en suit pas (bien sûr tous deux traités médicalement) montrent une plus grande production de lymphocytes T permettant de se défendre contre les cellules cancéreuses.
2. BESANÇON. G, *Manuel de psychopathologie*, (Dunod, 2005).

Les soignants ont par ailleurs remarqué que nombre de cancers surviennent après des chocs qui, s'ils n'en sont pas forcément la cause directe, leur sont au moins associés. Nous n'oublierons cependant pas les propos de Karl Jaspers, dans son ouvrage *Psychopathologie générale,* qui nous interpelle sur la réciprocité possible : d'un côté « *On peut considérer la maladie physique comme une conséquence de la maladie mentale* » mais de l'autre on peut considérer que « *... la maladie corporelle est une des causes qui a entraîné l'altération psychique* » (p. 347)[1].

Quoi qu'il en soit, il est souhaitable de se laisser interpeller par le fait que ce cancer du sein peut ici avoir un rapport avec cette ancienne blessure de sa vie de jeune femme. Il ne s'agit pas d'une enquête de vérité, mais de l'écoute des émergences qui lui arrivent à l'esprit. *Le projet n'est pas ici de prouver le rapport entre sa pathologie physiologique et sa souffrance psychologique, mais simplement de réaliser une rencontre entre celle qu'elle est et celle qu'elle était.* Tout le reste n'est qu'inutile spéculation. Il n'est bien sûr pas question d'envisager une guérison de ce cancer par une psychothérapie (ce serait dangereux et inacceptable). Toutefois, celle-ci accompagnera avantageusement les traitements médicaux habituels. Ceci doit attirer notre attention dans le sens où un trouble corporel peut nous conduire à une part de la psyché à restaurer. La sensibilité du sujet s'exprime là, par ce qui lui vient à l'esprit, quand l'attention est portée sur la zone somatique touchée.

Hors des pathologies physiques, les sensations somatiques (corporelles) ou kinesthésiques sont aussi de précieux éléments de guidage : « J'ai l'impression que ça me serre », « J'ai comme une boule dans la gorge », « C'est comme si ça m'appuyait sur la tête », « J'ai la poitrine bloquée », « C'est comme si on m'enfonçait quelque chose dans le ventre », « J'ai comme une pression sur les épaules ». Pour chacune de ces sensations le sujet peut être invité à centrer son attention sur la partie corporelle concernée et à « cueillir » ce qui lui vient à l'esprit. *Porter son attention dessus* est une façon d'accéder aux nœuds émotionnels par une sensation corporelle et de « dérouler le contenu de la *colonne du tableur* correspondante »[2].

Malgré la pertinence du guidage, nous pouvons néanmoins être confrontés à ce que l'on appelle habituellement des « résistances ». Loin d'être gênantes, ces « résistances », participent à l'identification (à la « localisation ») de la part du Soi concernée.

1. JASPERS. K, *Psychopathologie générale,* (PUF, 2000).
2. Cette attention sur les sensations corporelles est particulièrement développée par Eugène Gendlin avec le *focusing*. Vois la publication « Focusing » (Juillet 2007) sur le site maieusthesie.com.

4. Le rôle des « résistances »

Ces fameuses résistances sont parfois la bête noire des praticiens. Une patiente m'a un jour rapporté le discours d'un psy qui, après plusieurs entretiens, lui avait dit : « Pour accéder à ce qui est en vous, il faudrait lâcher vos résistances. Je ne peux vous aider tant que vous retiendrez cela ». Ce propos est évidemment inacceptable en termes de guidage. Non seulement le patient n'est pas aidé, mais il se retrouve culpabilisé de ne pas y mettre du sien ! Le praticien, ayant atteint sa limite de compétence, dit quasiment au sujet : « C'est de votre faute ».

Le cas rapporté ici est peut-être extrême, mais même sans culpabiliser le patient, la résistance est trop souvent perçue comme une sorte de blocage. Le praticien qui s'y trouve confronté se demande alors « comment faire pour passer ce mur ? ». Même s'il le fait avec toutes les délicatesses requises et tout le respect possible, il n'en demeure pas moins que son projet par rapport à la résistance est « d'en venir à bout ».

> " La résistance fait partie de ce qui est ressenti, elle nous guide judicieusement. „

Le problème est justement là : considérer la résistance comme un blocage est une donnée fausse dans le fondement cognitif du praticien. Cette considération ne l'aide pas à bien se positionner, ni à avoir un projet pertinent. La résistance n'est pas un blocage mais une indication. Elle est un moyen de guidage au même titre que les manifestations émotionnelles ou somatiques.

La question n'est pas de savoir « qu'est-ce qui bloque ? », mais « en quoi est-ce important de s'arrêter là, que suis-je censé comprendre, vers où (et surtout vers qui) cela m'invite-t-il à aller ? ». Le praticien est censé se réjouir de cette résistance qui apparaît, car elle est un précieux élément de guidage supplémentaire. Elle n'est en aucun cas un obstacle. Elle indique la façon la plus juste de se « rapprocher » de la part du Soi réellement concernée.

De quelle manière la résistance guide le praticien

Nous arrivons par exemple, dans un cas d'entretien, au fait que le patient a été battu par son père. L'enfant qu'il a été semblant très affecté par ce vécu, le sujet est invité à lui donner son attention. Il se ravise aussitôt, comme faisant volte-face : « Peut-être que je dramatise. Ce n'était que des moments de colère. Au fond il arrive que les parents se fâchent. Il n'est sans doute pas nécessaire d'*en faire tout un plat*. Vous savez, quand on est gamin on dramatise un peu… ». Il est clair qu'il ne veut plus considérer que son père était violent avec lui.

.../...

.../...

Dans ce cas, il ne s'agit bien évidemment pas de considérer qu'il est dans le déni de cette violence. Il s'agit encore moins de le faire « céder » pour qu'il la reconnaisse. S'il ne veut pas dire que son père était violent, c'est que cela lui permet de réaliser quelque chose d'important. Que nous dit-il ? Qui protège-t-il ? Qui cherche-t-il à rencontrer ?

Quelle réponse trouveriez-vous à ces questions ? Si nous sommes attentifs, nous voyons *qu'il tente de nous présenter son père sous un autre jour.* Il n'y a qu'à suivre simplement cette proposition, et au lieu de persister à lui faire regarder l'enfant, nous l'invitons simplement à tourner son attention vers l'homme qu'était son père. En réalité, il ne résistait pas. Il ne faisait que nous inviter ailleurs. Nous sommes alors juste censés lui faire continuer ce qu'il avait commencé à faire : aller vers ce père qu'il semble nous demander de considérer. Max Pagès, cité par André de Peretti, avait bien remarqué la valeur d'un tel processus d'accompagnement « ... *facilitation d'un processus spontané de communication du client avec lui-même* »[a] (Peretti, 1997, p. 217).

Le praticien énoncera concrètement : « Vous pouvez porter votre attention sur cet homme qu'est votre père ? ». Il le fait et décrit : « En fait sa vie n'était pas simple. Il était souvent en colère parce qu'il n'a jamais été entendu. Je crois même qu'il buvait un peu. Il ne s'entendait pas avec ma mère, mais déjà, enfant, quand son frère est mort noyé, il a toujours eu l'impression qu'on lui disait que c'était de sa faute ».

a. André de Peretti cite ce que Max Pagès nous propose dans L'orientation non directive en psychologie et en psychologie sociale (PAGÈS. M, *L'orientation non directive*, Dunod, 1986, p. 43).

Le sujet, de façon très pertinente, nous invite à valider le vécu du père en premier : le vécu de cet enfant qu'était le père qui se sent coupable de la mort de son frère. Il conviendra alors de « rencontrer » cet *enfant qu'était le père,* d'entendre la douleur de son deuil à lui (jamais reconnue), ainsi que la douleur de ses parents qui ont perdu un enfant et font pour le mieux avec ce poids dans leur cœur. Il faudra donc reconnaître et valider le vécu de chaque être *présent* et concerné par cette mort du frère.

Une fois cela réalisé, nous n'oublions pas pour autant l'enfant qui subissait les violences paternelles, évoqué au début de l'entretien. Le praticien demande au sujet : « Vous pouvez voir à nouveau cet enfant... violenté par l'homme qu'est son père ? ». À ce moment il n'y a plus de résistance. La porte s'ouvre en lui. Le sujet entend la douleur de l'enfant qu'il était et met celui-ci à sa juste place.

Il ne souhaitait pas commencer par la douleur de l'enfant qu'il était, car celle-ci était si forte qu'il n'aurait plus eu le cœur d'aller vers le père. Ce que l'on croyait être une résistance ne faisait que nous indiquer par quel chemin passer pour ne rien oublier. Il s'agissait d'abord de rouvrir, dans la psyché, le contact avec le père avant de rouvrir celui avec l'enfant. Comme s'il y avait un ordre de passage à respecter pour ne rien manquer.

Nous aurions pu tout aussi bien avoir un exemple inverse. Le sujet évoque l'enfant battu qu'il était et se met spontanément à parler de son père dont la vie n'était pas si facile. Le praticien lui demande alors de tourner son attention vers le père (puisque c'est lui qui est mis en avant), mais aussitôt la réaction est : « Oui, il a eu une vie difficile, mais ce n'était pas une raison pour nous infliger tout ça ! ». On pourrait croire que le sujet résiste à rencontrer son père, mais il n'en est rien. Il nous le fait d'abord entrevoir, puis s'en détourne pour évoquer la douleur de l'enfant « … nous infliger tout ça ! ». Nous irons donc cette fois-ci d'abord vers l'enfant : « Ça a été très douloureux pour l'enfant que vous étiez !? » jusqu'à ce qu'il puisse le rencontrer et en accomplir la réhabilitation. Ensuite, et ensuite seulement, nous revenons vers le père et là il n'y aura plus de résistance. Cette fois, tout se passe comme si le sujet « savait » qu'il doit rencontrer d'abord l'enfant, car il n'aurait plus eu le cœur de l'entendre s'il avait validé prématurément la souffrance du père.

Il n'y a pas de priorités préfabriquées. Nous trouvons seulement celles qui s'expriment chez le sujet au fur et à mesure de l'entretien. Les résistances sont à ce sujet un guide extrêmement précieux.

Karl Jaspers dit de Freud à propos des priorités préfabriquées :

> « Mais, avant tout, Freud, dans ses interprétations est souvent si terre à terre, qu'il nous étonne. Il comprend presque toujours à partir de données assez grossières. […] Freud voit souvent très nettement les effets du refoulement de la sexualité. Il ne se demande pas quelles sont les conséquences du refoulement de l'esprit. » (p. 399)[1].

Les résistances engendrées par l'*a priori* libidinal de la psychanalyse ne doivent pas forcément être associées à des refoulements, mais simplement au fait que ce n'est pas la bonne direction à suivre pour le sujet, au moment où on l'accompagne.

Si dans les exemples ci-dessus nous interprétions la situation comme étant l'expression d'un fonctionnement Œdipien (comme pour le cas du petit Hans), il y aurait évidemment énormément de résistances !

---

1. JASPERS K., *Psychopathologie générale*, (PUF, 2000).

Donald Wood Winnicott, quoique psychanalyste, nous met également en garde contre les dérives de l'interprétation :

> « Le principe est le suivant : c'est le patient et le patient seul qui détient les réponses. [...] L'interprétation donnée quand le matériel n'est pas mûr, c'est de l'endoctrinement qui engendre la soumission. [...] La psychothérapie ne consiste pas à donner des interprétations astucieuses et en finesse ; à tout prendre, ce dont il s'agit, c'est de donner à long terme en retour au patient, ce que le patient apporte. » (p. 163, 104 et 213)[1].

Cependant, nous noterons qu'il subsiste, chez Winnicott, une zone confuse quand il précise quelques lignes plus loin :

> « Mais je ne voudrais pas donner l'impression que cette tâche consistant à réfléchir en miroir ce que le patient apporte est aisée. Ce n'est pas facile et c'est effectivement épuisant ».

Nous remarquons qu'il trouve ici de l'épuisement car il pense en terme de *reflet* (de ce que le patient apporte) et non en terme de *reconnaissance* (de l'être qu'est le patient avec ses ressentis). Contrairement au *reflet*, la *sensibilité* et la *reconnaissance* ne sont jamais sources d'épuisement... mais plutôt des ressources, tant pour le patient que pour le praticien. Efforts, tensions et résistances sont inhérents au fait que le praticien se tourne vers quelques difficultés à résoudre ou vers des éléments à refléter plutôt que vers un être à reconnaître.

5. Être libre des « localisations temporelles »

Quand nous avons compris qu'il ne suffit pas de voir un individu tel qu'il se montre, mais aussi de comprendre qu'il est l'expression de tout un vécu depuis sa naissance, nous avons déjà appris à passer d'une vision plate (l'apparent) à une vision en relief (la profondeur de toute une vie).

Pourtant, nous peinons à nous départir de la notion de chronologie dans la construction de la psyché. On pourrait croire naïvement que l'on commence par un événement de vie et que l'on suit le fil conducteur du temps pour aller plus après ou plus avant. Cet *a priori* temporel est une possibilité de classement des différents vécus d'un individu, mais c'est une façon terriblement réductrice et limitante d'aborder une vie. S'il est amené à raconter son présent pour remonter dans

---

1. WINICOTT D W., *Jeu et réalité*, (Gallimard Folio, 1975).

son passé ou, au contraire, à repenser à un passé pour revenir dans ce présent, il est douteux que le sujet arrive rapidement à ce qui est essentiel.

Cette difficulté a été réglée par les comportementalistes (les behavioristes) qui ont décidé de ne pas se soucier du contenu événementiel de la mémoire, ni du fonctionnement de la psyché. Ils se contentent de « reprogrammer » le sujet, sans essayer de « deviner » ce qui se passe dans sa conscience. Partant du principe que le patient a fait un mauvais apprentissage dans un domaine, le comportementaliste tentera d'en effacer les traces et de le remplacer par un nouvel apprentissage plus performant. Reprenons l'exemple du patient qui avait une phobie du bleu : ignorant dans sa vie ce qui a pu en être la source, le comportementaliste va habituer progressivement le sujet à faire face au bleu. Il va commencer par le désensibiliser grâce à une approche par la visualisation. Celle-ci se veut respectueuse et se réalise par paliers acceptables et négociés avec le patient. Par exemple, il imaginera d'abord qu'il tient un crayon bleu, puis qu'il est en face d'un livre qui a une couverture bleue, puis qu'il porte un vêtement bleu, puis qu'il se trouve dans une pièce bleue… jusqu'à ce que, dans l'imaginaire, cela devienne à peu près supportable. Ensuite, progressivement et toujours avec le même respect, ces opérations se réaliseront *in vivo*, c'est-à-dire dans la réalité. C'est ce que les comportementalistes appellent « la désensibilisation systématique »[1].

Une telle pratique est certainement très performante dans le cas d'un défaut d'apprentissage. Par exemple, si le sujet a toujours entendu dire que « le bleu est une couleur tellement froide qu'elle nuit à notre équilibre ». Là, le nouvel apprentissage sera opérant. Si en revanche il doit réhabiliter l'enfant qu'on enfermait dans la pièce bleue pour le punir, cette méthode ne marchera pas aussi bien (ou même pas du tout). L'adulte comprendra bien que le bleu n'est pas dangereux, mais il n'aura pas récupéré la part du Soi qui « levait la main ». Dans le meilleur des cas, il devra effectuer un déplacement du symptôme pour garder opérationnel son accès à cette part de soi.

Dans la pratique maïeusthésique, nous remarquons que la visualisation est aussi extrêmement présente et que l'on respecte également l'idée d'une approche progressive. Il s'y trouve aussi un nouvel apprentissage. Cependant, il ne s'agit pas d'un apprentissage *pour être plus fort que ce qui gêne*. C'est un apprentissage sur un point faisant particulièrement défaut et de nature tout à fait nouvelle : *savoir se rencontrer et s'accueillir*. Le précepte socratique « Connais-toi toi-

---

1. Si vous souhaitez mieux connaître la *désensibilisation systématique*, vous pouvez lire : MIRABEL-SARRON C., BREDA L., (p. 92) DINTRANS J.-R. (p. 204) MOUREN-SIMÉNONI M-C., VERA L., DOYEN C., (p. 239) *Manuel de thérapie comportementale et cognitive* (Dunod, 2004).

même[1] », un peu tronqué, nous a ancrés sur cette idée de se connaître, faisant de nous des autoenquêteurs. Nous pourrions affiner cette pensée car il ne s'agit pas tant de *se connaître* que de *se rencontrer* et de *s'aimer* (sans pour autant que ce soit narcissique, comme le soulignait Jung dans le processus d'individuation). L'individuation ne vient pas de la connaissance, mais de la confiance. Quand un praticien voit un patient, selon ce que propose Rogers, il lui fait confiance avant de le connaître. Il lui accorde une confiance et une considération inconditionnelles. C'est justement pour cela que le patient se livre… et se délivre. Il devrait en être de même de la part de soi avec Soi. Comme dans la mythologie populaire de « la Belle et la Bête » : la Bête a besoin d'être aimée, avant d'être connue sous sa vraie forme, pour enfin redevenir elle-même.

Cette course à la connaissance de soi a parfois fait de la psychologie une sorte d'annexe pour généalogistes et historiens. De ce fait, les notions de *chronique* et de *chronologie* prennent une part excessive. Évoquant autant l'histoire en général, que l'histoire individuelle, Friedrich Nietzsche insiste sur l'importance de privilégier la vie par rapport aux faits :

> « La faculté de pouvoir sentir d'une façon non historique devra donc être tenue par nous pour la faculté la plus importante. […] Quand l'histoire prend une prédominance trop grande, la vie s'émiette et dégénère et, en fin de compte, l'histoire elle-même pâtit de cette dégénérescence » (p. 86).

Il ironise même sur les *adorateurs de l'objectal* :

> « Vous êtes ainsi les avocats du diable. Vous l'êtes en faisant votre idole du succès, du "fait", alors que le fait est toujours stupide, ayant de tout temps ressemblé plus à un veau qu'à un dieu » (p. 150)[2].

Hélas, il ne différencie pas si explicitement l'événementiel et l'existentiel, au point qu'il préconise parfois « l'oubli » comme solution radicale[3].

---

1. La formule complète sur le fronton du temple de Delphes était « connais-toi toi-même et tu connaîtras l'univers et les Dieux ».
2. NIETZSCHE F., *Par-delà le bien et le mal*, (Poche, 2000).
3. Les propos de Nietzsche sont remarquables quand il différencie clairement le vécu et l'histoire. Cependant, je me sens très éloigné de son ton, souvent péremptoire et subversif, parfois même méprisant, surtout quand il porte des jugements de valeur envers les êtres qui, selon lui, *s'enlisent dans l'infériorité*. Par exemple : « Ce qui sert de nourriture et de réconfort à une espèce d'homme supérieur doit faire presque l'effet d'un poison sur une espèce très différente et de valeur très inférieure ». L'humanisme est pour lui plutôt un défaut. Son approche est plus dans la révolte que dans l'existentiel. Les propos que je tiens dans mon ouvrage sont donc, le plus souvent, à l'opposé des siens concernant la considération accordée à l'individu, à « l'être-là ».

Il aurait pu avantageusement pointer deux « mémoires » distinctes : l'événementielle (celle des faits) qui est plutôt une *mémoire épisodique*, et l'existentielle (celle de celui qui les a vécus) qui est plutôt une *mémoire sémantique*. Or, l'habitude veut qu'il ne soit pas aisé de donner une valeur d'existence à ce qui est en soi, si cela est *sans lieu* et *sans temps*. Nous sommes habitués à ne considérer comme réel que ce qui a une localisation spatiotemporelle. C'est là toute notre difficulté avec le *subjectif* qui semble, intellectuellement, moins réel que l'*objectif*… alors que sur le plan psychologique c'est l'inverse (voir chapitre 2, page 13).

La réalité ethnologique nous donne pourtant bien des exemples concrets de *réalités sans lieux*. Les peuples nomades n'ont pas de lieux, parfois même pas de pays. Ils n'en sont pas moins réels pour autant. Nous peinons à reconnaître l'identité de quelqu'un qui n'est pas attaché à une terre, à un emplacement géographique, car nous ne savons pas voir les êtres sans les associer à « où ils sont », « ce qu'ils font », « ce qu'ils ont »… Dans la psyché, il faut s'habituer à cela. Tout ce qui s'y trouve est présent ici et en même temps. Celui que nous y sommes côtoie tous ceux que nous avons été et tous ceux dont nous sommes issus. Chacun de ces éléments a surgi à un moment dans le temps (à une époque) et dans l'espace (en un lieu), mais tout est là, ici, maintenant, hors de ces notions spatiotemporelles. Pire encore, ce n'est même pas vraiment « maintenant », mais plutôt dans une sorte de « hors du temps »[1].

Le praticien devra donc *s'habituer à cette apparente incohérence, pour toucher à la cohérence sous-jacente.* Il se retrouvera emmené vers l'enfant qu'était le sujet, puis vers la petite fille qu'était sa mère, mais juste après il y aura un retour vers le jour où il s'est marié et où il comprend la réaction de sa mère, pour ensuite nous conduire à sa grand-mère qui a perdu son mari à la guerre… le temps ne compte pas. C'est comme si tous ces êtres « levaient la main » au gré de leur besoin de prendre la parole et d'être reconnus, et qu'il faille en reconnaître un pour accéder à l'autre. Le praticien ne fait que se laisser guider vers toutes ces rencontres… peu importe l'ordre sur le plan de la logique spatiotemporelle. La reconnaissance de l'un amène la reconnaissance de l'autre, mais ce n'est pas forcément chronologique. Le praticien sait que de toute façon, tout se passe de façon uchrotopique et il n'est pas censé être dérouté par ces « bonds » apparents (car les parts du Soi sont en réalité contiguës). Il porte son attention avec confiance vers tous ceux qui

---

1. Nous y retrouvons encore le propos de Carl R Rogers : « J'ai l'impression, que mon esprit est entré en contact avec celui de l'autre, que notre relation se dépasse elle-même et s'intègre dans quelque chose qui la transcende et qu'adviennent alors, dans toute leur profondeur, l'épanouissement, le salut et l'énergie ». Rogers. C, *L'approche centrée sur la personne*, (Editions Randin SA, 2001, p. 168/169).

sont évoqués et accompagne les réhabilitations au fur et à mesure qu'elles se révèlent à terme (prêtes à naître au monde). Ce sont de véritables naissances de soi.

6. Le guidage non directif

Ce que nous avons évoqué depuis le début de cet ouvrage a permis d'affiner un certain regard sur la *structure psychique* et sur la façon de l'aborder. Nous avons explicité comment trouver *la porte d'entrée* face à un sujet annonçant ce qui le préoccupe, puis comment progresser vers ce qui, en lui, attend écoute, reconnaissance, et considération.

> " *C'est la façon dont on est, qui produira ce que l'on fait.* ,,

Tout ce qui a été développé jusqu'à maintenant avait pour but d'accéder à un certain positionnement face à la souffrance psychologique. Ce positionnement, cet état d'esprit est forcément préliminaire à toute explication technique, du moins quand on veut produire une action d'aide auprès d'un sujet demandeur.

Dans le domaine de l'aide et de la thérapie, une action pertinente découle d'un état et non d'un pouvoir intellectuel, aussi généreux soit-il[1].

Nous avons clarifié que pour « aider », il ne s'agit pas de chercher à aider, mais d'avoir pour projet de rencontrer le sujet et de le faire se rencontrer lui-même. Cependant, pour y parvenir, et même si l'état prime sur l'action, il faut malgré tout une action. Comment concrètement guider notre interlocuteur de manière *non directive* ?

En psychologie, la non directivité est le moyen de ne pas induire. Mucchielli nous en propose la définition suivante :

> « Méthode ou comportement désireux de ne rien imposer à autrui et d'obtenir d'autrui l'expression spontanée la plus complète, sans induire d'artéfacts » (p. 150)[2].

Il est effectivement essentiel de ne pas induire chez l'autre, ce qui est chez nous. Pourtant, laisser le sujet se débrouiller tout seul, sous prétexte qu'on ne veut pas induire, peut aussi être une erreur. *Dans ce cas, on induit tout de même quelque*

---

1. Vous pouvez lire la publication « Le positionnement du praticien dans l'aide et la psychothérapie » (décembre 2007) et « Validation existentielle » (septembre 2008) sur le site maieusthesie.com.
2. MUCCHIELLI R., *L'entretien face à face dans la relation d'aide* (ESF, 2004).

chose : il se noie dans son discours ou dans son silence. Puisqu'il semble impossible de ne rien induire du tout (même en ne faisant rien), nous allons examiner comment agir verbalement pour accompagner, tout en respectant ce que l'autre cherche en lui.

Claude Abric[1] (p. 38) nous donne un élément intéressant par la dénomination « orientation non directive ». Il ne fait que reprendre l'approche de Rogers, mais l'appellation « orientation non directive » semble plus juste que l'idée « d'écoute non directive ». Nous trouvons aussi la dénomination « écoute active ». Tous ces termes, riches de l'idée noble de leurs auteurs, sont hélas souvent utilisés sans âme par d'autres, qui n'en ont pas saisi la subtilité. Ils ne s'en servent que pour donner l'illusion d'une connaissance, qu'ils n'ont en fait pas intégrée. Utilisés ainsi à tort et à travers, il arrive souvent que ces termes ne nous renseignent plus sur ce qu'ils signifient : un peu d'écoute non directive par-ci, un soupçon d'empathie par-là, quelques questions ouvertes en prime… et le tour est joué ! Cela mérite bien sûr plus de sérieux, et surtout plus de précisions.

Je préférerais au terme « orientation non directive » de Abric, le terme de « guidage non directif ». En effet, il s'agit plus de guidage que d'orientation. Nous guidons ainsi notre interlocuteur vers lui-même, suivant ses propres indications. Pendant qu'il nous « lit la carte de son monde », nous conduisons l'entretien. Nous ne voyons ni son monde, ni sa carte : nous suivons ses instructions. Pourtant, pour qu'il pense à nous les dire, il a besoin qu'on les lui demande. Tout est là, dans la façon de les lui demander.

Nous serons amenés à valider chaque information reçue. Mais il ne s'agira pas d'un simple accusé de réception comme on le propose habituellement. La validation devra s'opérer sur six niveaux. Aux trois premiers (*accusé de réception, message de gratitude, message d'accueil*)[2] donnés lors de la simple réception d'un message, pour une réponse à notre question, nous ajouterons la *gratitude* (la réponse ne nous était pas due) et, quand l'explication le permet, la *validation de la raison* (reconnaissance de la justesse cognitive). Puis, dans tous les cas, nous offrirons la *validation existentielle*, c'est-à-dire la reconnaissance de l'individu, de l'« être-là ».

Cette validation existentielle consiste à exprimer que nous sommes touchés de rencontrer notre interlocuteur, ainsi que les parts de lui qu'il nous présente (actuellement ou potentiellement).

---

1. ABRIC J.-C., *Psychologie de la communication* (Armand Collin, 1999, p. 38).
2. (Voir chapitre 6, page 83).

Les 6 niveaux de validation concrètement illustrés

Quelqu'un me dit : « Je n'aime pas du tout ce paysage ». S'il s'est adressé à moi, je validerai ce qu'il vient d'exprimer en lui adressant un mot, un sourire ou un regard signifiant, en non verbal : « J'ai entendu ce que tu me dis » (réception), « j'ai compris que tu n'aimes pas le paysage » (compréhension), « je t'accorde que tel est ton point de vue et que tu dois avoir une bonne raison de penser ainsi » (accueil). Même si j'adore ce paysage, je ne devrais pas être gêné pour accueillir son point de vue. Je dois savoir qu'il ne parle pas du paysage, mais de la façon dont il le voit. Il est donc naturel que nous ne voyions pas la même chose, car nous ne parlons pas de l'objet « paysage », mais de la manière dont nous le percevons. Or, chacun de nous deux le perçoit à travers son histoire et son vécu personnel. Cette validation est contenue dans un bref regard ou une simple expression. Il s'agit davantage d'une attitude que d'une longue verbalisation.

Comme il semble vouloir me confier son ressenti sur ce paysage, je peux ensuite, sans être indiscret, continuer en lui posant une question de guidage non directif (avec un non verbal empli de respect et d'attention) : « Qu'est-ce que tu n'aimes pas dans ce paysage ? » La question est simple : je ne fais que lui demander une précision à propos de ce qu'il a l'air de souhaiter exprimer. S'il répond : « Il y a trop de forêt », aux trois points de validation *recevoir, comprendre accueillir,* j'ajouterai *remercier* car sa réponse ne m'était pas due. Il n'y aura toujours qu'un mot bref de type « d'accord » mais surtout une expression du visage indiquant la gratitude, sous entendu « il ne m'était pas dû que tu me répondes ». Je sais parfaitement qu'aucune de ses réponses ne me sont dues, aussi, à chacune d'elles, je lui adresse accusé de réception, message de compréhension, message d'accueil et message de gratitude. Naturellement, tout cela « tient dans un petit hochement de tête » contenant une validation existentielle de cette part de lui qu'il nous présente... cette part pour qui il y a trop de forêt.

Si mon interlocuteur paraît vouloir continuer, je peux l'y aider en lui demandant : « Tu n'aimes pas la forêt !? » (sur un « ton » de validation existentielle). C'est ici un type particulier de question : la *reformulation.* S'il confirme, je peux continuer en lui demandant : « Qu'est-ce qui te déplaît dans la forêt ? » Il répond : « Depuis que j'ai vu un incendie, je ne supporte plus de voir trop d'arbres à proximité, ça me noue le ventre ». Là, je lui donnerai un *message de cohérence* contenant l'idée : « Si tu as vécu un incendie et que ces arbres t'y font penser, je comprends que tu n'aimes pas ce paysage » (toujours sur fond de validation existentielle, indiquant que je suis touché de rencontrer celui qu'il a été dans cet incendie et qui a eu un tel ressenti). Il n'est pas nécessaire de tout prononcer, mais c'est ce que j'aurai à l'esprit exprimant ainsi le regard d'une personne heureuse d'avoir été éclairée sur sa raison.

.../...

…/…

L'aide commencera si j'utilise une reformulation : (donc une reconnaissance de son ressenti) « Cela t'a beaucoup marqué !? » S'il confirme en me disant « j'ai cru que je ne pourrais pas m'échapper et que j'allais y rester », l'aide se réalisera par la validation de ce vécu : « Si tu as eu un tel ressenti, j'entends à quel point tu as pu être bouleversé ». Vous avez là une validation cognitive, qui ne prendra toute sa dimension qu'avec son prolongement existentiel de reconnaissance (6ᵉ point de validation) offert à celui qui a vécu le trauma. Il s'agit là d'un moment de pleine reconnaissance, déjà source d'apaisement.

L'aide deviendra thérapie si je poursuis par : « Tu vois celui que tu étais dans ce moment de peur ? ». Ici, le projet est de l'inviter à se « rapprocher » de celui qu'il était, de l'entendre, de l'accompagner, de le reconnaître, afin de rétablir le flux de vie entre celui qu'il est et celui qu'il était.

Vous remarquez que dans cet échange, c'est l'autre qui donne les indications ; celui qui pose les questions ne fait que demander des précisions. Cependant, il convient de pointer de nombreuses subtilités. D'une part il s'agit de comprendre ce qu'est une vraie question, d'autre part nous remarquerons qu'il en existe différents types, jouant chacune un rôle différent selon le contexte.

Pour mériter son nom, une *question* doit répondre à deux critères :

- *La liberté du contenu de la réponse :* une question est censée être posée sans condition de réponse. L'écoutant offre une grande liberté. Il est confiant dans la raison de l'autre. Exemple de cette indésirable *condition de réponse*, quand je demande « qu'est-ce que tu n'aimes pas dans ce paysage ? » et qu'il répond « il y a trop de forêt », si étant amoureux de la nature j'adore la forêt et m'indigne de son propos, il verra clairement que je ne suis pas capable de l'entendre et que j'ai implicitement posé une *condition de réponse*. Dans une vraie question il n'y a aucune restriction ni reproche, pas même en pensée.

- *La liberté de répondre ou de ne pas répondre :* le second point est que la question, pour mériter son nom, doit aussi être posée *sans obligation de réponse*. C'est-à-dire que celui qui demande considère que, quand l'autre répond, il parle de son monde, et que ces informations intimes ne lui sont pas dues. C'est pourquoi il y aura toujours un message de gratitude après chaque réponse. Exemple de réponse avec cette *indésirable obligation* : quand je lui demande « qu'est-ce que tu n'aimes pas dans ce paysage ? » il tarde à répondre. Si je poursuis par un « alors qu'est-ce que tu n'aimes pas !!! » en manifestant de l'impatience, il sentira que je considère comme un dû qu'il me livre son monde. Face à cette impudence, il se refermera.

Ces deux points sont les plus importants en matière de questions, et vont faire que le sujet répondra ou non. Viennent ensuite d'autres subtilités. C'est cette attitude qui porte naturellement l'écoutant vers la validation et la gratitude.

La première subtilité complémentaire concerne le fait que *la question doit porter sur le vécu, le ressenti du sujet, et non l'objet évoqué*. « Qu'est-ce que tu n'aimes pas dans ce paysage ? » est mieux que « qu'est-ce qui n'est pas beau dans ce paysage ? » L'une porte sur le ressenti face au paysage alors que l'autre porte sur le paysage lui-même. Le sujet n'a jamais parlé de beauté ou de laideur (là on l'induit), et quand bien même il l'aurait fait, on se doit de bien comprendre qu'il ne parle pas du paysage lui-même, mais de la façon dont il le perçoit. Or, il le perçoit à travers les expériences de sa vie. Comme nous n'avons pas les mêmes expériences, nous n'avons pas la même perception. C'est ce qui fait que je me place en *non savoir* face à mon interlocuteur. Cette attitude de candeur donnera toute sa justesse à mes questions. *Si je privilégie l'objet plutôt que l'individu, il est naturel que j'induise :* l'objet, je le vois et je m'appuie donc sur mon propre point de vue, au détriment du sien ; en m'appuyant, au contraire sur son point de vue à lui, son vécu que je ne vois pas, je me place davantage en position de « non-savoir ».

Ensuite (et seulement ensuite), nous pouvons considérer un autre critère. *Les questions peuvent être ouvertes ou fermées.* Si avant qu'il ne parle je lui avais demandé « est-ce que tu aimes ce paysage ? », cela aurait été une question fermée à laquelle il aurait répondu « non ». En lui demandant ensuite « qu'est-ce que tu n'aimes pas dans ce paysage ? », j'aurais continué par une question ouverte à laquelle il aurait pu répondre par une explication plus détaillée « il y a trop de forêt ».

Ces deux types de questions sont bons. Tout dépend du contexte. Ce qui importe avant tout c'est qu'elles soient *sans condition ni obligation de réponse* et portent *plus sur le sujet que sur l'objet*. Habituellement, on considère que les questions ouvertes sont préférables aux questions fermées[1]. Ceci semble plus tenir du point de vue idéologique qu'autre chose. Imaginons que l'interlocuteur n'ait pas encore parlé et je lui demande « que penses-tu du paysage ? ». C'est une question ouverte qui le met en difficulté. Il s'en sortira en répondant « je déteste », ce qui est une façon de répondre « non », comme si cela avait été une question fermée. La ques-

---

1. La question ouverte appelle comme réponse un développement détaillé, mais libre. Cela représente une complexité, parfois insurmontable, pour celui qui répond. La question fermée, elle, simplifie le champ d'exploration du sujet, car elle appelle une simple réponse « oui » ou « non », mais avec liberté de l'un ou de l'autre. Son immense avantage est qu'elle ne sollicite pas l'intellect de celui qui répond et préserve sa spontanéité.

tion aura beau être ouverte, il n'est pas prêt à donner des détails, car il n'a pas encore à l'esprit ce qui motive son point de vue. Dans ce cas, commencer par une question fermée est aidant, pour faciliter l'expression de celui qui répond. Ce n'est qu'en deuxième qu'arrivera la question ouverte :

- question fermée « est-ce que tu aimes ce paysage ? » ; réponse « je déteste » ;
- suivie de la question ouverte « qu'est-ce que tu n'aimes pas dans ce paysage ? » ; réponse « il y a trop de forêt ».

La question fermée, placée en premier, permet au sujet d'aller chercher l'information « en gros ». Puis avec la question ouverte qui suit, il peut détailler ce qu'il a fait émerger de sa conscience. La question fermée, placée au début, permet une réponse qui ne passe pas par l'intellect. Une sorte « d'accès direct » aux réponses dont le sujet lui-même ne connaît pas encore le contenu détaillé. La question fermée est donc un outil d'une grande utilité. Elle porte mal son nom car elle permet souvent d'ouvrir une situation bloquée. Si je commence par une question ouverte « que penses-tu du paysage ? » et qu'il a du mal à répondre, je peux corriger et transformer ma demande par la question fermée suivante « il te plaît ou il ne te plaît pas ? ». L'important est que j'adopte un non verbal ne marquant pas d'impatience : je ne mets *aucune obligation de réponse*. Mon non verbal lui offrira la liberté de dire « oui » aussi bien que « non » : je n'impose *aucune condition de réponse*. Il donnera alors facilement *son avis* et nous pourrons repasser en question ouverte pour accéder aux détails.

Il existe un cas particulier de question fermée : la reformulation. Oui, la reformulation est à ranger dans la catégorie des questions. Quand suite à sa réponse « il y a trop de forêt » je lui demande « tu n'aimes pas la forêt !? », il s'agit d'une reformulation. C'est-à-dire une phrase grammaticalement affirmative, mais se terminant par un point d'interrogation. *La reformulation n'est en aucun cas une simple répétition,* c'est une respectueuse et délicate reconnaissance de ce qui a été exprimé. Elle contient ainsi une forte dimension de *validation existentielle*. Elle ne reprend pas nécessairement les mots prononcés, mais surtout le ressenti qui vient d'être manifesté. Si l'interlocuteur répond « j'aime bien ce paysage » tout en faisant une grimace qui indique le contraire, la reformulation sera « il y a quelque chose qui ne te convient pas !? ». Il importe de comprendre que la reformulation ne prend tout son sens que si elle est issue d'un état d'esprit parfaitement ajusté. Elle ne peut être « jouée ». Sans être *habitée*, elle sonne creux et paraît totalement niaise. Elle prend toute sa dimension quand nous avons pour projet la reconnaissance de l'autre, et que nous sommes touchés par ce qu'il exprime de lui. Quand je dis les simples mots « tu n'aimes pas la forêt !? » je dois me sentir touché par cette confidence que je viens de recevoir et que je reformule. Je ne la dramatise pas, je ne la banalise pas. Je la reçois comme un cadeau que l'autre me fait. La reformulation[1] « confirme l'autre dans son fondement », comme le dit si bien Frans Veldman dans l'haptonomie. Il ne parle pas spécialement de reformulation, mais il en a l'attitude et cette « confirmation de l'autre dans ce qui le fonde » en est la meilleure expression. La reformulation n'est pas un gadget de plus pour les « apprentis communicants ». Elle est vraiment le témoignage d'une rencontre, d'une reconnaissance et d'un bonheur ressenti à cette occasion. Il ne s'agit là ni d'un *écho* (perroquet), ni d'un *reflet* (miroir), mais d'une rencontre.

Enfin, nous aurons les *questions à choix multiples*. Elles représentent un cas particulier, puisque c'est le seul où nous devons nous appuyer sur notre point de vue pour la poser, faisant alors un petit écart concernant l'impérieuse nécessité du non savoir. Si quand je demande « qu'est-ce qui te déplaît dans la forêt ? » le sujet ne parvient pas à répondre, je peux l'aider avec une question à choix multiple telle que « ce sont les arbres, les animaux… ou autre chose ? ». Le fait de lui faire deux propositions, plus le « autre chose » débloque sa recherche cognitive. Soit il reconnaît sa réponse dans l'un des éléments énoncés et dit « c'est ça », soit il ne le reconnaît pas et trouve généralement en lui ce qu'il doit mettre dans la rubrique « autre chose ».

Il ne s'agit pas seulement de techniques. Ces quelques éléments de communication font partie du « guidage non directif ». Naturellement, il est difficile par écrit d'en partager toutes les nuances car elles sont avant tout non verbales. Si je n'ai abordé cette possibilité que vers la fin de l'ouvrage, c'est justement pour qu'elle ne soit pas perçue comme un *outil*, mais comme l'expression d'un état d'esprit (voir fiche n° 2, page 223). L'attention du praticien, quand il aide quelqu'un, ne doit pas se porter sur ses techniques ou sur ses questions, reformulations ou visualisations… Il est censé *être avec* le sujet (et non *centré sur lui*, ni *comme s'il était celui-ci*) ; il est censé être ouvert, par avance touché (validation existentielle) et reconnaissant pour ce moment d'exception qui se vit (gratitude).

Cette façon de mener le dialogue est si emprunte de délicatesse, qu'un individu répond rapidement avec des propos de plus en plus personnels. Dans notre exemple, d'une remarque anodine sur le paysage, il en vient très vite à révéler quelque chose d'intime. Cela nous conduit donc à une notion importante : le seuil d'indiscrétion.

---

1. Pour plus de détails sur ce sujet spécifique, lire la publication « La reformulation » (novembre 2002) sur le site maieusthesie.com.

7. Le seuil d'indiscrétion

Nous devenons indiscrets non pas lorsque le propos devient trop intime, mais lorsque nous allons plus loin que notre interlocuteur ne le souhaite, c'est-à-dire, *si nous commençons à poser des questions avec obligation de réponse.*

Si après qu'il m'ait révélé la circonstance de l'incendie je lui demande en reformulation « cela t'a beaucoup marqué !? » et qu'il me dit (avec des mots ou seulement en non verbal) « je n'ai pas envie d'en parler » je suis censé respecter cela. Malgré la délicatesse de ma reformulation, je ne suis aucunement en droit d'exiger la moindre réponse. Si je le faisais pour satisfaire ma curiosité, je ne serais plus communicant : je passerais d'une attention à l'individu, à un intérêt pour ce qui s'est passé. Notons également que, même si je reste chaleureusement préoccupé par son vécu et que j'insiste « pour son bien » avec une phrase du type « ça te ferait du bien d'en parler », je serai alors en train de passer dans une attitude manipulatrice, prétendant savoir à sa place ce qui est bon pour lui. La question étant alors *avec obligation de réponse,* deviendrait une violence du fait de cette tentative de franchir le seuil manifesté par l'interlocuteur.

Dans un pareil cas, nous sommes juste autorisés à reformuler par une phrase comme « c'est mieux pour toi de ne pas en parler !? ». Si le patient répond « oui » nous en resterons là, tout en validant son choix (recevoir, comprendre, accueillir, remercier et lui accorder qu'il a une raison, même si nous ne la connaissons pas). Si, voyant que l'on respecte son seuil, il se met à vouloir en dire plus (ce qui arrive souvent) nous continuerons. S'il préfère se taire, nous le respecterons, tout en lui indiquant notre disponibilité s'il change d'avis.

> **Si la révélation nous conduit à juger notre interlocuteur lui-même, cela sonne évidemment comme une trahison.**

Un autre point peut nous faire basculer dans l'indiscrétion : lorsque ce qui est révélé nous amène à *porter un jugement.*

S'il me dit qu'il a eu peur de cet incendie et que je lui rétorque : « Tu ne devrais pas y penser comme ça. Puisque tu t'en es sorti, tu as tort de te rendre malade ! Vois le bon côté des choses… tu n'as rien eu ! ». Cette parole qui se veut « positive » est en fait très négative : elle ne fait que nier son vécu, son ressenti et trahit la confiance qu'il m'accordait en se confiant.

Si la révélation nous conduit à juger quelqu'un dont se plaint notre interlocuteur, c'est aussi une trahison. S'il nous montre de la colère envers son conjoint qui n'a pas compris à quel point il a eu peur à l'occasion de cet incendie, et que nous lui disons « ce n'est pas très délicat de sa part ! », ce jugement à l'encontre de son conjoint est également une trahison. Il avait besoin que l'on entende sa douleur (ne pas avoir été compris par son conjoint), pas qu'on le juge. On aurait plutôt dû dire : « Ça t'a touché qu'il ne comprenne pas !? ».

Nous remarquons dans ces exemples que le jugement est presque invisible et pourrait passer inaperçu. Il ne s'agit même pas de la caricature d'un être malveillant (même si cela existe aussi). Ici, avec ce type de jugement, celui qui croit aider peut même avoir l'illusion d'être délicat !

Ces cas de jugements sont des franchissements de seuil d'indiscrétion dans la mesure où nous accédons à une information pour laquelle il se révèle que nous ne sommes plus capables de *recevoir, comprendre, accueillir, remercier et valider le fait qu'il y ait une raison, ni surtout non plus capables d'offrir une reconnaissance existentielle.* Il en résultera que l'interlocuteur se fermera et que ce ne sera pas une *résistance* : seulement une juste protection face à quelqu'un qui n'est pas en mesure d'entendre.

Le *guidage non directif* est ainsi une façon de suivre le fil de raison, c'est-à-dire le fil qui nous conduit vers ce qui est source, vers la part du Soi qui attend d'être rencontrée et reconnue, qui nous appelle à travers le symptôme ou la manifestation émotionnelle. Plus qu'une simple logique cognitive, nous avons surtout en maïeusthésie un accès à « l'être-là », au Soi en quête d'individuation, et le guidage non directif ne peut s'effectuer correctement qu'avec la validation existentielle.

Évoquant l'image du fil d'Ariane (pour décrire ce qui relie, grâce au symptôme, le sujet actuel à la part du Soi en attente), nous parlerons plus avantageusement d'un *fil de l'être*, évoquant l'écoulement du flux de vie… ou encore d'un *fil de Soi*, reflétant si bien la notion de douceur qui doit accompagner le processus thérapeutique.

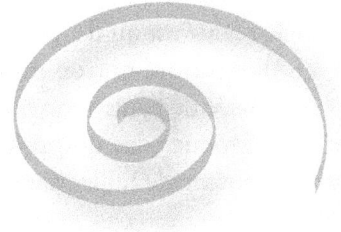

Chapitre 10

Doute, sensibilité et confiance : vers une éthique de la thérapie

Accompagner l'émergence du Soi

1. Non savoir : doute et confiance

J'ai plusieurs fois abordé l'idée selon laquelle la qualité de l'accompagnement psychologique est subordonnée à notre capacité[1] de non savoir. Dans beaucoup de domaines, l'habitude est d'augmenter ses performances en « sachant toujours plus ». Or, en ce qui concerne la communication, l'aide et la thérapie, il s'agit surtout de développer sa capacité à ne pas savoir, ou plutôt d'apprendre à ne pas savoir à la place de l'autre.

Nous peinons singulièrement à cela. Le non savoir laisse une sensation de vide que nous nous empressons toujours de *remplir*. C'est un peu comme pour la rétine : celle-ci comporte un point aveugle, là où se réunissent les fibres allant des cellules visuelles au nerf optique. À cet endroit précis, cela interdit la présence de cellules photo-réceptrices. Cette tâche aveugle de la rétine ne nous empêche pas d'avoir *l'illusion de voir une image complète* alors qu'il s'y trouve un manque. C'est même ce qui fait que des sujets ayant une perte du champ visuel, peuvent ne pas s'en rendre compte et penser voir « presque normalement ».

Quand nous ignorons certaines choses, c'est comme pour le champ visuel : nous faisons comme si nous savions, sans nous rendre compte de notre ignorance. Si quelqu'un nous dit qu'il n'aime pas ce paysage, nous prolongeons aussitôt sa pensée en nous imaginant qu'« il n'aime pas la campagne »... alors que la réalité, pour lui, est qu'il n'aime pas la forêt ! Si nous découvrons qu'il n'aime pas la forêt, nous prolongeons encore par « il a quelque chose contre les arbres ? »... alors que

---

1. « Capacité » signifie aussi « contenance », donc une certaine aptitude à la vacuité.

la réalité est qu'il a peur du feu ! Il adore les arbres mais… à condition qu'il n'y en ait pas trop, ni trop près de lui. Nous avons trop souvent tendance à prolonger la pensée de l'autre par des éléments qui se trouvent dans la nôtre. Si cela ne fait que provoquer des quiproquos dans la conversation courante, l'inconvénient est en revanche de taille, dans l'accompagnement psychologique et la thérapie.

Le fait d'avoir conscience de son non savoir est, finalement, une attitude très cartésienne. René Descartes[1], dans sa quête de méthode rigoureuse, a cherché un « socle » fiable sur lequel poser tout le reste. Il en est arrivé à considérer que le fondement recherché était *le doute*, car c'est toujours par là que tout commence. Certains affirment même que le pilier de sa réflexion ne serait pas le fameux « je pense donc je suis » *(cogito ergo sum)* inscrit dans son *Discours de la méthode* (p. 66-67)[2], mais plutôt « je doute donc je suis » *(dubito ergo sum)*[3]. On dit volontiers de quelqu'un de matérialiste et « carré » qu'il est cartésien ! Pourtant, rien n'est moins sûr. Plus quelqu'un croit en ses certitudes, moins il est cartésien. Le cartésien est plutôt celui qui est capable de remises en cause et qui s'appuie sur le doute pour assurer sa progression. Celui qui n'a que des certitudes ne progresse pas, il se sclérose. L'ouverture d'esprit conduit même Descartes à dire :

> « … la diversité de nos opinions ne vient pas de ce que les uns sont plus raisonnables que les autres, mais seulement de ce que nous conduisons nos pensées par diverses voies et ne considérons pas les mêmes choses. » (*ibid.*, p. 29)

Il invite par là à examiner la richesse de la différence, ce à quoi il ajoute :

> « Mais après que j'eus employé quelques années à étudier ainsi dans le livre du monde et à tâcher d'acquérir quelque expérience, je pris un jour résolution d'étudier aussi en moi-même. » (*ibid.*, p. 40)

---

1. Pour plus de détails sur la pensée de René Descartes, outre la bibliographie, vous trouverez une publication sur le site maieusthesie.com « René Descartes – *L'élan d'une Science Humaine* » (Novembre 2006).
2. DESCARTES R., *Discours de la méthode*, (Flammarion, 2000).
3. Baruch de Spinoza, traitant de la philosophie de Descartes, nous propose ainsi « Je doute, je pense donc je suis » (*Œuvres complètes*, Gallimard, 1962, p. 156), plaçant « je doute » avant « je pense ». Descartes lui-même écrivit dans ses dialogues de *Recherche de la vérité par la lumière naturelle* : « Car à partir de ce doute universel, comme à partir d'un point fixe et immobile, je me suis proposé de faire dériver la connaissance de Dieu, de vous-mêmes et de toutes choses qui existent dans le monde » (1999, p. 891) et « Donc vous êtes et vous savez que vous êtes, et cela vous le savez parce que vous doutez » (p. 892) ainsi que « … je doute, donc je suis, ou bien, ce qui est la même chose : je pense, donc je suis. » (p. 898).

Il nous invite ainsi à une sorte d'attention intérieure. Dans notre réflexion sensible, nous ne pouvons qu'être touchés par ses quelques invitations à ignorer la pensée commune :

> « … la pluralité des voix n'est pas une preuve qui vaille rien pour les vérités un peu malaisées à découvrir, à cause qu'il est bien plus vraisemblable qu'un homme seul les ait rencontrées que tout un peuple » (*ibid.*, p 46) ou « Il ne servirait à rien de compter les voix pour suivre l'opinion qui compterait le plus d'Autorités : car s'il s'agit d'une question difficile, il est plus croyable qu'un petit nombre aient pu trouver la vérité, plutôt que beaucoup. » (p. 123)

Carl Rogers poursuit ses recherches en se laissant conduire par une pensée analogue. André de Peretti nous rapporte ses propos :

> « Je crois en ce que je fais, je fais plus confiance à mon expérience qu'à telle ou telle opinion autorisée »[1] (p. 21).

Tous les métiers de l'aide et de la communication devraient nécessiter une formation en « non savoir » ! Notre sensibilité est encombrée par de nombreuses certitudes qui ne sont souvent que des croyances[2]. Il est important de comprendre qu'il y a deux types de croyances : *celles qui font que l'on croit en quelque chose, et celles qui font que l'on ne croit en rien*. Il est essentiel d'ouvrir sa lucidité au fait que *croire en rien* est autant une croyance que *croire en quelque chose*. Dans la mesure où la présence ou l'absence d'un phénomène n'est pas prouvée explicitement, toute affirmation n'est que croyance. De façon encore plus subtile, Lao Tseu (5 siècles av. J.-C.) nous propose dans son recueil *Tao Te King*[3] :

> « Connaître le non savoir est élévation […] Celui qui sait n'est pas érudit, celui qui est érudit ne sait pas » (p. 71 et 81).

Il nous invite ainsi à constater que ce qui touche l'être est indicible par l'intellect et ne peut qu'être vécu intérieurement.

---

1. André de Peretti cite ici les propos de Carl Rogers dans *Autobiographie* (Epi, 1967, p. 77).
2. Parlant de celui qui oublie de simplement s'appuyer sur le bon sens, René Descartes nous dit « Celui qui est, comme lui, plein d'opinions et embarrassé de préjugés, se confie difficilement à la seule lumière naturelle car il a déjà pris l'habitude de céder à l'autorité plutôt que d'ouvrir les oreilles à la seule voix de la raison. […] dès l'enfance il a pris pour raison ce qui ne reposait que sur l'autorité de ses précepteurs » (p. 898). Abraham Maslow, en 1970, revient généreusement sur ce sujet « Je crois aussi ceci : plus la vérité est pure, et moins elle est contaminée par des doctrinaires dont l'esprit est formaté à l'avance, mieux ce sera pour l'avenir de l'humanité » (*Devenir le meilleur de soi-même*, Eyrolles, 2008, p. 36).
3. LAO TSEU, *Tao Te King*, Dervy, 2000.

Une telle constatation à propos du *non savoir* non seulement ne va pas nous scléroser, mais va au contraire ouvrir la voie à tous les possibles, à toutes les recherches. Il est source de sensibilité, de créativité, d'innovations. *Le doute d'un côté et l'intuition de l'autre*, voilà un heureux assemblage pour la recherche. Même Albert Einstein, qui a osé être particulièrement innovant a été victime de certitudes. Il n'imaginait pas que l'univers puisse être autrement que structurellement stable. Quand il trouva dans ses équations qu'il était en expansion, il tenta de les corriger pour ajuster ses calculs à sa « croyance ». Si même lui s'y est leurré, nous sommes probablement tous exposés. Il ne s'agit pas de crier haut et fort qu'il est méprisable de croire. Surtout pas. Croire peut même avoir parfois beaucoup de charme. Il s'agit simplement de faire la différence entre « croire » (en quelque chose ou en rien) et « être sensible » (à ce que nous ressentons et rencontrons). Le fait de croire ferme la sensibilité et ne nous fait constamment voir que ce à quoi nous nous attendons. Les paradigmes et les *patterns* dans le sens de « patrons de couture » se multiplient alors, imposant constamment leurs modèles vers une pensée de confection. En différenciant *sensibilité* et *croyance*, je n'associe pas ici la notion de *croyance* à celle de spiritualité : on peut très bien être dans une *croyance scientifique*.

Edgar Morin nous fait remarquer :

> « On a recherché le même type de sécurité dans la recherche scientifique qu'on a cherché dans la religion »[1] (p. 87) et Hubert Reeves nous dit : « Aujourd'hui, la religion de la science est au moins aussi violemment contestée que les grandes religions traditionnelles »[2] (p. 192).

Quant à Albert Einstein il dénonce les limites de la logique à partir de fondements en affirmant :

> « Le caractère fictif des principes » (p. 172) et « c'est pourquoi la science paraît être en contradiction avec elle-même ; quand elle se considère comme étant extrêmement objective, elle plonge contre sa volonté dans la subjectivité »[3] (p. 53).

Loin de toute croyance, la sensibilité est en réalité un état d'ouverture d'esprit (non savoir et confiance) et de rigueur (on ne confond pas les hypothèses et les certitudes). Descartes n'aurait probablement pas démenti cela.

Ce qui est nouveau peut être invisible à nos yeux, quand bien même c'est devant nous. Cela est une réalité au sens littéral : quelqu'un qui n'a jamais vu un type de

---

1. MORIN E., *L'intelligence de la complexité* (L'Harmattan 1999).
2. *In* MORIN E., *L'intelligence de la complexité* (L'Harmattan 1999).
3. EINSTEIN A., *Comment je vois le monde* (Champs science-Flammarion, 2009).

chose peut ne rien remarquer, tout en passant juste à côté ; en revanche une fois que son attention a été attirée dessus il le voit partout. Il en va ainsi d'un vêtement, d'une marque de voiture, d'une musique ou d'une publicité. De plus il nous arrivera de ne pas apprécier ce qui est trop nouveau. Qu'il s'agisse de mode, de musique, de peinture, ou d'architecture… ce qui est banal ne nous plaît généralement pas, mais ce qui est trop nouveau nous déplaît souvent. Le goût va s'éduquer et nous finissons souvent par trouver « jolies » des choses que nous trouvions autrefois horribles (et inversement).

La sensibilité, libre de l'*a priori*, permet de découvrir un monde plus vaste. En revanche, celui qui se cantonne à l'étroitesse de ce qui est certain, stérilise sa créativité. Les Bogdanov[1] offrent une succulente citation dans leur ouvrage *Avant le big bang* (p. 345) :

> « Le pape de la physique Wolfgang Pauli, avait d'ailleurs coutume de dire d'articles corrects mais sans âme qu'ils n'étaient même pas faux, tant il est vrai qu'une erreur inspirée peut être féconde. Il est même admissible, en physique, de prendre des libertés avec la rigueur mathématique s'il s'agit de promouvoir une direction de recherche et non d'en interdire une. »

Si ces considérations concernent la physique, ô combien elles seront présentes en psychologie et en sciences humaines.

Loin d'être sclérosant, le doute est au contraire dynamisant, pourvu qu'il s'accompagne de sensibilité. Plus un être manque de sensibilité, plus il aura besoin de certitudes pour compenser sa « cécité » existentielle. Libre des croyances, cette sensibilité peut s'exercer, tant dans le monde matériel que dans le monde spirituel. C'est l'expérience qui importe et non les idées fixes que sont les idéologies. En même temps, *tout peut être examiné puisqu'on reste libre.*

Dans l'aide psychologique, au doute et à la sensibilité, nous ajouterons une troisième composante : *la confiance*. La confiance fait que le doute ne produit pas d'inconfort. Elle rend le doute beaucoup plus riche. Elle est comme *une page vierge prête à recevoir perpétuellement son œuvre.*[2]

---

1. Igor Bogdanov (Dr en physique théorique) et Grichka Bogdanov (Dr en mathématique) Voir BOGDANOV I ET G, *Avant le big-bang*, (Grasset, 2004).
2. Les philosophes hédonistes, par exemple Démocrite ou Épicure avaient confiance en le fait que chaque chose a sa saveur et mérite d'être découverte et goûtée. Les Stoïciens, comme Épictète ou Marc-Aurèle, avaient confiance en la justesse de ce qui se présente dans la vie. Ces philosophes associaient non savoir (goût de la découverte) et confiance (ce qui se passe est juste et goûteux).

Vous remarquerez, dans tous les exemples d'accompagnement cités dans l'ouvrage (notamment dans la deuxième partie), à quel point le praticien se laisse guider sans savoir. Il accepte ce flottement permanent, se laisse emmener par ce qui est ressenti. Au lieu de l'égarer, cela lui permet d'arriver très rapidement au but, à « l'être-là ». Le doute, la sensibilité et la confiance assurent son guidage mieux que n'importe quelle théorie. Si nous reprenons les notions du début de l'ouvrage, l'*objectif* (qui a rapport à l'objet) et le *subjectif* (qui a rapport au sujet), nous pouvons dire que le doute est la *ressource objectale cartésienne de l'intellect* et que la confiance est la *ressource subjectale spirituelle de la psyché*.

2. Les croyances tenaces

Nous pensons que le domaine scientifique est moins vulnérable aux croyances que le domaine des sciences humaines. Nous oublions que le monde scientifique a été dominé pendant des siècles par la pensée d'Aristote, précédée par celle de Pythagore.

Dans son très intéressant ouvrage *Zéro, La biographie d'une idée dangereuse*, Charles Seife[1] nous explique comment le chiffre zéro a été tenu à l'écart des mathématiques au moins jusqu'en 1500, à cause des croyances philosophico-scientifiques d'Aristote affirmant que le vide n'existait pas. Ce n'est qu'au milieu du XIIe siècle que la notion de zéro apparut timidement. Elle prit ensuite lentement sa place quand l'Église se détacha de la pensée d'Aristote, à laquelle elle s'accrochait pour prouver l'existence de Dieu (p. 97).

Malgré son usage du zéro, Descartes lui-même niait l'existence du vide, comme endoctriné par la philosophie aristotélicienne avec l'idée selon laquelle « *la nature a horreur du vide* ». Sur ce point, il a eu un problème avec le doute !

Hyppase de Métaponte, mathématicien pythagoricien révéla l'existence des nombres irrationnels. En 480 avant J.-C., il fut simplement jeté par-dessus bord et noyé par les pythagoriciens eux-mêmes, pour avoir ainsi ruiné leur théorie.

Plus près de nous, évoquant la peur qu'avaient les scientifiques de l'idée d'un instant zéro pour l'univers, les Bogdanov nous rappellent que :

> « *l'instant zéro,* est à l'origine du temps et de l'espace. Or, ce scénario inconcevable a effrayé les plus grands, Albert Einstein en tête. Littéralement glacé à l'idée que l'univers puisse ne pas être éternel, le grand savant avait décidé de forcer ses équations en y ajoutant un terme qui n'avait rien à voir avec ses calculs : la *constante cos-*

---

1. SEIFE C., *Zéro, la biographie d'une idée dangereuse*, (J.-C. Lattès, 2002).

mologique. Sur le papier celle-ci empêchait l'univers de subir l'expansion. Pourtant, dans son for intérieur, Einstein savait qu'il était en train de faire une erreur immense : "J'ai encore perpétré contre la théorie de la gravitation un geste qui m'expose au danger d'être enfermé dans un asile psychiatrique." (p. 62)[1]. »

Nous voyons là combien il est difficile de se départir de certitudes, et à quel point celles-ci peuvent entraver le cheminement de la recherche.

> " S'il est associé à la confiance et à la sensibilité, le doute est un fondement majeur. „

Avoir un *a priori* ferme la sensibilité. Si, ayant trop peur du non savoir, on ne regarde que vers ce qui est « prouvé », comme le soulignait le physicien Wolfgang Pauli, on produit des articles corrects mais sans âme, qui n'ont même pas le mérite d'être faux… donc même pas la possibilité d'éveiller une créativité féconde.

D'un autre côté, tout en ouvrant son regard dans toutes les directions, il importe d'être rigoureux. On doit pouvoir s'autoriser tous les rêves, laisser sa pensée s'égarer là où rien n'est certain, élaborer les hypothèses les plus folles, sans pour autant craindre la folie. Le doute est un fondement majeur s'il est associé à la confiance et surtout à la sensibilité… ainsi qu'à la capacité à clairement différencier *hypothèses* et *certitudes*.

Freud ne s'y est pas trompé. À force de volonté et de rigueur (en réalité pas si rigoureuses que ça !) il s'est enfermé dans une réelle complexité ; il est néanmoins resté lucide à ce sujet en voyant œuvrer les poètes :

> « Freud exprima souvent dans ses écrits sa nostalgie de n'être point poète : le poète a du cœur humain, une connaissance immédiate, tandis que le psychanalyste n'y arrive que par le détour d'un long et pénible travail » (p. 39)[2].

Si le monde scientifique a rencontré des difficultés avec le non savoir, il n'est pas surprenant que ceux qui étudient la psyché et les sciences humaines peinent à ce sujet. Karl Jaspers, dans sa *Psychopathologie générale*, met en garde contre cette propension à prolonger notre pensée, nous faisant croire connaître ce que nous ignorons. Il évoque par exemple le fait que celui qui étudie le cerveau ne peut se prononcer que sur le cerveau, surtout pas sur la psyché, à laquelle il ne connaît rien (p. 41)[3]. Il ajoute que celui-ci n'a pas non plus à dire de façon suffisante :

1. BOGDANOV I. et G., *Avant le Big bang* (Grasset 2004).
2. ANZIEUX D., *L'Œdipe, un complexe universel*, (Tchou, 1985).
3. JASPERS K., *Psychopathologie générale*, (PUF, 2000).

« Tout n'est que subjectif ». Il poursuit en dénonçant qu'un tel propos, loin d'être une ouverture d'esprit, n'est souvent qu'une forme de nihilisme :

> « Celui-ci est quelquefois le credo de vrais chercheurs gagnés par cette logique, mais c'est le plus souvent le salut d'incapables qui veulent ainsi se persuader que leur incapacité ne vient pas d'eux-mêmes mais de la nature des choses ».

Cela ne concerne pas seulement ceux qui s'occupent du cerveau : nous retrouvons tout à fait ici ceux qui parlent de *résistance* « dénoncés » par Jung et par Rogers.

La croyance certainement la plus pesante en matière de psyché, est de croire que nous sommes habités par de mauvaises choses, soit à vaincre, soit à éliminer, soit à corriger. Cela induit cette fameuse culture cathartique qui ressemble à une sorte de dogme de la purification profondément ancré et archaïque. Nous ouvrirons avantageusement notre sensibilité, notre intuition et notre regard dans d'autres directions. Cela n'empêchera pas d'associer à cette *sensibilité* et à cette *liberté de voir autrement* une rigueur suffisante pour ne garder que ce qui permet de vraiment aider. Le résultat compte bien évidement plus que toute construction théorique. Même si nous sommes tous, au moins un peu, enclins à nous attacher à des idées préconçues, faisons en sorte qu'au moins elles n'envahissent pas notre pensée.

3. Le respect et l'éthique

Passer d'une logique où il fallait combattre le mauvais en soi à une logique où il s'agit de venir au monde, c'est pour le praticien passer d'un statut « d'exorciste » à un statut de « sage-femme ». La reconversion n'est pas mince et peut heurter certaines habitudes. Naturellement, cette image est un peu excessive, comme tout ce qui est caricatural. Il convient de la tempérer en remarquant à quel point de nombreux praticiens font un travail de qualité avec des approches très différentes, avec respect, délicatesse et compétence. Certains sont même innovants et « osent apprendre de leurs patients »[1]. Ils ne mettront pas en œuvre strictement ce qu'ils auront appris en théorie, mais ce que leur pratique et leur expérience leur auront enseigné. Il ne doit s'agir pour personne de parler de bonnes ou de mauvaises approches d'un point de vue théorique, mais seulement de considérer « ce qui

---

1. Donald Wood Winnicott introduit son ouvrage *Jeu et réalité* par « À mes patients qui ont payé pour m'instruire ».

aide vraiment », le plus souvent en faisant une synthèse de plusieurs techniques, car « toute la vérité » n'est nulle part en un seul point.

Il s'agira tout de même de ne plus trop considérer l'accompagnement psychologique comme une « invitation » à un *travail* sur soi. D'ailleurs le mot *travailler*, est étymologiquement un bon reflet d'une conception du mal à combattre ou à évacuer : *travailler* est issu du latin populaire *tripaliare,* littéralement « tourmenter, torturer avec le *tripalium* » (nom d'un instrument de torture)[1]. Le praticien est davantage censé « mettre au monde » que « torturer ».

Le respect viendra du fait que le praticien n'identifie son patient, ni à sa pathologie, ni à son histoire, et qu'il sera touché par les émergences de vie que celui-ci lui fait l'honneur de manifester en sa présence. C'est cela qui produit la validation existentielle. Tout praticien qui a l'air effaré de ce que lui amène le patient, dévalorise son interlocuteur et lui fait prendre du recul. Il produit alors malencontreusement ce qu'on pourrait appeler une *invalidation existentielle* qui peut se révéler dévastatrice. C'est une marque de manque de respect que d'identifier un être à son histoire, à ses symptômes, ou à sa pathologie. Rappelons-nous le propos, déjà cité, de Karl Jaspers : « *Dans la vie psychique malade comme dans la vie saine, l'esprit est présent* »… c'est cet esprit vers qui est censé se tourner l'essentiel de notre attention.

C'est aussi un manque de respect que de considérer les symptômes par lesquels il s'exprime comme étant des choses à combattre. J'ai déjà entendu un éminent spécialiste dire à une anorexique : « Il faut te battre, avec nous, contre ta saloperie de maladie ». Voilà une désolante maladresse, même si elle a été prononcée avec beaucoup de douceur. L'idée était sans doute de donner à la patiente plus de force pour combattre sa résistance à réussir le traitement. Mais cette idée, même énoncée avec délicatesse, n'était pas la bienvenue. Nous avons déjà abordé la problématique du regard que l'on porte sur les résistances. Si d'un côté il est juste de faire en sorte que cette jeune fille ne soit plus anorexique (évidemment), considérer son anorexie comme une « saloperie de maladie » risque d'être interprété comme du mépris pour ce qu'elle tente de dire ou de réaliser avec ce qu'on appelle sa « pathologie »[2]. Il est même hasardeux d'appeler « pathologie » ce qui n'est probablement que la manifestation d'une part de soi jamais reconnue, par exemple un être qui a souffert de brutalités sexuelles et qui doit dissimuler son corps par la maigreur pour échapper à de nouveaux sévices ou qui tente de devenir « transparente » pour éviter qu'on l'agresse verbalement… ou tout autre

---

1. (dir.) REY A., Le Robert *Dictionnaire Historique de la langue française*, (Le Robert, 2004).
2. Voir la publication « Anorexie » (juillet 2006) sur le site maieusthesie.com.

chose. Il est également abusif de nommer « pathologie » ce qui peut n'être qu'un symptôme de la psyché en train de se chercher. Cela ne veut pas dire qu'il n'existe pas de psychopathologies et notamment de neuropsychopathologies, mais il convient d'avoir en ce domaine la plus grande vigilance[1].

Nous ne pouvons que nous sentir profondément touché par ces quelques mots si humanistes de Donald Wood Winnicott :

> « Je suis consterné quand je pense aux changements profonds que j'ai empêchés ou retardés chez des patients appartenant à une certaine catégorie nosographique par mon besoin personnel d'interpréter. [...] C'est le patient et le patient seul qui détient les réponses » (p. 163)[2].

L'éthique de base se trouvera avant tout dans le non jugement et la non culpabilisation. Ceci est au fond la même chose que le respect et la considération. Tout jugement envers le sujet ou l'un de ses proches, nous l'avons vu dans les seuils d'indiscrétion, peut être considéré comme une faute professionnelle. Si elle est accidentelle et occasionnelle, le praticien la recentrera aisément (à condition qu'il en ait conscience). Si, en revanche, elle fait partie de son fondement thérapeutique, c'est plus inquiétant car elle induit une dangerosité pour les sujets aidés. Or, s'il n'est pas toujours aisé d'aider, le moins que l'on puisse attendre est au moins de ne pas nuire. La non culpabilisation du sujet et de ses proches (parents, enfants, conjoint, famille)[3] est une base fondamentale et inaliénable pour l'éthique d'une pratique thérapeutique. Françoise Molénat, pédopsychiatre et psychanalyste, nous interpelle sur ce point dans son ouvrage *Naissance : pour une éthique de la prévention*[4] :

> « Comment organiser le soutien pour qu'une mère ayant souffert de carence affective sente à ses côtés une présence chaleureuse, la bienveillance qui lui a manqué le temps de construire sa sécurité intérieure ? » (p. 26).

Et comme elle aborde les problématiques de la prévention de la maltraitance dans des entretiens avec les parents elle pointe avec une grande justesse :

---

1. Concernant la psychopathologie, en tant que praticien, vous êtes invités à consulter la publication de l'auteur « Psychopathologie » (avril 2008) sur le site maieusthesie.com.
2. WINNICOTT D W., *Jeu et réalité*, (Gallimard Folio, 1971).
3. Voir la publication « Ne plus induire de culpabilisation chez les patients et les parents » (novembre 2004) sur le site maieusthesie.com.
4. MOLÉNAT F., *Naissance : pour une éthique de la prévention*, (Érès, 2001).

> « Prévenir la maltraitance, c'est risquer de voir l'enfant maltraité comme avenir possible. L'intention est plus que louable, mais comment rester reliés aux parents concernés, avec à l'esprit de telles images ? » (p. 14)

Que le praticien ne porte pas de jugement est une chose, mais une fois qu'il a intégré cela, il devra également veiller à ne pas porter de jugement envers un sujet lui-même en train de juger ses proches. Le sujet doit avoir le droit, lui, d'éprouver beaucoup de colère envers eux. Naturellement, le praticien ne force pas ce jugement, il le permet simplement. En même temps, il conduit rapidement à faire exprimer la douleur ressentie plutôt que de rester au niveau de cette colère, qui n'en était que la première expression. Il ne tentera pas une réconciliation forcée, pas plus qu'il n'incitera à une colère qui n'existe pas. Il se contentera de permettre la colère et, partant de celle-ci, d'aboutir à la part du Soi en attente de reconnaissance.

4. Être et paraître (illustrations et conclusion)

Le *respect* et *l'éthique* conduisent le praticien à accompagner le sujet dans ses processus de vie. Ces processus se situent entre deux évolutions antagoniques : l'être et le paraître (fig. 10.1).

Figure 10.1 – Courbe détaillée de l'ego et de l'individuation vers la sénescence

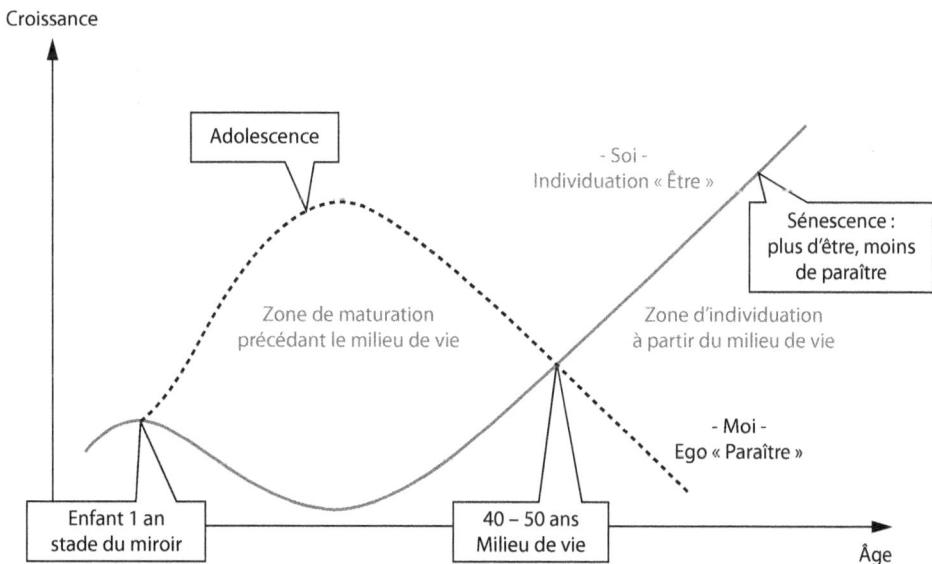

Nous remarquons visuellement comment le *paraître* (l'ego, le Moi) compense le *manque d'être* (manque de l'individuation, manque du Soi). Le premier miroir amène l'enfant à constituer son ego, mais aussi à être ce que l'on attend de lui, à être l'image qu'on lui renvoie. Nous verrons plus loin qu'il se produit également une sorte de deuxième miroir, en milieu de vie, où il ne s'agit plus de constituer la cohérence du *Moi (paraître)* comme vers l'âge de 1 an, mais de celle du *Soi (être)* dans la maturité. Nous constatons de quelle façon, vers 40-50 ans, l'être émerge et que son paraître diminue. Naturellement, cette dualité tout au long de la vie est inévitable, mais elle peut prendre plusieurs aspects. Dans le schéma, nous voyons des courbes accentuées et très éloignées l'une de l'autre. Elles sont la résultante d'un combat face à ce qui nie l'individu. Les écarts entre *être* et *paraître* ne sont pas obligatoirement si importants. Frans Veldman, avec l'haptonomie, a insisté sur cette confirmation de l'individu dans sa base. Quand quelqu'un se trouve dans un environnement où il a bénéficié de cette reconnaissance, il est moins dans la nécessité du paraître et les deux courbes sont plus proches l'une de l'autre (fig. 10.2).

Figure 10.2 – Courbe de l'ego et de l'individuation
dans un environnement plus reconnaissant

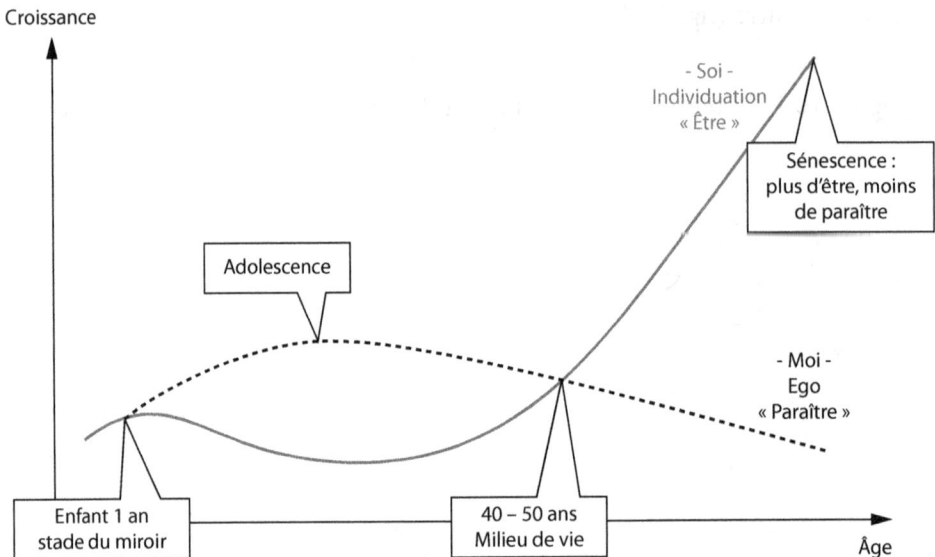

Ce paraître, qui est plus ou moins important selon l'individu, a toujours un minimum incontournable dans une vie sociale. En effet, on ne peut se présenter à ceux qui nous entourent sans un minimum de respect des us et coutumes du groupe auquel on appartient. Même dans une situation optimisée et sécurisante, ce paraître, réduit au minimum, existe encore un peu (fig. 10.3).

Figure 10.3 – Courbe de l'ego et de l'individuation
dans un environnement très favorable

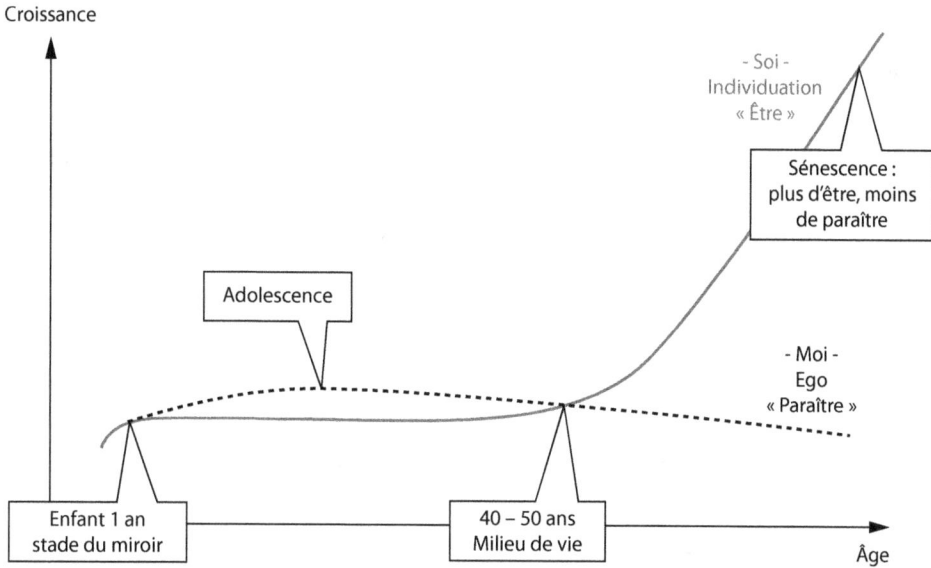

Quand un *plus d'être* permet spontanément une diminution du *paraître* les situations sont vécues avec plus de sensibilité et moins d'inquiétude, plus de composantes existentielles, plus d'ouverture au monde, plus de présence et d'affirmation de soi (sans ego). Il s'agit là d'une meilleure individuation (le Soi de Jung).

Plus un être est dans la sensibilité, moins il aura besoin de paraître. Nous prendrons soin de ne pas confondre « sensibilité » qui est une aptitude à percevoir et « émotivité » qui est une façon d'être choqué dans son imaginaire, justement du fait que l'on manque de sensibilité. Le manque de perception y est compensé par d'inquiétants fantasmes.

Dans un entretien thérapeutique, si le praticien est touché, sans jugement, proche mais distinct et respecte les processus de la pulsion de vie et de survie, le sujet aura tendance, dans le cours de la séance à adopter une attitude où le paraître s'efface pour laisser place à l'être. Les accès aux parts du Soi seront plus aisés et le processus d'individuation se réalisera plus vite, plus profondément (fig. 10.4). Si le positionnement, la présence et la considération du praticien ne sont pas corrects, le sujet élèvera son ego qu'il replacera en premier plan, soit pour lutter contre le praticien, soit pour lutter contre lui-même. Cela engendrera les fameuses résistances.

Figure 10.4 – Courbe de l'ego et de l'individuation dans un environnement thérapeutique

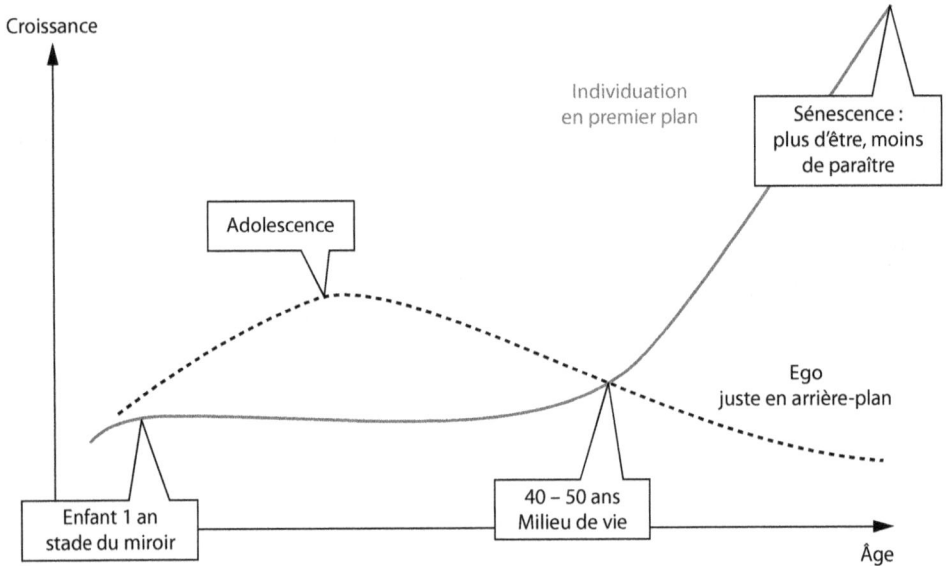

Avec ou sans thérapie, il se peut qu'un sujet ne profite pas de son milieu de vie (40/50 ans) pour réaliser sa maturation. Ce moment de l'existence est celui où apparaît le souhait d'un *plus d'être* car la vie pousse de tous les côtés : les enfants partent, les parents vieillissent, le couple a plus de vingt ans, la vie sociale est soit réussie (il n'y a plus rien à prouver), soit ratée (il est trop tard pour y remédier). Il en résulte une tendance dépressive propice au développement du Soi (voir le chapitre 4, page 43).

Il arrive que sous la pression de l'environnement, qui lui propose (ou lui impose) de garder une « image jeune », l'individu se trouve devant ce que j'appelle un *deuxième miroir*. Il croit de nouveau que ce qu'on lui montre est ce qu'il doit être pour exister. Au lieu d'assembler l'être qu'il est, il va alors utiliser son énergie pour réinvestir dans le paraître, jusqu'à ce que celle-ci rebaisse inexorablement avec l'âge et qu'il n'y ait finalement plus ni être ni paraître. Dans ce cas, au lieu d'aboutir à la noble sénescence, il tombe dans la sénilité (fig. 10.5).

Figure 10.5 – Courbe détaillée de l'ego et de l'individuation manquée (sénilité)

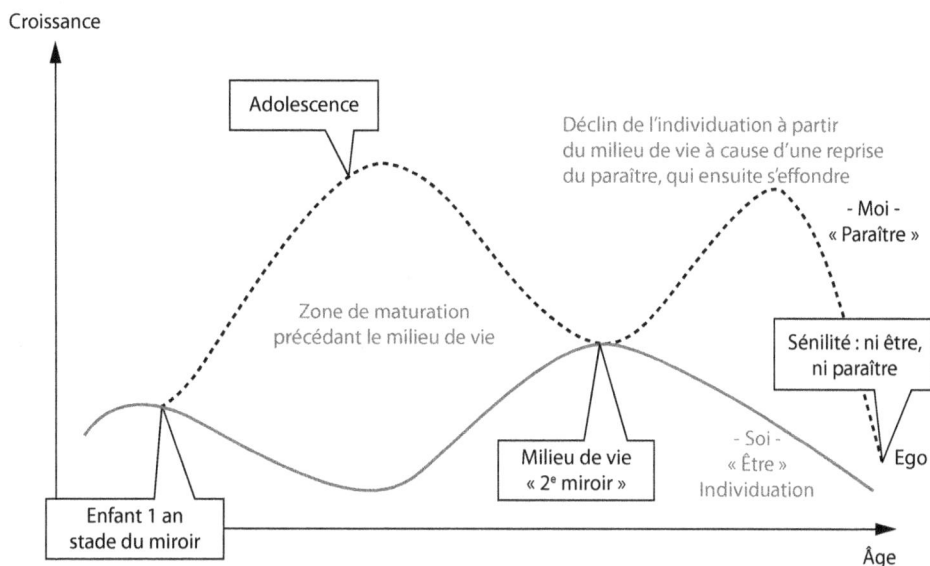

Accompagner un sujet qui se trouve dans cette situation nécessite d'avoir bien compris ce mécanisme pour ne pas tenter de le « renarcissiser » (pour ne pas tenter de reconstruire le Moi), mais plutôt de l'aider à « être », à restaurer les parts du Soi qui, depuis longtemps, « frappent à la porte » (processus conduisant à l'individuation et non à l'ego). Il s'agit là de faire remonter l'être en l'absence de possibilités de paraître. Le sujet devra se réapproprier sa vie en l'absence de compensations et en situations d'urgence (le temps est compté). Nous trouvons là un des éléments majeurs à comprendre dans l'accompagnement de fin de vie[1].

C'est un moment d'exception où un être rassemble ce qu'il est et tous ceux qu'il a été, ainsi que ceux dont il est issu. Quand je forme des soignants qui travaillent avec de tels patients, j'ai plaisir à leur montrer cet aspect de leur travail. Ils découvrent quelque chose qui va dans le sens de ce dont ils avaient l'intuition. Ils comprennent bien cette notion *d'accompagner au monde* celui qui n'a pas encore fini d'y venir, juste avant qu'il ne le quitte définitivement. Ils se trouvent ainsi, en gériatrie, à travailler dans un lieu de « naissances » où il s'agit d'accoucher des êtres. Cela n'a rien de métaphysique, c'est tout simplement concret et plein de vie.

---

1. Lire sur ce thème la publication « Humaniser la fin de vie » (avril 2003) sur le site maieus-thesie.com.

Comme pour Florence Trew, citée avec tellement de tendresse et de justesse par Noamie Feil, toute sa vie est là, de façon uchrotopique. La structure psychique se déploie dans un monde invisible à nos yeux, où le principe de non séparabilité semble la règle.

En dépit du temps explicite que mesurent inexorablement les montres et les horloges, il existe une contiguïté implicite (temporelle et spatiale) où tout est là, en contact et parfaitement présent. L'enfant n'a jamais quitté le vieillard et attend toujours cette attention qui ne lui a pas été accordée. Dès que le processus est accompli, tout est immédiatement plus léger.

La distance et le temps explicites que perçoivent nos sens et que mesure la technologie sont dits « objectifs ». Pourtant, la sensation subjective de ces rencontres intérieures, où tout est contigu, est ressentie de façon encore plus concrète.

Le subjectif est en ce domaine plus palpable que l'objectif. Pour vivre cela il y a plus à être qu'à faire. C'est une affaire de *non savoir*, de *sensibilité*, de *présence* et de *confiance*. Les actions justes en découlent naturellement. Il n'y a rien à appliquer de technique, même s'il est possible de décrire ces phénomènes avec précisions – c'est pourquoi les fiches de mise en œuvre (dans la troisième partie de cet ouvrage), tout en étant un outil indispensable au praticien, peuvent aussi l'égarer s'il n'a pas toutes ces subtilités bien présentes à l'esprit.

Venir au monde c'est tout simplement exister, sortir du paraître, du personnage, de l'apparent. C'est expérimenter ce qui ne s'apprend pas, c'est vivre enfin une sensation d'« être-là ». L'étymologie du mot « exister » vient du latin *ex-sistere* (de *ex* l'extérieur, *sistere* se tenir, être). C'est-à-dire « être à l'extérieur ». Son équivalent d'origine grecque est le mot extase (de *ek* à l'extérieur, *sta* position, station, stabilité… qui signifie littéralement « être à l'extérieur »). Faisons de la « venue au monde » une extase. Si venir au monde c'est « sortir du ventre maternel », cela peut être aussi compris, plus tard, pour nous-mêmes, comme sortir du personnage, sortir de ce qui est joué. Cette notion de « personnage » n'est aucunement péjorative car celui-ci nous a permis de continuer notre gestation du Soi, en attendant que notre maturité nous permette d'enfin être au monde.

Malgré le soin que j'ai mis dans cet ouvrage pour décrire les phénomènes se déroulant dans la psyché, je n'en n'oublie pas moins pour autant la limite des descriptions, explications, comparaisons, citations, etc. Je souhaite ainsi préciser, en terminant ces lignes, qu'il n'y a rien de technique à appliquer. Tout est affaire de vécu, d'expérience, de ressenti, de présence et de considération. Les explications, aussi subtiles et complètes soient-elles, n'en donnent, hélas, qu'un pâle reflet. Cela ressemble à la description que nous propose Lao Tseu, cinq siècles avant J.-C., pour décrire ce qui fonde le monde :

> « Grand carré sans angles, grand vase inachevé, grande mélodie silencieuse, grande image sans contours : le TAO est caché et n'a pas de nom, cependant sa vertu soutient et accomplit tout. [...] Dans l'Univers les œuvres difficiles doivent se faire par le facile, les grandes choses doivent s'accomplir par l'imperceptible » (p. 80)[1].

Cela illustre l'idée qu'il est souhaitable de veiller à ne pas trop intellectualiser et à ne pas trop chercher à appliquer des techniques. En effet, il s'agit plus de toucher « l'essence » que de nourrir l'intellect (savoir).

> « ... on est attristé de la facilité avec laquelle les potentialités de l'homme peuvent être détruites ou réprimées, de sorte qu'une personne complètement humaine ressemble à un miracle, à un phénomène si improbable qu'il en inspire un respect mêlé de craintes. »

C'est ce que nous dit Abraham Maslow (p. 37)[2], qui nous invite à explorer la potentialité plutôt que les problèmes, à nous tourner vers les êtres plutôt que vers les choses.

Le Dr Jill Bolte Taylor est neuroanatomiste. Elle a vécu un accident vasculaire cérébral dans son hémisphère gauche en 1996 et s'est trouvée ressentir « de l'intérieur » tout ce qu'elle avait étudié du cerveau... et en fait, bien plus que ce qu'elle avait étudié ! Comme le soulignait Denis Noble, on peut se demander le rapport entre le cerveau et la psyché au point que l'une ne semble pas pouvoir se réduire à l'autre. L'ouvrage de Jill Bolte Taylor *Voyage au-delà de mon cerveau* (2008) nous évoque en quelque sorte l'« uchrotopie ». Privée de l'efficacité de son hémisphère gauche pendant son AVC (accident vasculaire cérébral), elle a vécu *sans limites, ni spatiale, ni temporelle*, avec une perception claire de ses ressentis, qui étaient d'une nature si différente qu'à l'habitude :

> « Les instants ne se succédaient plus les uns aux autres mais demeuraient éternellement en suspens [...] J'ai renoncé à l'action au profit de l'être [...] Je ne me sentais plus isolée ni seule au monde [...] Je ne voyais plus en trois dimensions. Rien ne me semblait plus ni proche ni lointain. » (p. 86) (p. 87)

Elle a ensuite donné de nombreuses conférences pour faire connaître cette face cachée de la psyché, et la rendre accessible à d'autres... sans qu'ils aient à passer

---

1. LAO TSEU, *Tao Te King*, (Dervy, 2000).
2. MASLOW A., *Devenir le meilleur de soi-même*, (Eyrolles, 2008).

par un AVC ! Finalement nous y trouverons quelques proximités, mais tout en douceur, avec le vécu que permet la psychothérapie décrite dans cet ouvrage.

L'accès à « l'essence » procède du vécu et de la sensibilité intérieure et non d'un décorticage théorique des *objets* observés. Rogers nous en donne quelques indices avec sa notion de présence, Abbott avec son expérience de dimension supérieure, Descartes avec son doute et son non savoir, Leibniz avec son cercle dont le centre est partout et la circonférence nulle part, Jung quand il dit « *ma conscience est comme un œil qui embrasse en lui les espaces les plus lointains, mais le non-moi psychique est ce qui, de façon non spatiale emplit cet espace* » ou même encore, l'empereur philosophe Marc-Aurèle, exprimant au IIe siècle : « *… qui a vu ce qui est dans le présent a tout vu, et tout ce qui a été de toute éternité et tout ce qui sera dans l'infini du temps* » (Livre IV-XXXVII)[1].

La notion d'*uchrotopie* trouve ici toute sa place.

Que vous soyez praticien ou non, cette première partie « Théorie et concepts » de l'ouvrage a surtout prétendu faire écho à votre propre expérience de vie, à vos intuitions. Il n'a pas eu pour vocation de faire de la réalité psychique un simple *objet* d'étude, comme on le ferait dans une démarche soit-disant scientifique, mais plutôt de rencontrer « l'individu », « l'être là », « le Soi ». Bien sûr je me suis permis d'y préciser de nombreux concepts, de théoriser ce qui est observé, et même de mettre tout cela en parallèle avec les propos de multiples auteurs réputés en la matière… mais rappelez-vous la question fondamentale posée par John Preston, face à ses patients, après son doctorat en psychologie : « Mais qu'est-ce que je dois faire maintenant ? ».

Ce que l'on peut concrètement proposer à celui qui demande de l'aide, sans pour autant entrer dans la moindre notion de pouvoir, voilà qui est particulièrement important. C'est avant tout une disposition d'esprit, une sensibilité existentielle, une confiance, une capacité à accompagner ce qui est en cours. C'est la capacité à rechercher en quoi ce qui se passe dans la psyché est une juste réalisation vers l'individuation. C'est savoir abandonner l'idée *d'erreurs à corriger* et se tourner résolument vers la reconnaissance d'un être venant au monde, d'un être en train de se rassembler. C'est ne pas l'abandonner dans ses douleurs mais l'accompagner dans la reconnaissance de ce qu'il vit, en étant *touché par sa venue*, en étant *touché par cette précieuse révélation de Soi* dont il nous offre d'être le témoin privilégié. Ce qui nous conduit à une telle possibilité de réhabilitation existentielle est la question « qu'est-ce que l'autre cherche à me dire de juste le concernant ? » (et

---

1. Marc-Aurèle, *Pensées pour moi-même*, (Flamarion, 1964).

non « qu'est-ce qu'il faut que je lui dise ? » ou « quel est le problème à résoudre ? »). Enfin, il s'agit surtout, de lui poser cette question à lui, tout simplement… dans le simple projet de valider sa réponse et de se laisser toucher par cette émergence qu'il nous offre de rencontrer.

Deuxième partie

Exemples d'entretiens

Illustrons à présent le propos théorique par différentes situations d'entretiens, échanges réels et détaillés entre le praticien et son patient, du début de l'entretien jusqu'à son aboutissement. Chaque situation sera d'abord évoquée, commentée et décrite, puis proposée en une seconde version sous forme de dialogue, sans commentaires, pour mieux se représenter la fluidité de l'échange entre le patient et le praticien[1]. Bien que ces exposés soient « condensés », ils offrent une bonne représentation de ce qui se passe.

---

1. Dans ces dialogues les validations du praticien ne seront pas notées pour alléger le texte, mais elles sont toujours présentes en verbal et en non verbal.

Chapitre 11

Tact subtil

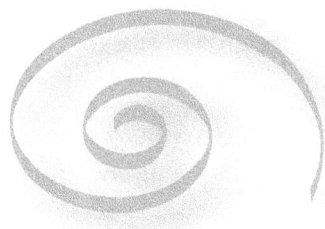

Un tact aussi tangible qu'impalpable

1. Précisions sur les cas présentés

Dans le premier chapitre de cet ouvrage, vous avez pu constater que les notions d'espace et de temps, quoique souvent sous entendues en psychologie ou en psychothérapie, ne peuvent en aucun cas être prises comme principes de base évidents en matière de rencontre avec soi-même.

L'événement antérieur existe uniquement dans le passé… aujourd'hui, il n'est plus. Dans le présent, nous en avons juste la trace mnémonique, inscrite à la façon d'une « super vidéo » interactive. Dans ce présent, nous avons aussi celui que nous étions lors de cet événement qui est « là avec-nous », et n'a jamais cessé de l'être depuis l'époque où « ça » s'est passé, puisqu'il nous constitue.

Dans ce présent, il y a donc d'une part l'enregistrement de l'événementiel, l'historique (ce qui est su par l'intellect), et d'autre part, celui qui s'y trouvait, l'être avec son vécu (ce qui est ressenti de façon sensible et émotionnelle). Cette distinction majeure a été détaillée dans les chapitres 2 à 5 (voir pages 13 à 82) où se clarifient les notions de structure psychique et les possibilités thérapeutiques qui en découlent.

Nous allons ici visiter quelques cas qui nous amèneront progressivement et naturellement à adopter un regard qui ne sera ni « topique » (spatial), ni « chronique » (temporel) – voir chapitre 3, page 25.

Les cas évoqués ci-après sont rapportés avec suffisamment de détails pour être aisément compris. Il se trouve néanmoins que dans le déroulement réel de chacun d'eux, certains éléments ont été volontairement retirés de la description pour en simplifier l'énoncé. Naturellement, une retranscription exhaustive des situations aurait été préférable (à supposer qu'elle soit possible), mais dans ce cas, le lecteur aurait dû avoir aussi toutes les informations non verbales et s'y retrouver dans une avalanche de détails. Autant en situation réelle cela peut sembler évident, autant la réalisation d'une retranscription complète ne reflète plus cette simplicité.

Raconter ce qui s'est passé, point par point, ne peut totalement rendre compte de cette *présence* « ensemble dans un ailleurs » évoquée par Carl Rogers.

Les descriptions, nécessairement raccourcies, visent surtout à donner l'esprit qui se dégage d'une séquence d'aide ou d'accompagnement, dans laquelle un sujet accède à lui-même avec une certaine réalité, et surtout avec un résultat probant concernant le symptôme dont il se plaignait initialement. La durée réelle d'une séquence est ici d'environ deux heures.

Le projet de ces descriptions est de pouvoir considérer le phénomène suivant : ces processus vécus en thérapie sont expérimentés comme étant si réels, qu'ils en sont quasiment ressentis comme « plus réels que la *réalité* ». Naturellement, cette étonnante impression n'est que subjective. En revanche, ce qui se produit objectivement, est qu'à l'issue d'un tel cheminement, le symptôme initial disparaît. Dans ces exemples, le sujet semble simplement accomplir ce qu'il cherchait à réaliser. Il est accompagné par un praticien, un « accoucheur », ne faisant que lui faire faire ce qu'il faisait déjà.

Les nuances d'une telle approche (*maïeusthésie*), sont aussi détaillées dans *L'écoute thérapeutique*[1]. Certains éléments en sont repris dans le présent ouvrage pour expliciter la situation de la psyché par rapport aux notions de temps et d'espace. En effet il semble que tout se situe dans le « présent » (et non dans le temps passé).

2. Accompagnement n° 1 : Rejet de l'enfant abandonné qui voulait mourir

La séquence relatée correspond à un deuxième entretien avec le patient. Un sujet souffre d'une nouvelle rupture amoureuse au point d'en être suicidaire. Son constat est une propension à être trop fusionnel, trop attaché et dépendant. Cela finit toujours par compliquer ses relations de couple. Profondément, il se sent très vulnérable et souffre d'un continuel sentiment d'abandon. Il sait très consciemment que son père ne voulait pas de l'enfant qu'il était, ne l'a pas reconnu, y compris dans la période prénatale. Il sait que sa mère était plus attentive à son compagnon qu'à son enfant. Le sujet éprouve une sensation d'enfant seul, abandonné, vu de personne.

Ces quelques éléments sont abordés au cours de la séance de façon événementielle. Le sujet s'appuie ici sur sa mémoire et sur ce qu'il sait de son histoire. Il est

---

1. TOURNEBISE T., *L'écoute thérapeutique*, (ESF, nouvelle édition 2009).

important que tout ce qui est dit puisse être formulé, entendu et compris, mais nous ne sommes pas encore entrés dans la phase thérapeutique proprement dite.

Nous devons remarquer, à l'occasion de cet exemple, que l'accompagnement psychologique ne peut se concevoir que dans la mesure où le praticien ne porte aucun jugement envers le père ou la mère[1], tout en laissant éventuellement le sujet avoir de la colère envers eux s'il en a, ou en le laissant ne pas en avoir s'il n'en a pas.

Le sujet n'étant pas, à ce moment, dans un rejet de ses parents, il apparaît que l'enfant qu'il était, dans cette situation, attire particulièrement son attention.

Le praticien[2] demande alors au sujet : « Pouvez vous mettre votre attention sur cet enfant dont le père ne veut pas et que la mère ne voit pas, tant elle est tournée vers son compagnon ? ». Le sujet s'ouvre à l'enfant et dit : « L'enfant est désespéré, c'est injuste, il refuse de vivre dans un tel monde ». *Nous remarquons que cette question permet de passer du mode « anecdotique » au mode « ressenti ». Le sujet présent est en train de donner son attention à l'enfant qu'il était et s'ouvre ainsi (plus ou moins) au ressenti de celui-ci. Ce faisant, le sujet présent et l'enfant qu'il était, deviennent distincts et peuvent éventuellement se rapprocher. Jusque-là il y avait confusion entre le ressenti de l'enfant et celui du sujet actuel.*

Puis, reculant, le sujet dit : « Je ne peux m'approcher de cet enfant. Si je le fais c'est dangereux. Il risque de me détruire. Pourtant, dans ma vie j'ai souvent besoin de reproduire ce qu'il vit, de me prouver que la vie est ainsi, sans espoir, que les relations humaines y sont fausses, que c'est de la *merde* ».

Le praticien demande : « En quoi cet enfant peut-il détruire celui que vous êtes ? ». Le sujet répond quelque chose qui au premier abord peut sembler ambigu : « Je hais les humains et même Dieu… je n'ai qu'à mourir. C'est un désert. J'ai pourtant toujours été habité par une idée d'amour, je suis toujours prêt à aider les autres. Je dois protéger cette partie mauvaise, celle qui ne voit pas les autres et qui voit tout moche… si je la vois, j'ai peur que ça la tue, j'ai besoin de la protéger… elle voit tout en noir, elle est triste à mourir. J'ai peur de son énorme envie de mourir, elle peut aussi me détruire ». *La confusion apparente vient du fait que le sujet exprime ici plusieurs ambivalences : « Je hais les humains et même Dieu »… «*

---

1. Vous pouvez lire à ce sujet la publication « Ne plus induire de culpabilisation chez les patients ou les parents » (novembre 2004) sur le site maieusthesie.com.
2. Dans cet exemple comme dans la plupart de ceux qui vont suivre, le praticien est l'auteur. La première personne a cependant délibérément été écartée, de façon à ce que chaque praticien puisse s'approprier ce type de mise en œuvre.

Mais j'ai toujours été habité par une idée d'amour » ; *« Je dois protéger cette partie mauvaise (sous entendu "sombre"), si je la vois j'ai peur que ça la tue, j'ai besoin de la protéger »… mais aussi « J'ai peur de son énorme envie de mourir, elle peut aussi me détruire »… (sous-entendu "je dois également m'en protéger").*

Le praticien demande alors la confirmation suivante, sur le ton d'une invitation confiante : « Vous entendez à quel point elle *(cette partie de lui)* a envie de mourir ? » – car, au fond, c'est ce qui vient de produire sa réaction. Comme la réponse non verbale semble être « oui » il propose alors : « Pouvez-vous imaginer que vous lui dites que vous entendez à quel point elle a envie de mourir ? ». *Nous remarquons ici que pour le sujet, avoir perçu l'enfant est une chose, le reconnaître puis « le lui faire savoir (à l'enfant) » en est une autre. Ces deux étapes ne se font pas simultanément. Il se peut même que l'une soit possible (percevoir) et l'autre non (reconnaître).*

Le sujet suit la recommandation du praticien, change de visage et déclare : « J'entends son cri, je suis touché. J'ai l'impression d'arrêter de lutter. Je luttais pour éviter cette rencontre, en fait elle vient de m'apaiser ».

Nous avons ici l'aboutissement d'une séquence thérapeutique où l'être qu'est le sujet vient de « rencontrer » l'enfant qu'il était et d'entendre son cri. Il peut sembler, en termes de faits qu'il se passe peu de choses. Pourtant, le sujet a le profond sentiment que ce ne sera désormais plus jamais pareil. Son état fusionnel, ses souffrances abandonniques, la douleur de sa séparation et son état suicidaire, tout est soudain complètement changé.

Les symptômes viennent de disparaître, semble-t-il, comme s'ils venaient de cesser d'être nécessaires, comme s'ils avaient eu pour unique rôle de permettre la rencontre et la réhabilitation de l'enfant dont le cri n'a jamais été entendu par personne.

• Présentation de la séquence sous forme de dialogue

Le praticien : « Pouvez-vous mettre votre attention sur cet enfant dont le père ne veut pas, et que la mère ne voit pas, tant elle est tournée vers son compagnon ?

Le patient : L'enfant est désespéré, c'est injuste, il refuse de vivre dans un tel monde.

(Puis, reculant, il ajoute)

– Je ne peux m'approcher de cet enfant. Si je le fais c'est dangereux. Il risque de me détruire. Pourtant, dans ma vie j'ai souvent besoin de reproduire ce qu'il vit, de me prouver que la vie est ainsi, sans espoir, que les relations humaines y sont fausses que c'est de la *merde*.

Le praticien : En quoi cet enfant peut-il détruire celui que vous êtes ?

Le patient : Je hais les humains et même Dieu… je n'ai qu'à mourir. C'est un désert. J'ai pourtant toujours été habité par une idée d'amour, je suis toujours prêt à aider les autres. Je dois protéger cette partie mauvaise, celle qui ne voit pas les autres et qui voit tout moche… si je la vois, j'ai peur que ça la tue, j'ai besoin de la protéger… elle voit tout en noir, elle est triste à mourir. J'ai peur de son énorme envie de mourir, elle peut aussi me détruire.

Le praticien : Vous entendez à quel point elle (cette partie mauvaise) a envie de mourir ?

Le patient exprime « oui » en non verbal.

Le praticien : Pouvez-vous imaginer que vous lui dites que vous entendez à quel point elle a envie de mourir ?

Le patient : J'entends son cri, je suis touché. J'ai l'impression d'arrêter de lutter. Je luttais pour éviter cette rencontre, en fait elle vient de m'apaiser ».

3. Accompagnement n° 2 : Réunion de famille

Un sujet se plaint de sa pulsion d'agressivité qui survient à chaque fois qu'on lui demande quelque chose. Cette pulsion est suffisamment forte et inappropriée par rapport aux circonstances pour l'interpeller. Il souhaiterait remédier à cette pulsion et le formule ainsi : « Que dois-je faire pour ne plus être agressive ? Je ne sais pas faire autrement à chaque fois qu'on s'adresse à moi ! Cette réaction, c'est plus fort que moi. »

Le praticien lui demande : « Que ressentez-vous quand on vous demande quelque chose ? » Le sujet répond : « C'est comme si on allait encore me demander plus de choses que je ne peux en faire ». Le praticien poursuit par : « Vous est-il déjà arrivé qu'on vous demande plus de choses que vous ne pouvez en faire ? » Il répond : « Oui quand j'avais six ans j'ai dû m'occuper de mes frères et sœurs quand ma mère a été internée en hôpital psychiatrique ». *Nous remarquons qu'ici le praticien démarre directement sur un ressenti afin d'accéder à la part de Soi qui s'exprime à travers cette pulsion. Puis il explore une éventuelle analogie dans la vie du sujet. L'idée n'est pas ici d'accéder à une situation historique de sa vie, mais à celui qu'il était et qui a déjà éprouvé cette sensation.* Considérant ce que cet enfant a vécu, il poursuit par : « Savez-vous pour quelle raison cette femme qui est sa mère a dû aller en hôpital psychiatrique ? ». Le sujet répond « Oui, son père a abusé d'elle pendant son enfance et elle ne s'en est jamais remise ». *Vous remarquerez que dans sa façon de nommer ce qui est évoqué, le praticien s'adressant au patient parle de « l'enfant et de sa mère » et non de « vous et votre mère ». Cette dernière formule serait indésirable dans le sens où elle conduirait le sujet à « redevenir l'enfant en face de sa maman » plutôt que l'adulte actuel accompagnant l'enfant qu'il était. Ne pouvant ainsi être distinct de l'enfant, il ne pourrait s'en rapprocher. Il importe que le sujet présent, l'enfant qu'il a été et la femme qu'était sa mère soient rencontrés comme des individus distincts[1] afin de pouvoir se retrouver et rétablir la complétude du Soi qui, du fait de cette souffrance, avait été fragmenté.*

L'attention du sujet étant centrée sur l'enfant qu'était la mère souffrant des gestes déplacés de son père, le praticien demande : « Vous pouvez mettre votre attention sur l'enfant qu'est votre mère et qui souffre de ce que lui fait son père ? » Au lieu de le faire, le sujet s'exclame « Il m'a fait la même chose, un jour, à mon retour de colonies de vacances ». De ce fait, l'enfant qu'il était « venait solliciter son attention ». Le praticien l'accompagne dans ce sens, en lui demandant : « Vous voyez l'enfant que vous étiez, ayant subi cela ? » Le sujet se sent ému et le praticien lui demande : « Acceptez-vous de vous approcher de cet enfant et d'entendre à quel point cela est douloureux pour lui ? » Il le fait et semble plus paisible.

Le praticien lui demande : « Comment se sent l'enfant ? ». Le sujet répond : « Apaisé ». Puis il poursuit : « Et vous ? Comment vous sentez-vous ? » Le sujet répond : « Beaucoup mieux ». Reste alors à se préoccuper de l'enfant qu'était la mère de la même façon. Cette fois-ci, le sujet engage cette démarche tout aussi simplement que pour lui-même. Reste enfin à se tourner vers le grand-père afin de voir quelle place il lui donne, compte tenu de ce contexte. Contre toute attente, le sujet dit immédiatement, comme si cela se révélait soudain : « C'est un homme qui souffrait. Ce qu'il a fait est horrible, mais j'entends qu'il était très mal. C'est comme si l'enfant que j'étais, l'enfant qu'était ma mère et moi-même nous étions retrouvés… ainsi que mon grand père… ça fait du bien, comme si la famille s'était retrouvée ». Le praticien demande au patient : « Comment ressentez-vous l'agressivité qui surgissait quand on vous demande quelque

---

1. Nous devons avoir une rencontre en tant qu'individu et non une rencontre en tant que statuts familiaux ou sociaux, car cela entraverait la perception de l'individu, de « l'être-là », du quelqu'un. Les mots *personna* et *imago* sont utilisés par Jung pour évoquer ces statuts et les rôles que nous jouons, masquant le Soi que nous sommes (soit de notre fait, soit du fait de l'autre). Il s'agit de sortir de ces « paraître » pour être plus proche de « l'être ».

chose ? ». Le sujet répond : « J'ai l'impression que je ne l'ai plus ». Les journées suivantes ont confirmé cette nouvelle attitude.

Nous remarquons particulièrement ici, dans ces situations de violences, que les êtres sont considérés avant les actes, que les actes sont néanmoins reconnus dans leur caractère destructeur afin de ne pas nier la douleur des victimes. Au moment opportun, il est aussi demandé au sujet d'évaluer son ressenti actuel ainsi que l'état de celui qu'il était. Cela vaut comme une approximation du résultat obtenu, qui reste toujours à confirmer ultérieurement.

Ce qui est toujours très touchant pour le praticien, c'est de constater à quel point le ressenti du patient est vécu concrètement. Cette *retrouvaille* familiale a été pour lui d'une réalité quasi palpable.

• Présentation de la séquence sous forme du dialogue

La patiente : « Que dois-je faire pour ne plus être agressive ? Je ne sais pas faire autrement à chaque fois qu'on s'adresse à moi ! Cette réaction, c'est plus fort que moi.

Le praticien : Que ressentez-vous quand on vous demande quelque chose ?

La patiente : C'est comme si on allait encore me demander plus de choses que je ne peux en faire.

Le praticien : Vous est-il déjà arrivé qu'on vous demande plus de choses que vous ne pouvez en faire ?

La patiente : Oui quand j'avais six ans j'ai dû m'occuper de mes frères et sœurs quand ma mère a été en hôpital psychiatrique.

Le praticien, évoquant cet enfant : Savez-vous pour quelle raison cette femme qui est sa mère a dû aller en hôpital psychiatrique ?

La patiente : Oui, son père a abusé d'elle pendant son enfance et elle ne s'en est jamais remise.

Le praticien : Vous pouvez mettre votre attention sur l'enfant qu'est votre mère et qui souffre de ce que lui fait son père ?

Au lieu de le faire, le sujet s'exclame : « Il m'a fait la même chose, un jour, à mon retour de colonies de vacances.

Le praticien : Vous voyez l'enfant que vous étiez, ayant subi cela ?

La patiente est à ce moment dans l'émotion.

Le praticien : Acceptez-vous de vous approcher de cet enfant et d'entendre à quel point cela est douloureux pour lui ?

La patiente met cela en œuvre et semble plus paisible.

Le praticien : Comment se sent l'enfant ?

La patiente : Apaisée »

Le praticien : Et vous ? Comment vous sentez-vous ?

La patiente : Beaucoup mieux.

Le praticien : Ok. Vous pouvez mettre votre attention sur l'enfant qu'est votre mère quand elle a vécu cela aussi ?

La patiente « dit oui », en non verbal.

Le praticien : Pouvez-vous lui dire aussi que vous entendez à quel point elle est bouleversée, et l'accueillir près de vous avec sa peine ?

La patiente « dit oui » de nouveau, en non verbal.

Le praticien : Comment se sent cette enfant ?

La patiente : Elle se sent mieux, c'est comme si nous étions réunis.

Le praticien : Si tous les trois vous mettez ensemble votre attention vers cet homme qu'est votre grand père, que se passe-t-il ?

La patiente : C'est un homme qui souffrait. Ce qu'il a fait est horrible, mais j'entends qu'il était très mal. C'est comme si l'enfant que j'étais, l'enfant qu'était ma mère et moi-même nous étions retrouvés, ainsi que mon grand-père… ça fait du bien, comme si la famille s'était retrouvée.

Le praticien, validant cette rencontre en non verbal, demande : Comment ressentez-vous l'agressivité qui surgissait quand on vous demande quelque chose ?

La patiente : J'ai l'impression que je ne l'ai plus ».

4. Accompagnement n° 3 : Peur que sa fille meure

Une femme se trouve fort gênée d'avoir constamment l'esprit encombré de mille choses « inutiles ». Des myriades de pensées permanentes l'empêchent de se détendre et même de dormir : « Est-ce que je vais bien penser à arroser mes plantes, j'espère que je ne perdrai pas ce numéro de téléphone, y aura-t-il du pain quand je passerai à la boulangerie demain, il ne faut pas que je me trompe de carburant quand je passerai à la pompe, est-ce que j'ai bien rangé ce pull à sa place ?... », etc.

Ces pensées, à la fois « dérisoires » et prégnantes doivent bien avoir un rôle, mais lequel ? Le praticien dans toute la dimension de son « non savoir »[1] et de sa confiance, demande simplement : « Si ces pensées n'étaient pas là, que se passe-rait-il ? ». Il invite ici cette femme à l'éclairer. Elle affirme soudain : « Là je sais à quoi je penserais ! ». « À quoi ? », demande le praticien. Elle répond immédiate-ment : « Je suis terrorisée à l'idée qu'il arrive quelque chose à ma fille. Elle a trente ans, mais je suis toujours inquiète. Par exemple, comme elle vient d'emménager et habite en étage, je l'appelle plusieurs fois par jour car j'ai peur qu'elle tombe par la fenêtre ! ». *Il est bien évident qu'ici, toute considération conceptuelle sur le fait qu'il faut « lâcher sa fille », « couper le cordon » et la « laisser vivre », serait déplacée et même destructrice pour cette femme. Cela reviendrait à porter un jugement, ce qui serait totalement anti-thérapeutique. Or sa peur est forcément fondée, mais sur quoi ?*

Le praticien demande : « Comment est cette peur ? Que ressentez-vous quand elle survient ? » Comme la peur est ce qui mobilise l'attention du sujet, le prati-cien lui demande simplement de préciser ce qu'elle a déjà dans son champ de conscience et qui se présente à elle. Elle précise : « Si ma fille meurt, je meurs ! ». Le praticien invite à préciser : « Qu'est-ce qui vous fait mourir si elle meurt ? ». Cette question, dont la réponse paraît évidente, peut sembler inutile. Mais il n'en est rien. S'il apparaît naturel que perdre un enfant donne envie de mourir telle-ment c'est insupportable, le praticien ne peut s'appuyer ici sur une telle idée générale, d'autant moins qu'en non verbal, le sujet sous-entend qu'il y a bien plus.

La patiente répond : « Nous n'avons qu'un cœur pour deux. Si son cœur cesse de battre, je ne peux plus vivre ». Le praticien invite à confirmer (vérification) : « Vous n'avez qu'un cœur pour vos deux corps !? ». Elle répond « oui » et il poursuit : « Depuis quand ? ». La patiente précise : « Depuis qu'elle est née ! ». *À*

---

1. Lire la publication « Le non savoir source de compétences » (avril 2001) sur le site maieus-thesie.com.

ce moment l'attention du sujet est portée vers la femme qu'elle était, en train d'accoucher de l'enfant qui venait au monde.

Le praticien reformule ce qui semble être en train de se passer pour sa patiente : « Vous *voyez* cette femme qui accouche !? ». Elle confirme. Le praticien l'invite à préciser : « Que se passe-t-il pour elle et qui fait qu'elles n'ont qu'un cœur pour deux ? ». La patiente éclaire le praticien : « J'avais seize ans quand j'ai accouché. Ma mère n'était pas arrivée et mon *mari*[1] non plus. Je voulais retenir l'enfant jusqu'à ce qu'ils soient là. Je ne voulais pas accoucher seule. Je m'en suis terriblement voulu de ne pas avoir réussi à retenir l'enfant. Quand elle est sortie de mon ventre, c'est comme si j'étais sortie de mon ventre en même temps. Alors je ne pouvais plus vivre qu'à travers son corps ».

Le praticien reformule ce ressenti : « Cette solitude lui a été tellement insupportable au moment de l'accouchement !? ». Comme la femme confirme, le praticien poursuit : « Vous pourriez vous imaginer près de cette jeune fille qui accouche, et lui dire que vous entendez à quel point cette solitude lui est insupportable ? ». Manifestement, elle le fait.

Le praticien, évoquant la jeune fille, demande : « Comment se sent-elle ? ». La femme confirme que celle qui accouche se sent mieux et elle aussi. Le praticien lui demande alors de considérer à nouveau la peur initiale que sa fille meure. Elle dit qu'elle ne la ressent plus. Tout se passe comme si cette peur avait été *spécialement* là *pour* ne pas oublier cette jeune fille qui accouche, dont personne n'avait jamais reconnu la détresse. Quant aux pensées dérisoires encombrantes, elles ont aussi cessé d'être nécessaires et ont disparu.

• Présentation de la séquence sous forme du dialogue

Le praticien : « Si ces pensées n'étaient pas là, que se passerait-il ?

La patiente : Là je sais à quoi je penserais !

Le praticien : À quoi ?

La patiente : Je suis terrorisée à l'idée qu'il arrive quelque chose à ma fille. Elle a trente ans, mais je suis toujours inquiète. Par exemple, comme elle vient d'emménager et habite en étage, je l'appelle plusieurs fois par jour car j'ai peur qu'elle tombe par la fenêtre !

Le praticien : Comment est cette peur ? Que ressentez-vous quand elle survient ?

---

1. Elle dit « mari », mais ne l'avait pas encore épousé à cette époque.

La patiente : Si elle meurt, je meurs !

Le praticien : Qu'est ce qui vous fait mourir si elle meurt ?

La patiente : Nous n'avons qu'un cœur pour deux. Si son cœur cesse de battre, je ne peux plus vivre.

Le praticien : Vous n'avez qu'un cœur pour vos deux corps !?

La patiente : Oui.

Le praticien : Depuis quand ?

La patiente : Depuis qu'elle est née !

Le praticien : Vous voyez cette femme qui accouche ?

La patiente confirme en non verbal.

Le praticien : Que se passe-t-il pour elle et qui fait qu'elles n'ont qu'un cœur pour deux ?

La patiente : J'avais seize ans quand j'ai accouché. Ma mère n'était pas arrivée et mon mari non plus. Je voulais retenir l'enfant jusqu'à ce qu'ils soient là. Je ne voulais pas accoucher seule. Je m'en suis terriblement voulu de ne pas avoir réussi à retenir l'enfant. Quand elle est sortie de mon ventre, c'est comme si j'étais sortie de mon ventre en même temps. Alors je ne pouvais plus vivre qu'à travers son corps.

Le praticien : Cette solitude lui a été tellement insupportable au moment de l'accouchement ?

La patiente confirme en non verbal.

Le praticien : Vous pourriez vous imaginer près de cette jeune fille qui accouche, et lui dire que vous entendez à quel point cette solitude lui est insupportable ?

La patiente le fait.

Le praticien : Comment se sent-elle ?

La patiente : Elle n'est plus seule, elle se sent mieux.

Le praticien : Et vous, comment vous sentez-vous ?

La patiente : Je me sens plus légère.

Le praticien : Qu'en est-il de la peur que vous ressentiez à propos de la mort de votre fille ?

La patiente : Je n'ai plus l'impression de l'avoir.

Le praticien : Si nous revenons à ces pensées qui vous semblaient encombrantes, comment sont-elles ?

La patiente : Je crois que je n'en aurai plus. »

5. Phénomènes, sources de soulagement

Dans le dernier exemple, nous remarquons qu'il ne s'agissait pas *d'aller apaiser celle qui accouche*, mais de la *reconnaître dans son vécu*. Tout projet de l'apaiser aurait été un déni et n'aurait pas produit de soulagement. En revanche, la reconnaissance de son ressenti a immédiatement conduit à un mieux-être.

Nous remarquons également qu'il y avait en « présence » : la femme (le sujet demandeur de l'aide), la jeune fille qui accouche et le bébé qui vient au monde.

En arrière-plan, nous avons aussi le jeune homme qu'est le père (qu'elle nomme « mari ») et la femme qu'est la mère de cette jeune fille, lors de cet accouchement qui a eu lieu trente ans auparavant. Tous ces êtres sont considérés comme distincts afin de pouvoir être « rencontrés », y compris la femme qu'elle est et la fille qu'elle était. Ils sont également tous considérés comme « présents ».

Le vécu subjectif qui en découle est un mieux-être. L'observation objective le confirme (libre des idées obsessionnelles). Le moment thérapeutique s'est produit quand le praticien a permis que la femme qu'est la patiente accueille et reconnaisse la fille qui accouche dans toutes les nuances de son ressenti. Cette fille qui accouche n'avait jamais été entendue ni reconnue par personne jusqu'à ce jour.

Nous constatons particulièrement qu'il n'y avait rien à éliminer, rien dont il faille se débarrasser ou s'éloigner, mais juste une jeune fille à rencontrer, à entendre et à réhabiliter. Si un praticien avait voulu l'aider à « éliminer ce qui lui fait souci », il aurait pris le risque de l'éloigner de cette jeune fille dont elle avait besoin pour se construire. Il aurait dangereusement contrarié le processus pertinent à l'œuvre chez sa patiente.

Il vient donc de se passer de nombreux phénomènes dans lesquels cette femme, la fille qu'elle était et le thérapeute sont dans une « présence » et une reconnaissance permettant ce rapprochement. Le vécu apparaît à chacun avec une grande réalité de ressenti alors qu'on ne semble être que dans une dimension imaginaire. Le projet de cet ouvrage est de pouvoir mieux nommer, préciser et définir une telle circonstance qui semble être un fondement de l'efficacité thérapeutique.

Naturellement, certains sujets peuvent avoir besoin d'autres approches (par exemple psychocorporelles, ou cognitivo-comportementales) et rien ne doit être arrêté en ce domaine. L'éclairage apporté ici ne doit pas conduire à une exclusivité théorique, mais juste ajouter quelques éléments permettant d'aborder les différentes approches existantes avec de nouvelles données, et peut-être même de les rapprocher.

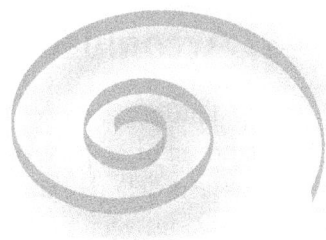

Chapitre 12

Présences uchrotopiques

Présences uchrotopiques au cœur de la psyché

1. Rester proche de la réalité

Les chapitres 2 et 3 (voir pages 13 et 25) ont permis d'explorer et de mettre en mots le vécu existentiel des entretiens d'accompagnement psychologique. Les notions de présence et de structure psychique ont apporté quelques éclairages sur les mécanismes œuvrant au sein de la psyché. Nous y avons élucidé les notions de temps et d'espace, les notions chroniques ou topiques et surtout les notions uchrotopiques.

Cependant, à trop expliquer, on peut finir par donner une telle nourriture à l'intellect que celui-ci risque de nous éloigner de la réalité, notamment de cette *réalité subjective*, si palpable quand on est en thérapie. En quantités trop importantes, les explications nourrissent le côté *objectal*, comme si on développait des sortes de preuves tangibles… paradoxalement, nous prenons alors le risque de ne plus refléter ce qui se passe vraiment. Ici, trop de « preuves » et de réflexions tuent la réalité. L'univers de la psyché est fait de sensibilité, de subjectivité, de nuances délicates. Nous avons vu à quel point le fait d'être touché (et non affecté) est si important. Ce *tact* est une composante incontournable de la qualité de la validation existentielle (voir page 76), qui est un fondement majeur de la compétence thérapeutique.

Afin de ne pas s'éloigner de cette réalité subjective et de toujours considérer *l'être là*, *l'être au monde* (et l'on devrait même dire *l'être en train de venir au monde*), ce chapitre propose de nouvelles situations d'accompagnement, avec des cas réellement rencontrés. Ces exemples nous maintiennent proche de la réalité. Ils nous permettent aussi de mieux cerner ces deux points fondamentaux que sont *la vie* d'une part – composante existentielle dont la source est le Soi –, et *l'énergie* d'autre part – composante énergétique *libidinale*, dont la source est le Ça, gérée par le Moi – (voir chapitre 4 page 43).

2. Accompagnement n° 4 : Absence du père

Une femme, dont le mari travaille dans l'armée, se retrouve seule avec sa fille quand celui-ci part régulièrement en mission pour des périodes de plusieurs mois. Au-delà de l'inconfort que cela procure et que chacun peut imaginer, elle éprouve un vécu précis. À chacun des départs de son mari, cette femme se sent mal au point d'en avoir des malaises. Elle en est même physiologiquement affectée et doit généralement recourir à un arrêt de travail.

Au cours d'une de ces crises, elle n'en peut plus, au point que l'infirmière, sur son lieu de travail, est prête à lui donner un tranquillisant.

Le praticien propose à cette femme d'exprimer ce qu'elle ressent. La patiente en vient à lui confier qu'elle souffre du départ en mission professionnelle de son mari, car elle voit leur fille triste et seule à chacun de ses départs. Vous remarquerez qu'il est naturel que sa fille en souffre, mais qu'elle, en tant que mère, en semble particulièrement affectée. Le non verbal qu'elle montre, indique même qu'elle souffre plus de voir sa fille manquer de père, que de voir partir son époux.

Cette attention très spontanée et très forte envers sa fille peut sembler une préoccupation naturelle de mère, cependant son malaise est tel qu'elle est « au bord de l'évanouissement ». Il semble que pour elle, voir une enfant qui va « manquer de père » soit insoutenable.

Le praticien demande : « C'est particulièrement douloureux de voir votre fille souffrir de l'absence de son père !? » *Cette reformulation du sentiment qu'elle vient de montrer, est un moyen d'en affirmer la reconnaissance.* Quand elle confirme cela, celui-ci continue par : « Est-ce que dans votre vie il est déjà arrivé qu'un enfant souffre d'un manque de père ? », car le manque de père apparaît comme étant l'élément dominant.

La question posée n'est pas une question d'enquête, contrairement aux apparences. C'est une invitation à constater si un tel vécu s'est déjà produit quelque part dans son existence, pour elle-même ou pour quelqu'un d'autre (circonstance analogue). L'accent est ici mis sur le vécu d'une enfant qui manque de père et non sur de l'événementiel. Nous ne recherchons pas l'existence d'une circonstance, mais le vécu d'un enfant. Naturellement, une circonstance est associée à ce vécu… c'est justement cela qui peut nous égarer. Le praticien, quand il pose une telle question, est tourné vers l'individu qu'est le patient, vers celui qu'il est et, potentiellement, vers tous ceux qu'il a été, ainsi que vers ceux dont il est issu. Son attention est disponible aux ressentis présents ou antérieurs, il se sent concerné par tout ce qui a pu être éprouvé par le sujet à quelque époque de sa vie que ce soit. Le praticien est, par avance, disposé à l'accueillir et à le reconnaître.

La patiente dit « oui » et raconte : « Quand ma mère m'a eue, mon père l'a abandonnée. Il n'est pas resté avec elle parce que sa famille à lui ne voulait pas de cette union. Ils n'étaient pas du même milieu. J'ai passé mon enfance à réclamer mon père que je n'avais pas connu. J'ai beaucoup pleuré, et ma mère était démunie ».

Nous remarquons qu'il y a eu l'enfant qu'elle était qui pleurait. Ce n'est pourtant pas ce qui doit retenir notre attention dans un premier temps. Nous voyons surtout sa mère souffrir de voir pleurer son enfant (elle était « démunie ») !

Dans ce cas, comme c'est ce qui semble attirer l'attention du sujet, le praticien lui demande : « C'était tellement douloureux pour la femme qu'était votre mère de voir pleurer sa fille ? ».

Nous remarquons une fois encore la formulation précise « femme qu'était votre mère » et non « votre mère ». Cela permet au sujet actuel de voir sa mère comme une femme, sans la faire disparaître derrière un imago[1] et sans redevenir une petite fille face à elle.

Comme elle confirme cette douleur de la femme qu'est sa mère face à une enfant en larmes, le praticien l'invite à la rencontrer : « Vous voyez cette femme avec sa douleur de voir pleurer sa fille !? », le sujet confirme en non verbal. Le praticien ajoute alors : « Vous pouvez imaginer que vous vous approchez d'elle ? ». Nouvelle confirmation non verbale. « … Que vous acceptez d'entendre sa peine ? » Une nouvelle confirmation non verbale permet au praticien de continuer : « … lui dire que vous l'entendez vraiment et lui ouvrir vos bras, si elle le veut bien ? ». Cela semble se passer, alors le praticien demande : « Comment se sent-elle ? ». La patiente répond : « Elle pleure beaucoup. On ne l'avait jamais entendue, elle a toujours gardé ça pour elle. Elle se sent mieux. Je la sens plus paisible ». Nous remarquerons que la perception qu'elle a de sa mère vient de changer. Le praticien demande : « Et vous, comment vous sentez-vous ? ». Le sujet répond : « Je me sens apaisée ».

---

1. Carl Gustav Jung créa le mot *imago* en 1912 pour parler de ce phénomène dans lequel un enfant ne voit qu'une représentation de son parent et non l'individu qu'il est. (*Imago* signifie *image* en latin.)
Georges Didi-Huberman, philosophe et historien de l'art, dans son ouvrage *Devant le temps* nous rapporte un historique intéressant du mot *imago*. Parlant des « objets de cire moulés sur le visage des ancêtres » il écrit : « … l'imago, est ici nommée avant toute histoire du portrait, c'est-à-dire avant toute présupposition du caractère artistique de la représentation visuelle. L'image n'est ici qu'un support *rituel* relevant du droit privé : une matrice de ressemblance destinée à rendre légitime une certaine position des individus dans l'institution généalogique de la *gens* romaine ». Nous noterons : rendre légitime une certaine position des individus dans l'institution généalogique.

Le sujet vit ici une réalité subjective qui est « d'entendre » la douleur de sa mère, et le mieux-être qui résulte pour celle-ci d'être enfin reconnue. Cela est vécu avec beaucoup de réalité et fait partie du *subjectif* plus réel que l'*objectif*.

Tout se passe comme si cette mère faisait partie de sa structure psychique (le Soi), mais non reconnue. Le sujet dispose en lui de beaucoup d'informations sur ce qui a été vécu par cette mère. Nous ne savons pas si ces informations viennent de ce que l'enfant qu'elle était les avait perçues (en verbal ou en non verbal), ou si elles existent parce que cette mère « la constitue » et qu'elle le ressent de l'intérieur, ou encore (pourquoi pas)… si elle vient de tout inventer !

En fait, nous ne savons rien qui puisse être validé intellectuellement. En revanche, nous pouvons avoir la certitude d'un moment de vie, de rencontre, de reconnaissance, de tension, puis d'apaisement qui est vécu et ressenti de façon bien réelle par le sujet et parfaitement perçu par le praticien. Cette réalité est si palpable que l'on comprend tout à fait la remarque de Carl Rogers sur la présence et sur cet « *ailleurs spécial* » déjà cité[1] :

> « J'ai l'impression, que mon esprit est entré en contact avec celui de l'autre, que notre relation se dépasse elle-même et s'intègre dans quelque chose qui la transcende et qu'adviennent alors, dans toute leur profondeur, l'épanouissement, le salut et l'énergie ». (p. 168/169)

Nous avions ici en présence le sujet, l'enfant qu'elle était et la femme qu'était sa mère. Ces trois éléments semblent être des constituants du Soi, mais la femme qu'était sa mère n'y avait jamais été intégrée et reconnue dans son ressenti. Cette réhabilitation produit immédiatement un mieux-être, un sentiment d'allége-ment, d'éclaircissement, d'accomplissement, de présence paisible, de retrou-vailles de ce qui était en attente et attendu. Comme si le symptôme (mal-être quand le mari part en mission) criait, réclamait cette rencontre tout en en montrant le chemin, si on se donne la peine de regarder.

Pour en avoir la perception il convient d'avoir un regard *uchrotopique*, c'est-à-dire qui ne s'accroche ni aux époques, ni aux lieux, ni aux faits, mais uniquement au vécu des êtres qui s'y trouvaient. Ces êtres « sont présents » au moment où on les évoque, là, ici, maintenant, dans le cadre de l'entretien. Ils ne sont pas évoqués dans du temporel. Nous ne sommes là ni dans l'espace, ni dans le temps. Le sujet, mais aussi la femme qu'était sa mère à cette époque, ainsi que la fille de celle-ci (donc le sujet enfant) sont « tous là avec le praticien ». Le praticien est censé leur accorder

---

1. ROGERS C. R., *L'approche centrée sur la personne*, (Randin, 2001).

considération et attention, il est censé se sentir concerné, il se doit d'être touché par cette rencontre de vie. C'est ce qui accomplit la validation existentielle.

Le praticien n'a pas son attention rivée sur le drame événementiel, la mère et l'enfant « abandonnées » par le père avec sa famille qui refuse l'union. Il est tourné vers les sujets en présence et « se réjouit » de leur émergence, de leur « rencontre », de leur reconnaissance et de leur réhabilitation. Il est particulièrement touché de se trouver présent à un tel moment de retrouvailles entre le sujet qui était mal, et sa mère qui n'avait jamais été entendue. Tout le monde connaissait l'histoire depuis longtemps, il arrive même qu'elle ait été rabâchée maintes fois, mais personne ne s'était arrêté sur les êtres qui l'ont vécue et leur ressenti intime. Cela, ça change tout.

On pourrait estimer qu'il ne s'agit là que de discours imaginaires, mais je ne fais que mettre en mots ce qui est ressenti et observé (une sorte d'approche phénoménologique[1]). Cela rend compte d'une expérience, d'un vécu, et surtout nous y trouvons un résultat quant à l'aide apportée sur le plan psychologique.

L'accompagnement psychologique souffre souvent de trop de protocoles et de théorisations alambiquées. Même si elles sont justes, celles-ci nous éloignent du patient et de son vécu, comme nous l'avons déjà vu. Cela est parfois si fort que John Preston, Docteur en psychologie, nous dit que malgré son doctorat, la rencontre des premiers clients lui fut surprenante. Son ouvrage commence ainsi (p. 3)[2] :

> « Après plusieurs années de faculté, j'ai rencontré mes premiers clients en psychothérapie. Si l'un d'eux m'avait demandé d'écrire une dissertation ou de définir un concept psychologique, je m'en serais sorti brillamment. Mais mon assurance n'allait pas plus loin… je me demandais en mon for intérieur : mais qu'est-ce que je dois faire maintenant ? ».

En cela, il emboîte le pas de Karl Jaspers, psychologue existentiel, qui nous interpelle, dans son ouvrage *Psychopathologie générale,* sur le fait que si les buts sont clairs dans la médecine somatique, il en va tout autrement quand on aborde les soins psychiques : « Mais aussitôt que nous voulons agir sur l'âme de l'homme, la clarté du but disparaît. Nous devons même nous demander consciemment, lorsque nous voulons éviter de prendre des dispositions confuses ou indifférentes : *"Qu'est-ce que nous voulons vraiment atteindre ?"* » (p. 518).

---

1. (Déjà cité précédemment) En psychologie, « la phénoménologie a pour objet l'étude des états d'âme tels que les malades les éprouvent ; elle veut nous les représenter sous une forme concrète et considérer leurs rapports de parenté » (K. Jaspers).
2. PRESTON J., *Manuel de la psychothérapie brève intégrative,* (Dunod Inter éditions, 2003).

Quand l'accompagnement psychologique tend vers une hypertrophie théorique et méthodique elle devient « Méthodolâtrie », comme le rappelle Jerome Bruner (p. 13)[1], professeur de psychologie, cognitiviste, reprenant les termes de Gordon Allport (psychologue existentiel). Il précise :

> « … les universaux, les hypothèses et les théories apparaissent pour ce qu'ils sont : bricolés pour l'occasion […] il ne sert à rien de s'entendre dire que la vérité correspond à la réalité » (p. 40) (p. 41).

Le déroulement de ce cas nous donne un aperçu de la situation existentielle qui s'est produite. Il illustre de façon concrète les notions de présence et d'uchrotopie (voir chapitre 3, page 25).

• Présentation de la séquence sous forme du dialogue

Le praticien : « C'est particulièrement douloureux de voir votre fille souffrir de l'absence de son père ?

La patiente confirme en non verbal.

Le praticien : Est-ce que dans votre vie il est déjà arrivé qu'un enfant souffre d'un manque de père ?

La patiente : Quand ma mère m'a eue, mon père l'a abandonnée. Il n'est pas resté avec elle parce que sa famille à lui ne voulait pas de cette union. Ils n'étaient pas du même milieu. J'ai passé mon enfance à réclamer mon père que je n'avais pas connu. J'ai beaucoup pleuré, et ma mère était démunie.

Le praticien : C'était tellement douloureux pour la femme qu'était votre mère de voir pleurer sa fille ?

La patiente : Énormément.

Le praticien : Vous voyez cette femme avec sa douleur de voir pleurer sa fille ?

La patiente confirme en non verbal.

Le praticien : Vous pouvez imaginer que vous vous approchez d'elle ?

La patiente confirme en non verbal.

Le praticien : … que vous acceptez d'entendre sa peine ?

La patiente confirme en non verbal.

---

1. BRUNER J., *Car la culture donne forme à l'esprit*, (Gehorg Eshel, 1997).

Le praticien : ... lui dire que vous l'entendez vraiment et lui ouvrir vos bras, si elle le veut bien ?

La patiente reste silencieuse, la rencontre semble se produire.

Le praticien : Comment se sent-elle ?

La patiente : Elle pleure beaucoup. On ne l'avait jamais entendue, elle a toujours gardé ça pour elle. Elle se sent mieux. Je la sens plus paisible.

Le praticien : D'accord. Et vous, comment vous sentez-vous ?

La patiente : Je me sens apaisée ».

3. Accompagnement n° 5 : Le lièvre en bois (N. Feil)

Cette fois-ci, je n'ai pas rencontré personnellement le cas que je vais évoquer. Mais la lecture m'en a tellement touché que j'ai envie de lui faire ici une place d'honneur. Les émotions, la description des enjeux de l'être, qui tente toute sa vie de se faire entendre, y sont d'une justesse remarquable.

Le cas de Carl Ransom Rogers, Mrs Oak, était très touchant. Celui de Mme Florence Trew, cité par Naomi Feil, l'est encore plus. Son ouvrage, *Validation mode d'emploi* (1997) est riche de tels exemples, et très bouleversant quand on prend la mesure de ce qui y est décrit. Naomi Feil s'occupe depuis longtemps de personnes âgées démentes de type Alzheimer. Elle a développé une approche pour entrer en contact avec elles et les aider à terminer ce qui est resté en suspens, à la mesure de ce que chacune peut faire, compte tenu des moyens qui leur restent à cette ultime étape de la vie.

Nous constatons à quel point un être passe son existence entière à tenter de récupérer ce qui lui manque, à revendiquer ce qu'il a un jour ressenti et qui n'a jamais été reconnu par personne.

À cette époque, le père de Naomi est directeur de maison de retraite. Quand elle a huit ans, un jour de grand chagrin, elle est consolée par Florence Trew, une « *jeune résidente* » de soixante-huit ans. Celle-ci lui raconte comment, lorsqu'elle était enfant, à une réunion de parents/professeurs, sa mère l'humilia en faisant remarquer : « Florence ne veut pas se débarrasser de cet horrible lièvre en bois. C'est pour cela qu'elle n'a pas d'amis » (p. 20). Puis elle lui arracha des mains ce *doudou* si précieux, l'amputant d'une patte, le jeta dans la corbeille ostensiblement. La maîtresse partit ensuite mettre la corbeille aux ordures. Florence s'exclama : « Ce jour-là je suis morte ».

Naomi grandit, fit ses études d'assistante sociale et de psychologue à New York et ne vit plus Florence pendant toutes ces années. Elle alla travailler dans un centre communautaire pour personnes âgées où son attention fut attirée par une dame poussant des cris incohérents (« Cree…Cree…Cree… ») et gesticulant tout en insultant les soignants. Cette dame agitée était attachée à son fauteuil. Naomi découvrit alors qu'il s'agissait de Florence qui avait changé d'établissement. Celle-ci finit par la reconnaître et lui dit, radoucissant soudain sa voix : « Ils l'ont jeté au loin, s'il vous plaît, dites leur qu'ils me le rapportent ». Naomi demanda simplement : « Qui ont-ils jeté loin de vous, Madame Trew ? ». Florence répondit : « Creaky, voyons ! C'est celle-là qui l'a jeté dans la corbeille à papier (désignant l'infirmière) ». Creaky était le nom du lièvre en bois, ce lièvre que lui avait fabriqué son père quand elle avait trois ans, juste avant qu'il ne meure…

Nous remarquons qu'un être passe toute sa vie à tenter de récupérer la part d'existence qui lui manque. Quand l'intellect perd de ses facultés et que le sujet semble perdre la raison en criant « n'importe quoi »… il est tout simplement en train de la retrouver, de retrouver la raison de ce qu'il ressent, de montrer la part de lui dont le vécu n'a jamais été ni entendu, ni reconnu par qui que ce soit, y compris par lui-même.

Si on demande au sujet âgé de revenir à la raison et *d'arrêter de crier pour rien*, on lui fait juste perdre la raison qu'il était en train de retrouver. De façon uchrotopique, le sujet poursuit ce qui n'a pas été accompli, comme si c'était toujours là, car cela se situe hors de l'espace et hors du temps. Le praticien qui l'accompagne devra pouvoir l'entendre dans cette dimension et non s'acharner à le ramener dans un présent qui lui ferait perdre la vie qu'il était en train de retrouver. Le retour dans le présent se fait naturellement quand ce qui était émergeant aura été validé.

4. Accompagnement n° 6 : Le petit-fils qui ne doit pas rester seul à l'école[1]

Nous n'allons pas voir ici le déroulement d'un entretien, mais seulement les enjeux qui s'y trouvaient. Je me souviens du cas de cette résidente qui voulait aller chercher son petit-fils à l'école afin qu'il ne soit pas seul.

La soignante qui s'en occupait savait que ce petit-fils avait à ce jour trente ans. La demande lui parut donc profondément anachronique et incohérente. Pourtant,

---

1. J'ai déjà évoqué cet exemple représentatif dans mon ouvrage *L'écoute thérapeutique* (ESF, éditions 2001 et 2005, p. 93).

tout prend sens quand on sait que lorsque ce petit-fils était enfant, sa mère a été assassinée et son père est mort de maladie. Ce que dit la vieille dame, en voulant aller le chercher à l'école pour qu'il ne soit pas seul, est une façon de faire savoir la douleur de cet enfant orphelin et aussi la sienne qui, dans cette circonstance, a perdu sa propre fille par assassinat. Qui a déjà entendu vraiment ce qu'elle a éprouvé lors de ce deuil ? Ce qui émerge alors est une façon de restaurer ce qu'elle a été, de lui donner sa place, de l'honorer, de la reconnaître, de l'accompagner. La ramener prématurément dans le présent lui ferait perdre la *raison qu'elle était en train de retrouver.*

Ici, particulièrement, face à un tel drame, le praticien aura-t-il son attention sur la mort du père, l'assassinat de la mère, ou sur l'enfant et son ressenti, ainsi que sur la femme qu'elle était à ce moment-là ? Sera-t-il tourné vers l'événementiel ou vers les êtres qui s'y trouvent ? S'il est tourné vers les événements, il ne pourra qu'être profondément affecté. S'il est tourné vers les êtres qui s'y trouvent, il sera plutôt profondément touché par le fait qu'ils soient enfin reconnus, entendus. C'est le fait qu'il soit touché qui est réhabilitant pour le sujet qui se révèle. Ce dernier peut alors constater que celui qui le voit, non seulement n'en est pas affecté, mais se réjouit de ce cadeau, de cette rencontre. Si au moment de l'émergence de cette part de lui-même le sujet voit en face de lui un visage effaré ou indifférent, il réenfouira ce qu'il venait de manifester.

5. Accompagnement n° 7 : Suicide de ses parents

Un jeune homme vient me voir, suite à une épreuve particulièrement douloureuse. Il vit seul. Sa mère est passée le voir. Puis elle s'est suicidée, chez lui, lors de son absence, en absorbant des médicaments… et de l'eau de javel (son corps était donc, en plus, très abîmé). Le sujet ajoute que c'est lui qui l'a trouvée morte et que c'est également lui, cinq ans plus tôt, qui avait trouvé le corps de son père quand celui-ci s'est suicidé d'un coup de fusil. Ces deux événements percutent sa vie de jeune homme seul, qui à ce stade se demande, lui aussi, s'il va continuer à vivre.

Le praticien face à une telle situation se doit d'accepter de se sentir démuni. Toute attitude de « pouvoir » ou de « technique » ou « d'explications sur le deuil » ne serait que pure indécence. L'attention à porter sur les êtres est ici particulièrement fondamentale. L'événementiel est tellement cataclysmique que si l'attention ne se porte pas vers les êtres il ne peut en résulter que des maladresses thérapeutiques. Quand le praticien a l'air horrifié, le sujet se tait pour ne pas le perturber davantage. S'il est indifférent, il gardera le silence face à l'inutilité d'un échange avec quelqu'un d'insensible. Pour s'exprimer, il a besoin de sentir que son interlocuteur est concerné et touché. Il doit percevoir dans son attitude de la bienveillance, mais aussi du bonheur à se trouver face à cette émergence.

Le sujet, après avoir décrit la circonstance vécue, passe spontanément à l'expression d'un sentiment : « Je lui en veux de m'avoir fait ça ! ». *Le non verbal qu'il met dans cette phrase est chargé d'émotion, de colère et de rancœur. Il n'est pas rare que dans un deuil on trouve cette colère envers « celui qui nous a laissé », mais il s'agit là de bien plus.* Le praticien reformule : « Vous lui en voulez beaucoup !? ».

Cette phrase toute simple n'est ni trop affirmative, ni trop interrogative. Le non verbal qui l'accompagne montre au sujet que le praticien est touché par l'expression de ce ressenti. Il est touché, et pleinement reconnaissant de la dimension de ce ressenti, sans toutefois lui-même porter le moindre jugement envers la mère. Il est évident que si le jeune homme a une bonne raison d'en vouloir à sa mère, celle-ci en mettant fin à ses jours avait tout autant une bonne raison de le faire. Ce jeune homme a besoin qu'on entende sa colère, mais pas que l'on juge sa mère. Elle lui manque déjà tant, du fait de sa mort d'une part et du fait qu'il lui en veut d'autre part. Il serait inconvenant et néfaste qu'en plus on la lui abîme par un jugement.

> " Un deuil ne peut prendre fin que lorsqu'on est certain de ne pas oublier l'être perdu. „

Tout en confirmant, le sujet ajoute : « Elle est quand même venue faire ça chez moi ! », comme pour asseoir la raison de sa colère. En même temps qu'il justifie ainsi sa colère, il montre (en non verbal) un effarement indiquant qu'il ne comprend pas la raison d'un tel acte. C'est comme si, à ce moment précis, il avait son attention sur elle, avec une question. Puisqu'il est en train de penser à elle, le praticien reformule : « Vous voyez votre mère !? ». Le sujet confirme et le praticien continue : « Imaginez que vous lui demandez pour quelle raison elle a fait ça ». Il répond : « Elle était tellement mal, que chez moi a été le seul endroit où elle en a eu le courage ». Le praticien reformule : « Votre logement, chez-vous, a été un lieu sécurisant pour elle. Le seul lieu au monde où il lui restait un peu de courage, un lieu d'exception !? » Il confirme et le praticien continue : « Elle avait mal à ce point !? ». Comme le patient confirme, le praticien demande : « Vous pouvez imaginer que vous lui dites que vous entendez à quel point elle souffre pour faire une telle chose ? ». Le sujet semble réaliser cela et le praticien lui demande : « Comment est-elle ? ». Il répond alors : « Elle se détend, ça lui fait du bien ». Nous avons là le résultat d'une validation existentielle. Le praticien continuera cette même approche avec le père. Cela affinera en même temps la perception du ressenti de la mère, qui à cette occasion a elle aussi vécu un drame : le suicide de son mari !

Par ces rencontres de l'homme qu'a été son père et de la femme qu'était sa mère, ce jeune homme donne de la « présence », en lui, à ces deux êtres qui lui manquent. Comme le dit Marie De Hennezel dans son ouvrage *On ne s'est pas dit au revoir* (2000), le deuil est moins douloureux si l'on ne s'est pas manqué. Si cette rencontre ne s'est pas faite avant le départ du proche, il peut s'en accomplir quelque chose *a posteriori*. Qu'est-ce que cela peut bien changer puisque le défunt est mort ? Sur le plan de la réalité subjective et du vécu du sujet accompagné, ce dernier va tout simplement mieux, *comme si le deuil ne pouvait se terminer que le jour où l'on est certain que l'on n'oubliera pas,* car on a alors vraiment rencontré celui qu'on a perdu. Il est erroné de croire que le deuil se termine le jour où, n'y pensant plus, on va de l'avant.

Ceci étant fait, le sujet peut alors aussi, de la même façon, s'occuper de celui qu'il était dans chacune de ces circonstances.

Il lui reste naturellement encore à trouver sa place dans un monde où ses parents ne sont plus physiquement là, il lui reste à s'y constituer une assurance de soi, une présence… à s'ouvrir à cette vie nouvelle qui s'offre à lui. Ce qui vient d'être réalisé là ne prétend en aucun cas tout et tout accomplir. Il apparaît cependant clairement que dans ce moment de détresse extrême, ce sujet accède à un mieux-être totalement insoupçonné quelques minutes auparavant, tant le cataclysme semblait insurmontable.

Nous voyons en pareil cas combien l'attitude du praticien est importante. Il y a les mots, les phrases, les questions… mais surtout une façon de se positionner, d'exister, d'être touché, concerné, de reconnaître et de mettre son attention sur les êtres et leurs vécus, plutôt que sur les faits.

Les nuances abordées dans les chapitres précédents prennent ici toute leur dimension : être dans la présence, l'attention et la reconnaissance, plutôt que dans l'espace ou dans le temps semble primordial. Habiter cet instant où l'on accepte d'être touché par une émergence de vie, par une venue au monde du sujet qu'on accompagne, est fondamental.

• Présentation de la séquence sous forme de dialogue

Le patient : « Je lui en veux de m'avoir fait ça !

Le praticien : Vous lui en voulez beaucoup !?

Le patient : Elle est quand même venue faire ça chez moi !

Le praticien : Vous voyez votre mère !?

Le patient confirme en non verbal.

Le praticien : Imaginez que vous lui demandez pour quelle raison elle a fait ça.

Le patient : Elle était tellement mal, que chez moi a été le seul endroit où elle en a eu le courage.

Le praticien : Votre logement, chez vous, a été un lieu sécurisant pour elle !?

Le patient confirme en non verbal.

Le praticien : Il a été le seul lieu au monde où il lui restait un peu de courage, un lieu d'exception !?

Le patient confirme en non verbal.

Le praticien : Elle avait mal à ce point !?

Le patient confirme en non verbal.

Le praticien : Vous pouvez imaginer que vous lui dites que vous entendez à quel point elle souffre pour faire une telle chose ?

Le patient confirme en non verbal.

Le praticien : Comment est-elle ?

Le patient : Elle se détend, ça lui fait du bien.

Le praticien : Et vous, comment vous sentez-vous ?

Le patient : Je me sens mieux ».

Chapitre 13

Précieuses retrouvailles

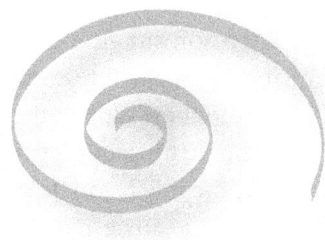

Exceptionnelles rencontres

1. Accompagnement n° 8 : Protéger les autres de soi (les murs tout autour)

Une femme a vécu des épisodes douloureux dans sa vie et souffre que son compagnon peine à en prendre la mesure. En effet, il a du mal à être ouvert aux autres, et notamment à elle. Cela lui est douloureux au point de remettre leur couple en cause. Elle envisage une séparation si rien ne change.

Le praticien reçoit le couple et, malgré l'expression de son vécu à elle, le mari reste relativement insensible. L'enjeu est pourtant de taille puisqu'elle menace de partir… ce qu'il ne souhaite surtout pas. Pourtant, c'est plus fort que lui. *Partant de ces éléments, il serait maladroit d'inviter cet homme à s'ouvrir, alors qu'il vient d'exprimer que ça lui est impossible. Le praticien devra plutôt partir de la porte d'entrée qui lui est présentée : c'est-à-dire partir de la fermeture. Aussi paradoxal que cela puisse sembler, l'entrée est ici la fermeture.*

Sans aller dans le détail, (quand on reçoit un couple on s'occupe de l'un et de l'autre en fonction des émergences), nous prendrons ici ce qui s'est passé au niveau du mari. Le praticien part du principe que si cet homme ne s'ouvre pas, c'est qu'il est important pour lui de maintenir une fermeture. Il n'a bien évidemment aucun jugement de valeur, ni envers lui, ni envers sa compagne. Le praticien est un allié de la pulsion de vie qui tend à ouvrir les contacts, et sera tout autant respectueux de la pulsion de survie qui les maintient fermés. Animé d'une grande confiance en le sujet et ses raisons, le praticien demande : « Que se passe-t-il si vous essayez d'être plus sensible à ce que vit votre épouse ? ». Le praticien se laissera guider par le ressenti qui va émerger. Le sujet répond : « Il y a comme un mur ». Aussitôt, le praticien accorde que si ce mur existe il sert à quelque chose. C'est animé par cette idée qu'il demande : « Vous pouvez mettre votre attention sur ce mur ? ». Le sujet réalise cela et exprime : « Il est tout autour de moi, il m'entoure complètement et même au-dessus. Je suis enfermé ». Cet enfermement est sans doute une juste expression de la pulsion de survie et il convient donc de lui accorder qu'il joue un rôle majeur. Dans un premier temps, il est vu comme une façon de se préserver des autres, mais il apparaît immédiatement qu'il est d'une autre nature. Quand le praticien demande « en quoi ces murs ont-ils une importance », l'homme fond en larmes en disant : « Ça me permet de ne pas nuire aux autres ! » Puis il explique qu'enfant on lui a toujours signifié qu'il ne valait rien, qu'il ne faisait que de mauvaises choses et surtout que sa mère n'a cessé de lui répéter que depuis qu'elle l'a eu, sa vie a été *foutue*. Elle a été malade physiquement et psychiquement, puis ne s'en est jamais remise.

Ici, le praticien mettra un soin tout particulier à ne pas juger, bien évidemment, ni le mari fermé, ni l'épouse qui n'avait pas vu cet enjeu. Mais il mettra aussi un soin tout particulier à ne pas juger la mère qui a passé sa vie à dire une souffrance que personne n'a apparemment entendue et reconnue. En même temps, il prend la mesure de la souffrance d'un enfant qui a dû se cacher du monde pour ne pas causer à autrui ce qu'il « avait infligé à sa mère » (du point de vue de celle-ci). Ces murs étaient donc la fabrication judicieuse de cet homme pour protéger un environnement qu'il voulait respecter.

Nous avons ici un exemple criant, illustrant à quel point le praticien se doit d'être en totale confiance avec son patient. Il n'y a pas de mur à enlever, mais un enfant à réhabiliter. Ce moment est très touchant car c'est comme si cet enfant qui n'avait jamais osé être vu, venait de vivre l'expérience d'être rencontré (par le praticien) sans que celui-ci en soit affecté. Il y a dans ce présent le sujet, l'enfant qu'il était, et la femme qu'était sa mère souffrant de sa maternité. Ces trois éléments sont en contact, mais ces contacts sont fermés. L'enfant se trouve même derrière un « blindage ». Le praticien invite alors cet homme à imaginer qu'il va vers l'enfant pour lui donner sa reconnaissance : « Vous pouvez imaginer que vous allez vers cet enfant ?... et lui dites que vous comprenez, compte tenu de sa crainte de nuire, qu'il ait mis ces murs ?... et que c'est beaucoup de délicatesse de sa part... ». Comme il le fait, le praticien demande : « Comment l'enfant vit-il cela ? ». L'homme répond que l'enfant est étonné, mais que ça lui fait du bien. Le thérapeute invite alors l'homme à imaginer qu'il s'approche de cet enfant (par exemple en le prenant dans ses bras) et que *tous les deux ensemble* (lui et l'enfant) tournent leur attention vers *la femme qu'est la mère* afin de mieux découvrir ce qui se passe chez elle.

Il convient de ne surtout pas juger la mère, même si l'on reconnaît la gravité de ses paroles. Ce que l'enfant ne pouvait percevoir tout seul, il pourra peut-être s'y ouvrir en compagnie de l'homme qu'il est devenu. Tout se passe comme si maintenant *ils étaient deux* pour oser s'ouvrir à l'être qu'était la mère. Il en résulte que le sujet dit : « En fait personne n'a jamais entendu que quand je suis né, elle a eu très peur d'accoucher. Elle a passé toute la grossesse à dire ses craintes et à raconter que sa propre mère était devenue folle après sa naissance (psychose puerpérale). Toute sa grossesse n'a été qu'une crainte et à l'accouchement, elle était épuisée par cette douleur. Elle n'a plus jamais été pareille et s'en est toujours plainte ». Le praticien dit alors : « Vous et l'enfant, vous est-il possible de dire à cette femme (dans l'imaginaire) que vous entendez à quel point cette peur l'a marquée ? » Comme il le fait, le praticien demande : « Comment est-elle ? ». Le sujet répond : « Ça lui fait du bien. On ne l'avait jamais entendue ». Alors il lui demande comment il se sent et comment se sent l'enfant. C'est comme si l'enfant, d'une part venait de trouver sa mère, mais qu'il avait en plus le droit d'exister sans murs, car ce n'est pas lui qui causait de la souffrance, mais elle qui attendait de la reconnaissance.

Cet homme n'a désormais plus eu besoin de ces « murs », ni d'afficher une absence ou une insensibilité apparente. La crainte de nuire l'empêchait de s'ouvrir. Cela le retenait d'entendre sa compagne et surtout de se laisser voir par elle.

Nous remarquerons ici tous les enjeux de protection et de rencontre ainsi que les équilibrages des pulsions de vie et de survie. Cet exemple est particulièrement intéressant quant à la nécessité de ne pas juger la mère. Un praticien inexpérimenté pourrait s'égarer en amenant le patient à se couper d'une mère qui l'a fait souffrir en disant, par exemple : « Cette douleur est la sienne, pas la vôtre. Elle ne vous concerne pas ». Ou pire encore : « Vous vous sentirez mieux le jour où vous cesserez d'attendre d'elle ce qu'elle ne pourra jamais vous donner ». Effectivement il doit cesser d'attendre, mais cela n'est possible que s'il l'a rencontrée comme il vient de le faire, non en s'en éloignant. Il s'agira en effet qu'il en soit distinct, mais pas distant. C'est là toute la différence.

Vous remarquez, particulièrement dans cet exemple, la richesse du *psychodrame mental* qui se joue dans l'imaginaire. Comme il s'agit d'imaginaire on pourrait croire qu'il ne se passe rien d'important, que le sujet peut fabriquer ce qu'il veut et que tout cela ne change pas grand-chose. En réalité, il est erroné de croire que dans l'imaginaire le sujet fait selon sa fantaisie. Il peut par exemple se produire que, voulant aller vers l'enfant, celui-ci, spontanément et de façon tout à fait inattendue lui « tourne le dos » ou que lui-même, tentant de le faire, se rende compte qu'il ne le veut pas ou même ne le peut pas.

Il a beau s'agir d'imaginaire, nous y respecterons les mêmes règles que face à un individu bien réel. Les phénomènes de communication ou de non communication, d'accompagnement ou de thérapie, s'y déroulent selon les mêmes principes. D'autre part, cet « imaginaire », qui n'est ni plus ni moins qu'une expérience totalement subjective, est perçu de façon très concrète par le sujet. Il s'agit d'une simple représentation psychique au cours de laquelle le sujet ne perd pas le sens de la réalité. Il reste parfaitement et continuellement conscient de l'environnement présent et ne tombe pas non plus dans une sorte d'état hypnotique. Cela permet néanmoins une réappropriation de ce qui le constitue et un apaisement concret et objectivement observable. Comme si la structure psychique restaurait ici l'équilibre qui lui est juste.

Certains parleront peut-être de *rêve éveillé*, mais le degré de réalité de ce qui est ressenti et d'implication du sujet ne permettent pas de le nommer ainsi. Je préfère la dénomination de *psychodrame mental* car elle traduit clairement une « action psychique ». Mais bien plus qu'une action, c'est un réel changement dans le positionnement du sujet par rapport à ce qu'il y a en lui. La notion de « rêve » n'est pas très adaptée pour désigner cela.

• Présentation de la séquence sous forme de dialogue

Le praticien : « Que se passe-t-il si vous essayez d'être plus sensible à ce que vit votre épouse ?

Le patient : Il y a comme un mur.

Le praticien : Vous pouvez mettre votre attention sur ce mur ?

Le patient : Il est tout autour de moi, il m'entoure complètement et même au-dessus. Je suis enfermé.

Le praticien : En quoi ces murs ont-ils une importance ? »

Le patient fond en larmes en disant : Ça me permet de ne pas nuire aux autres ! » Puis il explique qu'enfant on lui a toujours signifié qu'il ne valait rien, qu'il ne faisait que de mauvaises choses et surtout que sa mère n'a cessé de lui répéter que depuis qu'elle l'a eu, sa vie a été *foutue*. Elle a été malade physiquement et psychiquement, et ne s'en est jamais remise.

Le praticien : Vous pouvez imaginer que vous allez vers cet enfant ?... et lui dites que vous comprenez, compte tenu de sa crainte de nuire, qu'il ait mis ces murs ?... et que c'est beaucoup de délicatesse de sa part...

Le patient semble mettre en œuvre ces propositions.

Le praticien : Comment l'enfant vit-il cela ?

Le patient : Il est étonné, mais ça lui fait du bien.

Le praticien : Vous pouvez imaginer que vous vous approchez de cet enfant… que vous le prenez dans vos bras, avec sa peine, avec sa peur ?

Le patient signifiant « oui » en non verbal, semble le faire.

Le praticien : Tous les deux, vous et cet enfant, vous pourriez tourner votre attention vers cette femme qu'est votre mère, afin de mieux découvrir ce qui se passe chez elle ?

Le patient : En fait personne n'a jamais entendu que quand je suis né, elle a eu très peur d'accoucher. Elle a passé toute la grossesse à dire ses craintes et à raconter que sa propre mère était devenue folle après sa naissance (psychose puerpérale). Toute sa grossesse n'a été qu'une crainte et à l'accouchement, elle était épuisée par cette douleur. Elle n'a plus jamais été pareille et s'en est toujours plainte.

Le praticien : Vous et l'enfant, vous est-il possible de dire à cette femme (dans l'imaginaire) que vous entendez à quel point cette peur l'a marquée ?

Le patient semble le faire.

Le praticien : Comment est-elle ?

Le patient : Ça lui fait du bien. On ne l'avait jamais entendue.

Le praticien : Et vous, comment vous sentez-vous ?

Le patient : Bien aussi.

Le praticien : Et l'enfant ?

Le patient : Lui aussi se sent mieux ».

2. Accompagnement n° 9 : L'alcool et les retrouvailles parentales

Un homme souffrant d'alcoolisme a déjà tenté d'arrêter de boire sans succès. Ses enfants subissent douloureusement cette addiction de leur père, ainsi que sa compagne. En pareil cas, le couple se trouve en danger, car vivre avec une personne dépendante de l'alcool est très difficile, même si on l'aime beaucoup. Outre les séances avec le praticien, cet homme suit une nouvelle cure médicale en institution pour la régulation physiologique de sa dépendance.

Le patient commence par dire : « C'est un ensemble depuis l'adolescence. Les parents m'ont abandonné, j'ai été livré à moi-même. Je faisais ce que je voulais, même à cinq ans, je pouvais passer la nuit sans rentrer ». Il ajoute : « J'ai eu comme un déclic, à leur mort, quand j'avais trente ans… ». Puis il ajoute : « Ma mère, tuberculeuse à ma naissance, n'avait pas le droit de me prendre et mon père n'était pas capable de s'occuper de moi ».

Nous avons là une situation où il est utile de laisser le sujet s'exprimer jusqu'à un moment où l'on perçoit une part du Soi en attente d'être rencontrée. Suivant la dernière remarque, le praticien propose : « Vous pouvez imaginer ce bébé que la mère ne doit pas prendre dans les bras à cause de sa tuberculose ? » *Nous utilisons ici directement le mot « imaginer » car nous sommes dans une zone de vie dont les souvenirs conscients sont normalement absents.* Comme le sujet à l'air de « percevoir ce bébé », le praticien considérant ce dernier comme une présence effective demande : « Comment le bébé vit-il cette situation ? ». Le patient répond : « Il a un sentiment d'injustice. Il a de la peine, il souffre ». Celui qui aide propose : « Vous pouvez imaginer que vous vous approchez de lui… que vous le prenez dans vos bras… et que vous lui dites que vous entendez sa souffrance, son sentiment d'injustice ? ». Sans que le praticien en fasse la demande, le sujet dit : « Ça me repose de l'accueillir. Il me sourit ».

Puis nous tournons le regard vers la mère. L'homme qu'il est, et cet enfant qu'il imagine dans ses bras, sont invités à donner leur attention à cette mère : « En fait j'ai de la compassion pour elle qui ne peut pas toucher son enfant à cause de sa tuberculose. Elle a beaucoup de peine ». Le praticien poursuit : « Vous pouvez imaginer *lui dire* que vous entendez sa peine ? ». L'homme le fait intérieurement et exprime spontanément : « Ça la détend et ça m'apaise. J'ai l'impression de mieux respirer ». Puis après une pause de quelques secondes, il ajoute : « Mon père buvait ». Le praticien demande : « Vous savez ce qui l'a conduit à boire ? ». Le patient répond alors : « Il est de l'assistance publique. Jeune, il a fait tellement de bêtises qu'il a fini par s'engager dans la légion. Il a tué des gens. Il a connu la torture, le viol. Il s'est évadé et on l'a repris. Plus tard il s'est mis à boire. » Le praticien questionne ensuite : « Que se passe-t-il quand *vous,* vous buvez ? » Le patient répond : « Ça me fait penser à lui ». D'un seul coup il exprime une grande émotion, accompagnée de beaucoup de larmes. Le sujet réalise que quand il boit, il se rapproche de ce père qui lui a toujours manqué. Comme pour la mère, il s'en rapproche, lui *tend les bras* et reconnaît le fardeau de ce qu'il a vécu. Il ajoute : « C'est comme si mon père était heureux que je le comprenne ».

Suite à cet entretien, le sujet s'est libéré de son addiction, et ses enfants lui en ont témoigné une émouvante et profonde reconnaissance. Il a été clarifié que la période d'alcoolisme a permis la réhabilitation du père de cet homme. Celle-ci aurait pu avoir lieu grâce à d'autres moyens que l'alcool, mais ce biais a permis au sujet de ne pas avoir une mauvaise opinion de cet épisode addictif du père.

Le risque, en cas d'addiction, est de développer un mépris pour la période de dépendance antérieure. Comme si l'on disait : « Avant j'étais idiot, maintenant je suis bien ». Même si la source de l'addiction est en paix, si le regard porté sur la période de dépendance est négatif, il en résulte une nouvelle fracture d'avec soi. Cette part manquante devra un jour être retrouvée. La pulsion de vie portera le sujet à reboire pour se réconcilier avec celui qu'il était quand il buvait. Toute méthode par le rejet de ce qu'on était est risquée et souvent nuisible. Comme vous l'avez remarqué, il ne s'agit pas d'un combat mais d'une rencontre[1].

• Présentation de la séquence sous forme de dialogue

Le patient : « C'est un ensemble depuis l'adolescence. Les parents m'ont abandonné, j'ai été livré à moi-même… Je faisais ce que je voulais, même à cinq ans, je pouvais passer la nuit sans rentrer… J'ai eu comme un déclic, à leur mort, quand j'avais trente ans… Ma mère, tuberculeuse à ma naissance n'avait pas le droit de me prendre dans ses bras et mon père n'était pas capable de s'occuper de moi.

Le praticien : Vous pouvez imaginer ce bébé que la mère ne doit pas prendre dans les bras à cause de sa tuberculose ?

Le patient signifie « oui » en non verbal.

Le praticien : Comment le bébé vit-il cette situation ?

---

1. Pour plus de détails sur ce thème, vous pouvez consulter la publication « Aider la malade alcoolique » (mars 2003) sur le site maieusthesie.com.

Le patient : Il a un sentiment d'injustice. Il a de la peine, il souffre.

Le praticien : Vous pouvez imaginer que vous vous approchez de lui... que vous le prenez dans vos bras... et que vous lui dites que vous entendez sa souffrance, son sentiment d'injustice ?

Le patient semble le faire et dit spontanément, en souriant : Ça me repose de l'accueillir.

Le praticien : Tous les deux, vous et cet enfant que vous avez dans vos bras, vous pouvez tourner votre attention vers cette femme qu'est votre mère ?

Le patient : En fait, j'ai de la compassion pour elle qui ne peut pas toucher son enfant à cause de sa tuberculose. Elle a beaucoup de peine.

Le praticien : Vous pouvez imaginer *lui dire* que vous entendez sa peine ?

Le patient semble le faire intérieurement et exprime spontanément : Ça la détend et ça m'apaise. J'ai l'impression de mieux respirer ».

Pause de quelques secondes...

– Mon père buvait.

Le praticien : Vous savez ce qui l'a conduit à boire ?

Le patient : Il est de l'assistance publique. Jeune, il a fait tellement de bêtises qu'il a fini par s'engager dans la légion. Il a tué des gens. Il a connu la torture, le viol. Il s'est évadé et on l'a repris. Plus tard il s'est mis à boire.

Le praticien : Que se passe-t-il quand *vous* buvez ?

Le patient : Ça me fait penser à lui

D'un seul coup, le patient exprime une grande émotion en pleurant beaucoup.

Le praticien : Que se passe-t-il ?

Le patient : Je comprends que quand je bois je me rapproche de lui, car il m'a toujours manqué.

Le praticien : Vous pouvez lui dire que vous prenez la mesure de sa détresse... et l'accueillir près de vous ?

Le patient : C'est comme si mon père était heureux que je le comprenne.

Le praticien : Et vous, comment vous sentez-vous ?

Le patient : Détendu ».

3. Accompagnement n° 10 : Dépression, tentative de suicide et maternité

Une femme est profondément dépressive depuis plusieurs années, au point d'avoir attenté à ses jours. Malgré l'aide psychologique qu'elle reçoit pendant trois ans et les lourdes médications qui lui sont prescrites par son psychiatre, elle va de mal en pis. Il est vrai que l'accompagnement psychologique que lui propose ce thérapeute ne consiste qu'à lui faire parler du présent ou de ses projets. Elle n'est même pas autorisée à évoquer son passé.

Dans l'entretien maïeusthésique, cela devient différent. La patiente entre dans le vif du sujet juste après quelques phrases, car il ne lui est plus interdit de parler de son vécu antérieur : « Je n'ai plus le goût de m'occuper de mes enfants. Je ne les supporte plus. Il y a beaucoup de tensions dans la famille... J'ai deux enfants... Entre les deux j'ai eu une ITG[1]... en plus on a découvert ensuite que l'enfant n'avait pas l'anomalie qu'on craignait ! »

Nous avons là un point que le praticien ne doit pas manquer. La femme à qui on a « enlevé » l'enfant ne portant pas l'anomalie que l'on craignait, est forcément blessée (notons que si l'enfant avait eu cette anomalie, elle aurait été blessée également). Il s'avère que cet événement n'a pas été accompagné : « Cet enfant avait quinze semaines, je le voulais, ce n'était pas ma décision... ».

Ici, le praticien invite cette femme à mettre son attention sur cette ITG... elle exprime la culpabilité ressentie, le fait « qu'elle ne voulait pas faire ça »... Ce flottement est normal car ici la première invitation n'était pas juste. Le praticien aurait dû inviter à porter son attention soit vers l'enfant, soit vers la mère (vers les *êtres*) plutôt que vers l'ITG (la circonstance). Il corrige et lui demande donc de mettre l'attention sur cette femme à qui on enlève l'enfant : « Vous voyez cette femme ?... Vous entendez ce qu'elle ressent ?... Vous pouvez en être proche et lui dire que vous comprenez à quel point c'est douloureux pour elle ? » À chaque étape, le sujet confirme qu'il fait bien ce qui est proposé jusqu'au point où la femme qui vit l'ITG s'apaise. Nous remarquons qu'elle s'apaise d'avoir été entendue et reconnue. Nous n'avons tenté de calmer sa douleur à aucun moment. Il a juste été question de l'accueillir et de la reconnaître, avec tendresse et considération.

---

1. L'ITG est une *interruption thérapeutique de grossesse*. Cette interruption (parfois tardive) se réalise en cas de suspicion de grave anomalie chez l'enfant. L'ITG ne peut que résulter d'une profonde réflexion éthique entre les équipes médicales et les parents.

Après cela, le praticien l'invite à « aller » vers cet enfant. En effet, le deuil ne se termine que quand on est sûr de ne jamais oublier et qu'on a le sentiment d'avoir rencontré : « Vous, et cette femme qui vit l'ITG, pouvez-vous, ensemble, mettre votre attention sur cet enfant ? ». La patiente répond « oui » et ajoute : « C'est flou... l'enfant crie, pleure... Laissez-moi vivre ! Laissez-moi mourir ! Il est là sans être là. Dans le ventre il ne bouge pas, comme s'il avait senti. Comme s'il le savait depuis le début de la grossesse... je ne le vois pas vraiment... juste un fœtus... un être... il se calme, il sourit, il s'apaise... l'enfant m'a apporté la joie d'être mère. C'est notre complicité et personne ne peut nous la prendre. J'ai l'impression de reconnaître l'existence de cet enfant. On m'a toujours dit que ce n'était rien ! » Nous remarquons que plus on permet à l'enfant d'exister, mieux la patiente termine le deuil[1]. En lui disant que ce n'est rien, que ce n'est pas encore un enfant, juste un fœtus, les soignants, croyant la rassurer, ne faisaient que l'accrocher fermement au deuil (c'est-à-dire à la douleur). Il ne s'agit pas ici de savoir à partir de quand un fœtus devient un enfant. Peu importe. Ce que disent les « spécialistes » est ici hors sujet. Tout ce qui compte, c'est que c'en est un pour elle ![2]

La patiente explique ensuite que dans l'intervention tout s'est vite passé... suivi du curetage. Le praticien invite alors la femme à accompagner cet enfant dans sa fin de vie, à lui dire « au revoir ». Elle dit alors : « Ça y est, c'est doux... il est parti ». Elle verse de chaudes larmes dont elle déclare ensuite qu'elles sont remplies de douceur. Comme si l'enfant avait enfin pu partir, qu'il n'est plus là, mais que d'une certaine façon il est là quand même... et ne lui manque plus.

Il est bien triste que cette femme ait dû porter une telle douleur pendant tant d'années. Il est cependant merveilleux de la voir retrouver cet enfant et s'apaiser avec un sentiment de plénitude. Son entourage et elle-même, ont ultérieurement confirmé le changement visible qui en a résulté.

---

1. Il est à noter que *deuil* signifie « douleur » : issu du bas latin *dolus* (douleur) (dir. REY. A, Le Robert *dictionnaire historique de la langue française*, Le Robert, 2004). Dans ce cas *faire son deuil* signifie « faire sa douleur », et *terminer son deuil* signifie que la douleur est finie. Dire *faire le deuil* dans le sens d'oublier ou de « prendre de la distance » est inacceptable et erroné. La disparition de la douleur ne vient pas ici de la distance ou de l'oubli, mais au contraire de l'intégration et de la certitude qu'on n'oubliera jamais.
2. Vous trouverez une publication proche de ce thème : « Fausse couche – un deuil à prendre en compte » (novembre 2009) comportant aussi des exemples d'entretiens (sur le site maieusthesie.com).

• Présentation de la séquence sous forme de dialogue

La patiente : Je n'ai plus le goût de m'occuper de mes enfants. Je ne les supporte plus. Il y a beaucoup de tensions dans la famille… J'ai deux enfants… Entre les deux j'ai eu une ITG… en plus on a découvert ensuite que l'enfant n'avait pas l'anomalie qu'on craignait ! Cet enfant avait quinze semaines, je le voulais, ce n'était pas ma décision…

Le praticien : Vous pouvez mettre votre attention sur cette ITG ?

La patiente : Non.

Le praticien : D'accord. Vous voyez cette femme qui a vécu cela ?… Vous entendez ce qu'elle ressent ?… Vous pouvez en être proche et lui dire que vous comprenez à quel point c'est douloureux pour elle ?

À chaque étape, le sujet confirme qu'il fait bien ce qui est proposé.

Le praticien : Comment se sent-elle ?

La patiente : Ça l'apaise quand je m'approche d'elle.

Le praticien : Vous, et cette femme qui vit l'ITG, pouvez-vous, ensemble, mettre votre attention sur cet enfant ?

La patiente : C'est flou… l'enfant crie, pleure… Laissez-moi vivre ! Laissez-moi mourir ! Il est là sans être là. Dans le ventre il ne bouge pas, comme s'il avait senti. Comme s'il savait depuis le début de la grossesse… je ne le vois pas vraiment… juste un fœtus… un être… il se calme, il sourit, il s'apaise… l'enfant m'a apporté la joie d'être mère. C'est notre complicité et personne ne peut nous la prendre. J'ai l'impression de reconnaître l'existence de cet enfant. On m'a toujours dit que ce n'était rien !

Le praticien : Vous pouvez accompagner cet enfant dans sa fin de vie et le remercier pour ce qu'il vous a apporté par sa présence ?

La patiente : Ça y est, c'est doux… il est parti. »

Elle verse de chaudes larmes pleines de douceur.

TROISIÈME PARTIE

Fiches de mise en œuvre

Il importe d'aborder ces fiches avec nuance et subtilité. Rien ne peut être figé ou seulement décrit sur un plan froidement technique. Ces fiches ne peuvent se résumer à des conseils techniques. Elles donnent des possibilités concrètes de mises en œuvre en diverses situations clés rencontrées dans des entretiens… elles doivent cependant toujours être abordées dans un esprit de souplesse et de créativité.

Pour cette raison, il est préférable de lire attentivement la fiche « préalable » avant d'aborder les autres, dans l'ordre que vous voudrez.

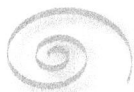

FICHE 1
Préalable

Rôle des fiches de mise en œuvre

Ces fiches ont pour but de donner au praticien un élan de mise en œuvre, afin qu'il ne se trouve pas bloqué sur le palier théorique. Le fait de savoir et de comprendre peut se révéler très insuffisant s'il n'est associé à une expérience concrète. Figé dans la théorie, le praticien peut être confronté à une grande difficulté à entrer dans l'accompagnement psychologique proprement dit, et se limiter à interpréter, classer, diagnostiquer, expliquer, supposer… sans apporter l'aide requise, malgré l'investissement sincère dont il fera preuve. Si tous ces points énoncés ne doivent en aucun cas être dépréciés (ils ont leur place dans l'ensemble d'une prise en charge), ils ne doivent pas être confondus avec l'accompagnement psychologique proprement dit ou avec la psychothérapie.

Ainsi, le passage des connaissances théoriques à la mise en œuvre concrète peut parfois surprendre le praticien par son aspect abrupt. Il peut parfois s'y retrouver comme face à un vide et se raccrocher aux premières constructions intellectuelles qui lui tombent sous la main pour ne pas perdre l'équilibre ! (au risque de compromettre celui de son patient).

Quand on aborde la mise en œuvre, il ne s'agit pas tant de savoir, de comprendre, ni même de bâtir une action en suivant un protocole… mais plutôt de « se lâcher », de suivre son patient (et non de le précéder), d'être dans une attitude adéquate, de proposer des mots, des gestes, des regards, de la considération authentique… tant de choses qui ne figurent pas dans un manuel.

Naturellement de telles fiches ne peuvent se substituer à l'expérience, à l'intuition, à la sensibilité, à la créativité. Animant de nombreuses formations depuis plus de vingt années, y compris pour des praticiens, je mesure régulièrement à quel point une foule de nuances ne se trouvent qu'avec la pratique, l'expérience, la persévérance, la confiance, la sensibilité, etc., certaines subtilités ne se découvrant que par soi-même, quand on est en situation.

Ces fiches de mise en œuvre ne prétendent pas se substituer à la richesse d'une telle expérience. Elles donnent néanmoins une idée du « comment », l'idée d'un moyen de toucher la réalité d'une rencontre accompagnant/accompagné (bien que cette réalité soit une réalité subjective).

Le patient se moque pas mal de nos connaissances ou de notre discours sur la théorie.

« Ce qui importe au patient c'est que nous soyons, en tant que praticien, en mesure de lui offrir vraiment l'accompagnement dont il a besoin. »

L'accompagnement se fera de façon d'autant plus efficace qu'il sera discret, sans inutile et pompeux étalage de données théoriques, sans interprétations surfaites.

Ces fiches abordent quelques points clés répondant aux questions : « Comment

221

suis-je face à ce que le sujet me présente ? », « Par quoi je commence ? », « Comment je continue ? ».

Il est souhaitable d'être plus tourné vers le sujet que vers l'objet, d'être distinct sans être distant, d'être communicant plutôt que relationnel, de savoir poser des questions justes et de mettre en œuvre un guidage non directif approprié, de réaliser des réhabilitations convenables au moment venu. Ces quelques fiches, ont pour but de vous familiariser avec ces divers éléments.

Avant de lire ces documents, vous êtes invités à prendre soigneusement connaissance de cette première fiche, sans laquelle les autres pourraient perdre de leur efficacité. Il est aussi plus que souhaitable de s'être un peu imprégné de ce qui est énoncé dans la partie *Théorie et concepts* (voir pages 1 à 178) et d'avoir lu les exemples d'entretiens de la deuxième partie (voir pages 179 à 217).

Mettre en œuvre, c'est bien plus qu'appliquer

Un artiste ne peut se contenter d'appliquer des techniques, même s'il en connaît forcément quelques-unes, au moins, pour exercer son art. Il ne lui suffit pas de les avoir apprises pour devenir un artiste ! Sa production n'est ni systématique, ni artisanale. Une œuvre est vraiment une chose nouvelle à chaque fois.

Il en va un peu de même pour un praticien, qui ne peut en aucun cas réduire son accompagnement à l'exécution de techniques (aussi justes et performantes soient-elles). Il doit comprendre que chaque situation le conduit à une œuvre singulière. De ce qui semble désordonné au départ, il ressort une harmonie, un sens, une rencontre, une réhabilitation. Un peu comme le bloc de pierre du sculpteur qui est massif et informe au départ, et qui devient « léger » et gracieux quand l'œuvre est réalisée.

Cependant, cette dernière métaphore doit être ajustée concernant le psychothérapeute, car ce dernier n'est en aucun cas l'auteur de l'œuvre. Le véritable auteur est le patient, et le praticien ne fait que l'accompagner pour rendre cette réalisation possible.

Avant toute chose, il convient de bien intégrer l'idée que tout procède d'une attitude, d'un état, d'un regard, d'une authenticité, d'une souplesse, d'une confiance, etc. Aucune de ces fiches ne peut être lue sans en tenir compte. Il convient d'éviter de n'ajouter que de la théorie à la théorie, et de passer à côté de l'idée de « mise en œuvre ».

Notons qu'il ne s'agit pas de « fiches pratiques », ni de « fiches techniques », mais de « fiches de mise en œuvre ». En effet, l'action qui doit en découler ne peut être considérée comme une « application ». Tout ce qui est énoncé dans cet ouvrage est très concret, mais aussi très subjectif (réalité subjective). Cela ne « s'applique » pas... cela se « met en œuvre ».

Souvent, à l'issue de mes formations j'invite les stagiaires à ne surtout rien appliquer de ce que je leur ai enseigné. En effet, il ne saurait être question de plaquer, de coller quelque chose sur quelqu'un ou sur une situation. Il s'agit de rencontre, de reconnaissance, de validations, de tact, d'ajustements continuels... et non d'application.

En gardant cela présent à l'esprit, ces fiches de mise en œuvre répondront à certaines questions que vous vous posez sur l'aspect concrètement humain des données théoriques exposées dans cet ouvrage.

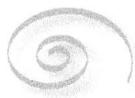

Démarrer un entretien

Pour commencer l'accompagnement psychologique

Avant que l'accompagnement psychologique ne se réalise, celui-ci doit commencer.

Les protocoles classiques veulent que le patient soit demandeur. Pourtant, l'expérience clinique montre que certains sujets demandeurs n'aboutissent pas facilement ou pas du tout, car ils n'espéraient que de la « poudre de perlimpinpin » pour « effacer ce qui les gêne ». Pendant ce temps, d'autres sujets non demandeurs, voire franchement réticents, peuvent progresser de façon vertigineuse. En effet, ces derniers avaient des idées préconçues rendant l'approche psychologique indésirable. Ils sont très heureux de ce que le praticien leur fait découvrir, car il ne leur est jamais arrivé de se sentir écouté et reconnu avec une telle délicatesse.

Concernant son positionnement

Premièrement, le praticien se positionne en ayant pleinement en conscience que ce qui se passe chez la personne le consultant « se passe spécialement pour », et non « à cause de ». « Spécialement pour la réhabilitation d'une part de Soi » et non « à cause d'une chose dont il devrait se défaire ou qu'il devrait corriger ».

Cette attitude permet au praticien d'être tranquille, de ne pas craindre ce qui va se passer, quels que soient les premiers propos de son client. Cela lui permet aussi d'avoir une écoute pertinente qui le conduira à poser des questions justes, à reformuler de façon adéquate, à se laisser conduire. Rappelez-vous que le praticien est censé « suivre son patient » et non l'inverse.

Les premiers mots

Pour commencer, il demandera par exemple : « Pour quelle raison souhaitiez-vous cette consultation ? » si c'est la première et si celle-ci était souhaitée. Ou : « À votre avis, pour quelle raison *telle personne* souhaite que vous fassiez cette consultation ? », si celle-ci n'était pas souhaitée. Pour démarrer les entretiens suivants, le praticien pourra demander : « Que s'est-il passé depuis la dernière fois ? » *ou seulement*, « que souhaitez-vous évoquer aujourd'hui ? ». Ces quelques indications peuvent sembler ordinaires et ne concerner qu'un praticien « archi débutant ». Pourtant, le début d'entretien est une phase qui n'est pas toujours bien vécue, y compris chez des praticiens expérimentés.

Naturellement, ces questions ne sont en aucun cas des modèles absolus, ce ne sont que des possibilités. Il peut aussi s'avérer juste de ne rien demander et de laisser le sujet dire ce qu'il souhaite spontanément, même si pour cela un temps de silence (qui doit être respecté) lui est nécessaire. Attention cependant au silence prolongé. Un silence est censé être accompagnant et ne peut en aucun cas se réduire à une attente passive du praticien (voir les notions de « validation existentielle » (fiche 5) et « positionnement juste » (fiche 6)).

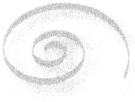

Tenir compte des présences simultanées

Être sensible à tout ce qui est présent

L'entretien ayant démarré (voir fiche 2), il convient pour le praticien de ne pas perdre de vue la notion de présences simultanées. Rappelez-vous que le mot « symptôme » est relié à « *petere* » signifiant « qui cherche à se faire connaître » (qui a même donné « pétition ») et que la structure de la psyché se montre « comme si » elle était constituée de « celui qu'on est », « tous ceux qu'on a été » et « tous ceux dont on est issu ».

La question que peut se poser le praticien est : « Quelle part de la psyché de mon patient est en train de m'interpeller ? ». Naturellement, il n'aura de réponse à cette question qu'en suivant humblement ce que le patient lui présente, et non en commençant à supposer ou interpréter.

Une part qui cherche à se faire connaître

À travers le symptôme, c'est une part de la psyché depuis longtemps maintenue à l'écart, qui interpelle le praticien, quasiment à l'insu de la conscience du sujet. Tout se passe « comme si » la part de soi en souffrance du sujet qui consulte demandait au praticien, par l'intermédiaire d'un symptôme : « Peux-tu faire en sorte qu'il m'entende enfin ? ». La part de Soi du patient cherche à se faire entendre par la conscience de celui-ci, la part du Soi cherche à rejoindre le Soi.

En effet, une part de soi en attente ne cesse de nous interpeller tout au long de notre vie par différentes manifestations. Ces manifestations peuvent devenir de réelles psychopathologies à force de ne pas être entendues. Dans le cadre d'un entretien de psychothérapie, le praticien se doit de pointer cette interpellation et d'y répondre favorablement.

Attention : une tentative d'éradication des symptômes peut se révéler être une violence réduisant au silence cette part de Soi qui s'exprime depuis si longtemps avec justesse.

Si par exemple le patient vous révèle qu'il est phobique et vous raconte que l'enfant qu'il était avait peur du noir et que cela faisait rire tout le monde… le praticien devrait instantanément se retrouver proche de cet enfant dont on se moquait, s'y ouvrir et lui offrir son attention bienveillante.

Concrètement, il réalise cela par une reformulation (voir fiche 12) qui n'est en aucun cas un reflet, mais une profonde reconnaissance de celui qu'il était quand il éprouvait cette peur du noir. Le praticien peut dire, par exemple : « L'enfant que vous étiez aurait tellement aimé que l'on comprenne à quel point il a peur !? » ou « L'enfant que vous étiez était tellement effrayé !? ». Ici, le ton n'est que peu interrogatif, sans être non plus trop affirmatif : il est celui de la reconnaissance d'un vécu ressenti.

Des parts multiples

Les parts multiples sont constituées de celui qu'est le sujet, et de celui qu'il était, mais peut s'y ajouter celui qu'était un de ses ascendants. Ainsi, par exemple, on aboutira ensuite à sa mère qui, riant de sa peur du noir, a elle-même eu très peur quand elle était enceinte de lui. Son entourage lui a gentiment dit : « Tu vois tout s'est bien passé », après avoir tenté de la rassurer tout au long de sa grossesse, sans jamais l'entendre vraiment.

Dans ce cas, c'est un peu comme si c'était « la femme enceinte qu'était la mère » qui réclame la reconnaissance qui ne lui a jamais été accordée. Le praticien poursuivra donc, plein de reconnaissance envers cette femme, comme si elle était là. Il dira au patient : « C'était si difficile pour la femme qu'était votre mère de ne jamais être entendue à propos de sa peur ? », car cette femme fait partie de sa psyché (voir également fiche 4, *Nommer les protagonistes*).

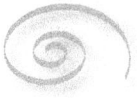

FICHE 4
Nommer les différents protagonistes

*Savoir nommer les différentes personnes impliquées
dans ce que le sujet vous évoque*

Concernant les différentes parts du sujet lui-même

Le praticien veillera toujours à s'exprimer de façon simple, naturelle et souple. Il ne peut en aucun cas suivre un modèle absolu. Aucune règle ne doit se substituer à son bon sens.

Pourtant, quand la personne évoque celui qu'il était à une époque de sa vie, le praticien en parlera le plus possible à la troisième personne quand il s'adressera au sujet lui-même. Il dira « celui que vous étiez » quand il s'agit de sa vie adulte (ou quand on ne sait pas de quelle période il s'agit, car ainsi on ne se trompe jamais), « l'adolescent que vous étiez » s'il s'agit de l'adolescence, « l'enfant que vous étiez » s'il s'agit de l'enfance, « le bébé que vous étiez » s'il s'agit de cette période ou du prénatal.

Cette façon de parler peut sembler obséquieuse. Elle est inhabituelle dans le langage courant, mais joue ici un rôle très important.

" Le sujet doit impérativement se différencier de celui qu'il était, pour le rencontrer. "

Tant qu'il s'y trouve identifié (pour ne pas dire fusionné), il ne peut le rencontrer.

D'autre part, il convient pour le praticien de bien comprendre qu'à aucun moment de la thérapie le patient ne retourne dans un événement passé. Il ne fait que

« revenir » vers celui qu'il était (ou plutôt le découvrir et s'y ouvrir si l'on respecte les notions uchrotopiques de la psyché). Le retour vers l'événement suscite de la peur chez le patient et pourrait inutilement le blesser à nouveau. Ce n'est pas *l'événement* qu'il est censé revivre, mais *celui qu'il était* qu'il est censé rencontrer.

Il y a ici un point de confusion qui conduit de nombreux patients à des résistances : face à un praticien qui veut le ramener là où il a souffert, le patient ne veut pas y aller ! Il a parfaitement raison, car il n'a aucunement à revivre quelque trauma que ce soit. Il a seulement à rencontrer celui qu'il était, qui l'a vécu, et qui n'a jamais été reconnu dans son ressenti.

Concernant ceux qu'étaient ses proches

Dans la fiche 3, *Tenir compte des présences simultanées* nous avons déjà évoqué la formule « la femme qu'était sa mère ».

Là aussi, le praticien ne dira pas « votre mère », car cela ferait régresser le patient et le rendrait « enfant » face à « sa maman », alors que « la femme qu'était votre mère » le laissera en tant qu'adulte en train de rencontrer une adulte ou, plus exactement, en tant qu'être en train de rencontrer un être.

Non seulement cela permet au sujet de ne pas régresser dans l'enfance (qu'il n'a pas à revivre), mais en plus cela favorise

227

© Groupe Eyrolles

son processus d'individuation par rapport au parent nommé (« l'homme qu'était votre père », « l'enfant qu'était votre sœur », « la femme qu'était votre grand'mère », « l'homme qu'était votre oncle »… etc.).

Que le parent évoqué soit encore vivant ou non ne change rien à la façon de le nommer. S'il est décédé, cette démarche restaure une juste place. S'il est en vie, comprenons bien que cet emploi du passé, « l'homme qu'était votre père », n'efface pas le fait que le père est toujours un homme aujourd'hui ! Simplement, nous différencierons soigneusement « l'homme qu'est le père aujourd'hui » de « l'homme qu'était le père à cette époque », car les ressentis de celui-ci ne sont pas les mêmes à tous les moments de sa vie.

Une subtilité supplémentaire se produit quand il s'agit de nommer le parent quand il était lui-même enfant. Le praticien dira dans ce cas « l'enfant qu'était votre mère » ou « le bébé qu'était votre père » ou « l'adolescente qu'était votre grand-mère ».

Naturellement, cette façon de nommer chaque protagoniste doit se faire spontanément et en toute simplicité. Néanmoins, il se peut que le praticien soit parfois amené à désigner la part du Soi par « votre père » ou « votre mère » ou « votre grand-père » ou « votre grand-mère ». Tout cela doit rester simple et ne porte pas à conséquence tant que la nécessité d'individuation et de non régression a été bien comprise et intégrée par le praticien.

De son côté, le patient peut se retrouver en train de dire « ma mère », « mon père » ou, parlant de celui qu'il était, dire « je ». Le praticien n'est pas censé corriger ce mode d'expression de son patient. Toutefois, il continuera à nommer les différents protagonistes comme décrit ci-dessus.

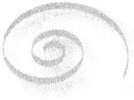

Donner son attention, être touché

Savoir donner son attention,
savoir être touché sans être affecté

Être attentionné,
un art de recevoir

Comme il est souhaitable de mettre en œuvre notre attention, nous devons soigneusement ici distinguer l'attention de l'intérêt. Nous comprendrons mieux la précision si nous utilisons les mots « attentionné » et « intéressé ». Le premier montre de la délicatesse, l'autre pointe du profit. Le premier concerne l'être (les sujets), le second concerne les choses (les objets).

Il s'agit donc d'être attentionné envers le sujet présent, envers ceux qu'il a été, mais aussi envers les tiers qu'il évoque et qui ont jalonné sa vie, surtout quand il s'agit d'individus remarquables tels que parents, grands-parents, enfants, conjoints, etc.

Être attentionné, en quoi cela consiste ? Sans doute en une certaine délicatesse ! Mais encore ? Cette attention ne se manifestera pas par ce que l'on fera, ni par ce que l'on donnera, mais essentiellement par « ce que l'on se laissera recevoir » venant de l'autre.

Nous avons là un point extrêmement délicat : *ce n'est pas ce que l'on donne qui est source d'apaisement, mais ce que l'on accepte de recevoir, si on le reçoit avec réjouissance.* La validation existentielle se trouve là comme fondement majeur d'une psychothérapie.

Validation existentielle :
être touché, avoir du tact

On peut donner toute la délicatesse du monde, et même tout l'amour que l'on veut, dans le sens le plus noble du terme… l'autre ne sera pas forcément comblé ou apaisé pour autant. Peut-être même se sentira-t-il oppressé, il aura le sentiment « d'être si peu face à tant de générosité » !

Quand le flux va de nous vers l'autre, aussi délicat et généreux soit-il, il rend l'autre un peu débiteur. Si c'est *nous* qui sommes sources… que devient l'*autre* ? Il ne peut se sentir comblé que lorsqu'il sent qu'il est lui-même source pour nous.

La validation existentielle se produit quand le praticien se sent touché par ce que l'autre lui montre de sa psyché, de ce qui le constitue, de ce qu'il a été.

Pour bien comprendre cette notion d'être touché, nous devons garder en mémoire la différence entre « être touché » (être en contact) et « être affecté » (recevoir un impact). Le mot empathie venant de l'allemand Einfühlung (Sàndor Ferenczi et Theodor Lipps) signifie littéralement « tact psychique » (*Fülhen*) comme le fameux *feeling* anglais. La notion de tact psychique est aussi largement abordée par Frans Veldman dans l'haptonomie (ce mot contient « *hapsy* = tact psychique »).

La notion de tact psychique est essentielle en psychothérapie. Le praticien se devra de ne pas être « affecté » et cependant de « se laisser toucher ». Notons que *le tact évoqué ici est davantage un tact dans lequel on se laisse toucher qu'un tact dans lequel on touche*. Ce n'est pas un tact qui s'impose, c'est un tact qui reçoit. Le praticien ne peut réaliser concrètement cela par sa simple volonté. Tout dépendra d'un facteur bien précis : là où se porte son attention.

Là où le praticien porte son attention

Si le praticien dirige son attention vers l'individu, vers l'être, vers le sujet, plutôt que vers le problème, la circonstance ou la souffrance, son attitude sera spontanément juste.

J'ai remarqué, chez les praticiens que j'ai en formation, que même lorsqu'ils ont intégré que leur attention ne doit pas se tourner vers le circonstanciel, vers l'histoire ou les problèmes, mais vers le sujet, leur attention continue à se tourner vers la souffrance du sujet plus que vers le sujet lui-même. Il convient de bien comprendre que *c'est le sujet qui doit motiver notre attention et non sa souffrance*. Quand le patricien intègre cette notion, percevant le sujet, il en éprouve naturellement une réjouissance. Dans le cas contraire, tourné vers la souffrance ou vers les circonstances, il en éprouve naturellement un affect.

« Être touché » ou « être affecté » ne se produit donc pas par un effort de volonté, ni par un apprentissage ou un entraînement, mais simplement par « vers où on se tourne », « vers où on regarde ».

Notre attention peut être sollicitée à trois niveaux : l'histoire vécue par un être, le ressenti de cet être, ou l'être lui-même. En fait, son histoire ou son ressenti ne mobilisent que notre intérêt (nous sommes intéressés), alors que l'être mobilise notre attention (nous sommes attentionnés). Quand un être vous raconte l'histoire

effrayante qui lui est arrivée, si c'est l'histoire qui mobilise votre esprit, l'affect vous envahit spontanément. Si vous vous tournez plutôt vers l'être qu'il était quand cela s'est produit, vous risquez encore tout de même d'être mobilisé par sa souffrance. Cependant, si vous le percevez *lui* au lieu de regarder sa *souffrance*, vous êtes naturellement touché par cette rencontre, et tellement heureux qu'il trouve ainsi enfin l'opportunité d'être entendu, reconnu. Le praticien a alors vraiment le sentiment de vivre un privilège… il en résulte la validation existentielle.

Ce dont l'être a besoin, c'est qu'en le voyant on soit heureux de le voir.

Cela n'est jamais difficile si c'est vraiment vers lui que notre attention se tourne. Cela peut sembler une évidence… malgré tout, je sais par expérience, avec toutes les personnes que je forme, que c'est sur ce point que buttent de nombreux praticiens dans l'aide ou la psychothérapie. J'inviterai le lecteur à ne pas réduire cette validation existentielle à un concept de contretransfert positif. Il s'agit plutôt… d'un contact tout simplement humain.

Capacité à la validation existentielle

Cela donne au praticien une capacité à la validation existentielle envers son patient. Le patient ne se montrera qu'à celui qui est heureux de le rencontrer. Il ne se montrera pas à celui qui est affecté par ce qu'il lui montre. Si, quand il se montre, il nous sent dérangé, gêné, craintif, affecté, voire effaré face au ressenti qu'il livre… il retourne cacher ce qu'il avait commencé à nous laisser entrapercevoir.

N'en déduisons surtout pas qu'il suffise alors de cacher que nous soyons affectés ou, pire encore, de feindre une réjouissance. La congruence, à laquelle nous invite Carl Rogers, serait profondément mise à mal, et le manque d'authenticité d'une telle situation la rendrait totalement contre performante. La validation existentielle est authentique, ou alors elle n'est pas !

Ce qui est intéressant quand le praticien est capable de cette validation existentielle, est que le patient lui-même devient spontanément capable de cette même validation envers les autres parts de sa psyché. Ce que le praticien est heureux de rencontrer, devient naturellement mieux « rencontrable » par le patient.

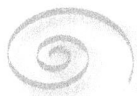

Le positionnement juste

Savoir optimiser son attitude de praticien

La qualité d'attention ne suffit pas à produire l'attitude juste du praticien. Sa posture dépend aussi de son projet à chaque instant. Nous allons voir ici comment mettre en œuvre un tel positionnement.[1]

Le projet global du praticien

Le projet global du praticien, nous l'avons déjà vu dans la fiche 1, *Démarrer un entretien* est d'aborder son patient en considérant ses symptômes comme des manifestations se produisant « spécialement pour » et non « à cause de ». Ils ne seront pas considérés comme des « troubles », même si on peut garder les dénominations « troubles » du DSM[2] par commodité de langage entre praticiens. Ils seront plutôt considérés comme un éclairage, une opportunité d'accès, une clarification en cours, un fil d'Ariane vers un trésor, un appel pertinent d'une part de soi.

Dans cette fiche de mise en œuvre nous irons encore plus loin. Le praticien est animé par le projet de permettre l'émergence des parts de Soi que le patient est en mesure de contacter. Le fond de ce projet n'est pas seulement d'accompagner leur émergence, mais aussi et surtout, de les reconnaître, de les réhabiliter.

Cette notion de projet est très importante pour le déroulement de la thérapie. En effet le patient ne nous montrera pas les parts de lui envers lesquelles nous aurions de mauvaises intentions ou même seulement de « mauvaises pensées » ou des jugements.

L'émergence chez le patient se produit souvent rapidement si le praticien est intimement clair sur son projet : rencontre et réhabilitation.

Le projet à chaque étape

Ce projet doit se confirmer à chaque émergence chez le patient. Non seulement il y aura une qualité d'attention et une validation existentielle (voir fiche 5), mais aussi une dynamique de rencontre à laquelle le praticien associe son patient.

En effet, quand celui-ci contacte une part de lui qui a souffert, qu'il parvient à imaginer qu'il s'en rapproche, le projet du praticien n'est en aucun cas de demander à son patient d'apaiser celui qu'il vient de retrouver, mais juste d'en reconnaître le vécu.

Par exemple, le patient retrouve l'enfant qu'il était, enfermé dans la cave. Plus celui-ci criait, moins on lui ouvrait. Il devait se taire malgré sa terreur pour obtenir la libération de ce lieu « maudit ». Non seulement le sujet présent n'a pas à revivre cette situation et va simplement accompagner celui qu'il était et qui la vivait, mais

---

1. Les mots « projet » et « positionnement » peuvent être lus ici dans leur sens ordinaire, mais peuvent aussi être envisagés de façon uchrotopique (voir glossaire, page 285).
2. DSM : Diagnostical and Statistical Manuel ; Nosographie des troubles mentaux réalisée par l'APA (association américaine de psychiatrie). Nous y trouvons un classement sémiologique (par symptômes) et non étiologique (par causes).

il ne va pas non plus vers lui pour le rassurer ou le calmer : il va vers lui juste pour reconnaître sa terreur.

Voilà un élément primordial car aller vers cet enfant pour le calmer reviendrait encore à vouloir le faire taire. Ce serait une violence ajoutée !

Il arrive que des praticiens parviennent avec délicatesse à cette étape de la rencontre du sujet actuel avec celui qu'il était, mais qu'ils invitent malencontreusement à calmer ou consoler celui-ci plutôt que de reconnaître son vécu.

" Un élément majeur du projet du praticien doit être la reconnaissance et non l'apaisement. "

Il se trouve justement que ce qui est d'abord reconnu s'apaise définitivement, alors que ce qui est d'abord apaisé ne fait que se mettre en sommeil pour mieux ressurgir ultérieurement.

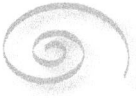

Rouvrir le canal entre les différentes parts de la psyché

Réaliser la réhabilitation

Si par son attitude juste (voir fiche 2), la qualité de son attention et de ses validations existentielles (voir fiche 4) et son guidage non directif (voir fiche 12), le praticien arrive à l'émergence des parts de Soi que son patient a à retrouver (voir fiche 3), la question reste de savoir comment il procède pour en accomplir les réhabilitations, pour rouvrir le canal qui s'était fermé au plus profond de sa psyché (au plus profond du Soi).

Identifier la fermeture

Le praticien sera attentif aux fractures de la psyché. Il les remarquera à chaque fois que son patient est en conflit avec celui qu'il fut, ou avec celui que fût un de ces ascendants. Ce conflit peut être discret, car il tendra plus à le montrer en se plaignant de ce qui s'est passé, qu'en disant directement qu'il est en fracture avec celui qu'il était à ce moment-là.

Le praticien voit là des portes fermées, des sortes de « verrous » au sein de la psyché, qui empêchent la vie de circuler librement, mais qui également (ne l'oublions surtout pas), préservent celle-ci de ce qu'elle ne peut pas encore intégrer. Il ne s'agit donc pas d'ouvrir grandes les portes et les fenêtres intérieures sans tenir compte de la pertinence de leur fermeture.

Quand la fermeture est identifiée, le praticien sait que cette ouverture devra se faire, mais il ne sait pas encore si cela est présentement juste pour son patient. Il ne sait pas encore s'il faudra passer par d'autres parts du Soi avant d'accéder à celle-ci. Rappelons-nous que la structure psychique (voir chapitre 3, page 25) n'est pas linéaire, et qu'il peut être parfois nécessaire de revisiter une situation antérieure pour avoir la capacité à rouvrir sa psyché dans une situation ultérieure. Il peut être nécessaire de passer par l'enfant que nous étions pour aborder plus sereinement une fracture de l'adulte que nous avons été plus récemment. Nous le découvrons en progressant et cela n'est jamais prévisible d'avance. Nous devons rester libres de tout *a priori*.

Inviter à la reconnaissance

Ainsi, le praticien se gardera bien de forcer le moins du monde une ouverture. Il accompagnera le sujet par le chemin qui lui correspond et qui se révélera un peu plus à chaque pas (guidage non directif). Quand la fracture est identifiée et que la « reconnexion » de cette part de Soi semble d'actualité, le praticien pourra tenter la médiation (recoller ce qui est fracturé, rouvrir ce qui était fermé, réhabiliter ce qui était rejeté).

La façon de mettre en œuvre cette réhabilitation peut se dérouler en plusieurs phases. Pour l'exemple, nous imaginerons qu'il s'agit de l'enfant qu'était le patient quand sa grand-mère est décédée. Pour énoncer correctement ses questions, la fiche 4, *Nommer les différents protagonistes* (voir page 227) est fondamentale.

- *Phase n° 1* : demander « pouvez-vous mettre votre attention sur cet enfant ? », puis si l'on perçoit que le patient accède à la « demande » ;

- *Phase n° 2* : poursuivre avec « Comment est-il ? » (l'enfant) ;

- *Phase n° 3* : si le sujet peut énoncer une phrase du type « il est très malheureux de ne plus la voir », continuer par « Pouvez-vous lui dire que vous entendez à quel point c'est douloureux pour lui de ne plus la voir ? » ;

- *Phase n° 4* : si le patient s'accomplit, continuer avec « Comment est-il quand vous faites cela ? » ;

- *Phase n° 5* : si le sujet révèle alors que l'enfant se sent mieux, après l'avoir validé (en validation existentielle) poursuivre par « Et vous, comment vous sentez-vous ? ». Si à cette étape il se sent bien également, nous pouvons estimer qu'une étape majeure a été réalisée.

Il y aura ici aussi validation existentielle de « lui avec son ressenti ». Notons que la validation existentielle ne procède pas tant d'une action particulière, mais d'une attitude de réjouissance face à cette émergence. Naturellement cela ne signifie pas que tout est accompli concernant l'ensemble des fractures ou des maturations dans la psyché du patient ! Pourtant, cela est suffisamment significatif pour s'en tenir là, cela marque une étape majeure. Il se peut même qu'une autre séance ne soit pas nécessaire, non pas parce que le patient aurait tout vu, mais parce qu'il doit prendre le temps d'intégrer cet acquis avant de passer à autre chose.

Entendons-nous bien sur le fait que les phrases ci-dessus ne sont en aucun cas des modèles absolus. Elles ne visent qu'à donner une vision concrète de la démarche qui peut, selon ce qui émerge, s'ajuster de nombreuses façons différentes. Nous rencontrerons parfois des apparents blocages, des résistances.

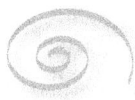

FICHE 8
Face aux résistances

Manière dont le praticien peut œuvrer face à un patient
qui manifeste une ou des résistances

Types de résistances

Il se peut que la résistance soit franche et massive « je ne veux pas parler de ça ! » ou plus discrète, avec une fuite dans la narration plutôt que dans la rencontre, ou bien avec une verbalisation claire « je ne lui pardonnerai jamais » (qu'il s'agisse de celui qu'était le patient lui-même, ou d'un tiers). Notons cependant qu'il ne s'agit jamais de pardonner mais de comprendre, car l'apaisement de la haine ne passe ni par le pardon, ni par l'indifférence, et ne peut non plus (ou rarement) se produire avant que la colère ne soit exprimée.

De façon plus floue et plus diffuse, le sujet peut aussi dire « ça ne me gêne pas vraiment ! » alors qu'il y a visiblement une émotion pénible. Il peut aussi affirmer « je ne me souviens de rien », « ce n'était pas si important », « je ne ressens rien », ou esquiver par de longs discours superficiels, gaspillant l'entretien en ne parlant que des divers tracas du quotidien qui masquent apparemment autre chose. Notons que dans le cas de « résistances » nous ne sommes pas avec des tracas du quotidien qui seraient des portes vers Soi. Souvent, nos multiples ressentis ordinaires et quotidiens, si nous le voulons bien, nous conduisent au plus profond de nous-mêmes, quels qu'ils soient. Mais ici nous sommes plutôt dans une stratégie d'évitement pure et simple.

Il se peut encore que nous soyons arrivés à destination de la part de Soi à réhabili-ter, que tout se passe sereinement en apparence... jusqu'au moment où nous demandons « vous pouvez mettre votre attention sur celui que vous étiez ? » et que le patient réponde « je n'y arrive pas » ou « je n'ai pas envie de le voir ».

La mauvaise habitude en « psy » a souvent été de croire que c'est le patient qui résiste. En fait, pour le praticien, il convient de comprendre que le patient ne résiste jamais. Une « résistance » est juste l'indice que le praticien insiste, à ce moment-là, sur un chemin qui n'est pas juste Ce qui est d'actualité semble alors davantage la remise en cause de la compétence du praticien (comme le disaient Jung ou Rogers), que de la résistance du patient.

Cette « résistance » peut venir du sujet lui-même, ou bien de « celui qu'il a retrouvé » dans son évocation.

Face à la « résistance » du sujet lui-même

Quand la résistance se produit, il s'agit de la considérer non pas comme un obstacle qui se dresse sur le chemin de la réhabilitation, mais plutôt comme une précieuse indication du chemin qu'il convient d'emprunter (« par où il convient de passer »).

Si le patient digresse plutôt que d'aborder ce qui est essentiel, le praticien peut par exemple lui demander : « C'est important pour vous de parler de toutes ces choses ? ». Naturellement, cette question doit être posée sans ironie, dans le but réel de comprendre en quoi il est important, pour le sujet, de parler de toutes ces choses. Il peut se faire que le patient rétorque simplement : « Vous savez ce que j'ai à vous dire n'est pas si facile ». Quand on lui accorde qu'il a une raison pertinente, le plus souvent il y accède rapidement. Le praticien peut alors poursuivre par : « Qu'est-ce qui est le plus dur pour vous dans le fait d'aborder cela ? »... puis le cheminement reprend son cours naturel.

Si un patient, par exemple, évoquant celui qu'il était et que nous venons d'identifier, dit : « J'ai pas envie de le voir », le praticien validera ce positionnement, spontanément comme étant forcément juste. Il lui demandera : « En quoi est-ce mieux pour vous de ne pas le voir ? » (nous sommes toujours censés être explorateurs de justesse). Le chemin ne passe pas ici par le fait « de le voir », mais par le fait « qu'il est important de ne pas le voir ». S'il ajoute : « Il n'avait qu'à faire plus attention », le praticien poursuivra par « vous lui en voulez de ne pas avoir fait assez attention ? » (voir la notion de « reformulation » fiche 12) afin que le sujet puisse parler de sa colère. Il pourra inviter le patient à l'action suivante : « Dites lui que vous êtes contrarié qu'il n'ait pas fait attention »[1], puis « comment le reçoit-il ? »... Si le patient répond qu'« il s'en veut » le praticien poursuit par « c'est dur pour lui d'avoir fait ça !? »[2], puis « est-ce que quelqu'un a déjà entendu à quel point c'était dur pour lui d'avoir fait ça ? »... Si le patient montre un « non », il convient de l'inviter simplement à dire à cette part de lui-même : « J'entends que ça a été dur pour toi ». Le praticien demande ensuite : « Comment se sent-il ? » puis « comment *vous* sentez-vous ? ». S'il y a sentiment d'apaisement pour les deux c'est qu'une phase majeure a été atteinte.

Le sujet peut aussi avoir retrouvé celui qu'il était, avoir commencé à le valider, puis s'en détourner soudainement. Par exemple, le patient ayant eu un père alcoolique et en ayant beaucoup souffert étant enfant, peut commencer à prendre soin de cet enfant qu'il était, puis exprimer soudain avec remords : « Je dois exagérer, il n'était pas si méchant, la vie était assez dure pour lui ». Un praticien qui tenterait de lui montrer à quel point le père était indélicat serait profondément maladroit. La résistance à rencontrer l'enfant et à reconnaître la gravité des actes du père ne viennent pas d'un blocage, mais d'une astuce de la psyché (pulsion de vie) pour ne pas manquer le père. L'être « sait » parfaitement que s'il écoute prématurément sa propre souffrance toute entière, il n'aura plus le cœur de rencontrer le père. Il la met donc de côté, en vue de réaliser au moins une petite réhabilitation du père, pour ensuite revenir vers l'enfant qui peut être alors reconnu dans son vécu, sans risque de rejeter définitivement le père.

À l'inverse, si l'on invite ce patient à se tourner prématurément vers le père, il peut se braquer en disant : « Certes il a souffert, mais ce n'était pas une raison pour nous infliger toutes ces horreurs ! ». Là c'est l'inverse, la psyché « sait » que si elle comprend prématurément les raisons du père elle risque de ne plus avoir l'élan d'aller vers l'enfant qu'elle était, et de reconnaître la dimension de sa détresse.

---

1. Cette phrase que le patient est invité à dire à celui qu'il était est généralement dite « intérieurement », mais elle peut être prononcée à haute voix s'il le souhaite.
2. Vous remarquerez dans la formulation que le praticien n'est pas obligé de savoir de quoi il s'agit pour dire « c'est dur pour lui d'avoir fait *ça* ? ». Le « ça » ici nommé remplace « l'inconnue », dont on n'a pas besoin de savoir de quoi il s'agit, puisque ce n'est pas ce qu'on cherche. C'est seulement ce qui a été ressenti, qui est à reconnaître et non ce qui s'est passé.

Concrètement, dans le premier cas le praticien dira : « Vous trouvez que ce n'était pas si facile pour lui !? » (en évoquant le père) afin d'inviter plus loin dans la reconnaissance de celui-ci. Dans le second cas il dira « Ça a été tellement dur pour l'enfant que vous étiez !? ».

Les réhabilitations se faisant ensuite comme indiquées dans la fiche 7, *Rouvrir le canal entre les différentes parts de la psyché*. Très souvent, dès qu'un pôle est reconnu, l'autre, qui était bloqué, s'ouvre spontanément.

Face à la résistance manifestée par celui qu'il vient de retrouver dans son évocation

Nous venons de voir quelques possibilités de résistances du patient, mais nous pouvons aussi trouver des résistances d'un type particulier : des résistances venant de la part retrouvée de sa psyché, qui finalement ne souhaite pas se laisser rencontrer. Nous avons vu que le symptôme peut être une manifestation de celle-ci, réclamant quasiment au praticien de faire en sorte que le patient en prenne conscience (du moins tout se passe comme s'il en était ainsi), mais là, cette part de Soi une fois retrouvée fait marche arrière et manifeste des réticences.

Nous le voyons dans cet exemple d'une femme qui retrouva le bébé qu'elle était. Ce bébé avait vécu un traumatisme et ne pouvait pas pleurer. Il savait que s'il le faisait, la violence allait recommencer. Quand la femme s'imagina prendre ce bébé dans les bras pour l'accueillir et reconnaître sa souffrance, celui-ci détourna la tête, comme pour ne pas la voir et ne pas être vu. La question pour le praticien, en pareil moment, est de savoir comment poursuivre son accompagnement. Dans cette situation, il propose à la femme de dire avec bienveillance au bébé : « Tu préfères détourner la tête !? ». Le ton était plein de reconnaissance

envers le bébé pour la justesse de son choix, même sans en connaître la raison explicite. Et aussitôt le bébé la regarda en se retrouvant apaisé. Vous remarquerez qu'ici, il a suffi d'accorder au bébé la pertinence de son besoin de détourner la tête pour qu'il se relâche avec confiance. Notons à quel point c'est simple, mais aussi subtilement délicat. Il n'y a là aucune phrase magique, seulement une attitude confiante, de profonde reconnaissance.

Il se peut aussi que la part de Soi retrouvée nous signifie qu'elle ne veut pas être approchée. Le patient dira par exemple concernant celui qu'il était : « Il ne veut pas que je m'approche de lui ». De la façon la plus simple possible, le praticien l'invitera à demander : « À quelle distance cela lui semblerait convenable que vous vous mettiez ? ». Puis il accompagne sa demande avec une question à choix multiple : « S'agit-il d'un mètre, de plusieurs mètres, de dizaines de mètres… de kilomètres ? ». Ensuite, la position ainsi évoquée sera adoptée pour mener l'échange entre « le Soi actuel » et « le Soi antérieur ». Il est étonnant de constater à quel point quand la distance est respectée, le canal s'ouvre, l'échange devient possible, puis la distance se met spontanément à diminuer.

Naturellement, nous aurons la même stratégie quand c'est le patient qui ne veut pas s'approcher de celui qu'il était. Il peut lui être demandé par le praticien : « À quelle distance cela vous semble-t-il acceptable de vous mettre par rapport à celui que vous étiez ? » Et c'est depuis cette distance qu'il l'invitera à « entendre » le ressenti de celui qu'il était, ou à lui dire le sien.

Toutes les possibilités évoquées ici ne sont pas exhaustives et le praticien se doit d'être créatif. Néanmoins, ces quelques indications pourront sans doute lui inspirer quelques axes concrets, dans lesquels il ne doit néanmoins jamais s'enfermer.

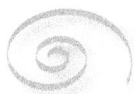

Quand se présente un obstacle

*Face à une résistance qui prend la forme
d'un obstacle concret*

La fiche précédente indique comment s'y prendre en cas de résistance du Soi présent ou de la part de Soi retrouvée. Dans celle-ci, nous aborderons le cas où la non rencontre est le produit d'un obstacle « extérieur » séparant les deux parts de la psyché.

Quand l'obstacle est une distance, un vide

Nous trouvons ici la situation où il n'y a aucune volonté de non rencontre (consciente) de qui que ce soit, mais où ce qui apparaît est une distance ou un vide empêchant le contact de se faire.

Premier exemple : « Je vois l'enfant que j'étais tellement loin de moi. J'ai l'impression de me retrouver entouré de vide. Je suis au bord d'un trou, d'un précipice ». Le praticien va inviter à préciser ce qui est perçu concernant ce « vide ». Selon le cas, il va proposer : « Loin, c'est à quelle distance ? », puis il va rechercher en quoi c'est juste pour l'enfant ou pour le sujet présent qu'il y ait cette distance : « cette distance est-elle nécessaire pour l'enfant, ou pour vous, ou pour une autre personne ? » De cette façon le cheminement peut reprendre son cours.

Deuxième exemple : s'il s'agit de vide ou de précipice, le praticien demandera : « Pouvez-vous mettre votre attention sur ce vide ? ». Puis il pourra inviter le patient à imaginer qu'il remplit ce vide de « lumière »[1]. Il ne sollicite pas cette « action psychique » pour supprimer le vide mais pour mieux le « voir », pour lui donner sa place. Nous noterons ici que cette visualisation de la lumière a pour simple projet de permettre une ouverture de la perception. D'ailleurs le mot lumière signifie « ouverture » : le passage dans un tube, une fenêtre, etc. Cette visualisation qui peut sembler surprenante est le plus souvent réalisée aisément et spontanément par le sujet, qui y trouve ses propres repères. Il en découle fréquemment que ce vide ait un fond, qu'il est finalement moins grand que prévu, ou qu'il représentait quelque chose qui alors devient accessible.

Quand l'obstacle est de percevoir « rien »[2]

Il se peut que le vide se présente non pas sous forme de vide, mais de « rien ». Le sujet dit simplement, quand il est invité à porter son attention vers son ressenti, ou

---

1. Même si le praticien évoque cette idée de lumière de cette façon simple, il doit avoir conscience qu'il ne sollicite pas un éclairage, mais une « substance lumineuse qui occupe l'espace ». D'autre part, cette « lumière » n'a pas pour objet d'éclairer, mais seulement « d'accepter de voir », de « s'ouvrir à ». Elle n'a pas pour objet de changer quelque chose, mais de révéler ce qui est.
2. « Rien » est ici considéré comme une « chose » qui est perçue ou comme une manifestation de la part de soi qui attend d'être rencontrée.

vers un moment de sa vie : « Je ne perçois rien ».

Il se peut que le sujet n'ait absolument rien à rencontrer dans cette direction et nous ne devons jamais évacuer cette éventualité. Rappelez-vous cependant qu'il ne s'agit pas simplement de règles, ni de choses systématiques. Ces fiches de mise en œuvre ne peuvent être exhaustives, et la créativité ainsi que la sensibilité du praticien devront toujours être en éveil, tout en veillant à ne rien projeter de ses interprétations chez son patient. Ces précautions étant prises, ce « rien » peut parfois signifier « là où doit se porter notre attention ».

Il peut être judicieux pour le praticien de tenter : « Mettez votre attention sur ce "rien" », considérant ce « rien » comme une réponse pertinente, comme une manifestation juste de ce qui cherche à être vu. Il arrive souvent que, mettant son attention sur ce « rien », le sujet perçoive ce qu'il avait à rencontrer.

Je mettrai cependant ici le praticien en garde, car toutes ces possibilités doivent être accompagnées d'une grande souplesse, d'aucun *a priori*. Le praticien « suit le patient » et non l'inverse. Il se laisse guider et ne pose des questions que pour être éclairé, jamais pour lui-même éclairer celui qu'il accompagne. Si par exemple le patient portant son attention sur ce « rien » continue à ne rien percevoir, il est judicieux de lâcher prise et de se laisser conduire vers une autre piste, en lui demandant par exemple : « Dans tout ce que nous avons vu, qu'est ce qui vous touche le plus ? ».

Quand l'obstacle est quelque chose qui s'interpose

Il se peut que le sujet soit disposé à rencontrer celui qu'il était et que celui qu'il était soit disposé à le rencontrer, mais que quelque chose se dresse entre eux.

Le sujet dit par exemple : « Il y a une barrière, un obstacle, un mur ». Le praticien doit savoir qu'il ne s'agit en fait jamais d'un obstacle, mais d'une indication que ce n'est pas par là qu'il convient d'aller pour l'instant. Il considérera cet « obstacle » plutôt comme un « panneau indicateur », prêt à lui révéler le juste chemin (ou comme un garde-fou pour ne pas s'en écarter).

Concrètement, le praticien demandera : « Pouvez-vous mettre votre attention sur cet obstacle ? ». Il en ressortira parfois des notions de dimensions (largeur, longueur, hauteur, épaisseur), de matériaux ou de texture (il est noir, comme des pierres, lisse et brillant, comme du métal, transparent comme une vitre, etc.).

Il est difficile d'énoncer ici toutes les possibilités tant elles sont nombreuses. Dans l'exemple d'accompagnement n° 8 (voir page 207) nous trouvons un patient qui nommait un mur, qui se révèle être tout autour, y compris au-dessus et au-dessous, qui l'enferme dans une sorte de cube. Lui demandant à quoi sert ce cube, il me dit aussitôt : « À protéger les autres de moi ». Puis il ajoute que quand il est né sa mère a toujours souffert de sa venue au monde et que l'enfant qu'il était a dû s'enfermer pour ne nuire à personne.

Il a suffi de reconnaître cet enfant placé en douloureuse posture d'être « celui qui fait du mal à sa mère » pour que celui-ci se détende et que le cube s'ouvre naturellement… tout en comprenant ce que la mère exprimait d'elle. Cela a permis d'une part de lui donner sa place à elle, mais aussi de permettre à l'enfant de réaliser qu'il s'agissait du vécu de la mère et non de sa dangerosité à lui.

Dans certains cas, la part de Soi à rencontrer se trouve de l'autre côté de l'obstacle, mais c'est comme s'il voulait « être rencontré sans être vu ». Dans ce cas, le praticien proposera : « Pouvez vous mettre votre attention sur lui, sans le voir ? »

Et curieusement, souvent avec simplicité, la part de Soi se laisse alors rencontrer.

Vous mesurez bien ici la créativité nécessaire au praticien qui réalise vraiment une mise en œuvre, et ne peut se limiter à « l'application stricte de ce qui est préconisé ».

Quand l'obstacle est quelqu'un qui s'interpose

L'obstacle peut se révéler être une personne : un parent, un proche, un étranger, qui s'interpose entre le sujet présent et celui qu'il fut et qu'il vient de retrouver.

Dans ce cas le praticien peut proposer : « Pouvez-vous lui demander en quoi c'est important pour lui que la rencontre ne se fasse pas ? ». Il s'agit ici d'aller vers la raison de ce tiers qui s'interpose, jusqu'à pouvoir la valider. Cela, souvent, suffit à ce que le passage s'ouvre, ou conduise à ce qu'il fallait rencontrer prioritairement.

FICHE 10
Face aux incohérences

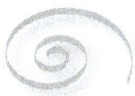

Ce que peut faire le praticien quand il est confronté à une incohérence de son patient

Incohérence de projet

Le sujet exprime par exemple à quel point sa mère lui manque, mais ne veut en aucun cas s'en rapprocher. Le praticien devra prendre l'axe, d'une part de reconnaître la nature du manque de mère, mais d'autre part en même temps, de reconnaître en quoi il est juste de ne pas s'en rapprocher. Il serait bien maladroit de mettre le sujet en face de son incohérence (qui en fait n'est qu'apparente). Il se trouve seulement qu'il a deux projets contradictoires dont il importe de considérer qu'ils sont tous deux pertinents.

Le praticien engagera le chemin le plus praticable en premier, par exemple l'exploration du manque de mère et la rencontre de celui qui en a jadis tant manqué. Puis quand c'est opportun, il fera visiter à son patient ce qui fait qu'il ne veut cependant pas la rencontrer. Le sujet en exprimera par exemple de la colère à son égard : « Elle aurait pu davantage être là ! ». À ce stade, il conviendra vraiment d'entendre cette colère et de prendre soin de celui qu'il était, à qui elle a manqué. Ensuite le chemin vers elle s'ouvrira généralement facilement, considérant les raisons (désormais accessibles) qui l'ont conduit à ne pas être là autant qu'il en aurait eu besoin. Du fait qu'il la rencontre elle se met alors à moins lui manquer. Le sujet ne peut généralement réaliser cela que parce que celui qu'il était a été reconnu dans son manque.

Ici une troisième étape peut être judicieuse :

- Soit inviter « lui et la mère », ensemble, à aller vers l'enfant pour reconnaître un peu plus profondément son manque. Concrètement cette invitation peut se réaliser de la façon suivante : « Tous les deux, vous et cette femme qu'était votre mère, pouvez-vous aller vers cet enfant que vous étiez, et lui dire que vous entendez à quel point son manque a été douloureux ? » ;

- Soit inviter « lui et l'enfant » à aller vers la mère. L'idée est de lui présenter cette mère qui lui a manqué, maintenant qu'elle a été reconnue. Concrètement cette invitation peut se réaliser de la façon suivante : « Tous les deux, vous et cet enfant que vous avez été, pouvez-vous aller vers cette femme qui est votre mère ? Présentez-la lui, montrez-lui ce qui a fait qu'elle ne pouvait pas lui accorder l'attention attendue. Ensemble pouvez-vous dire à cette femme que vous entendez à quel point cela lui est difficile ? ».

Tout cela se réalise dans une dimension psychique que l'on pourrait qualifier d'imaginaire. Notons tout de même que la sensation qui en découle est ressentie de façon bien réelle, et que l'appellation « imaginaire » est quelque peu réductrice pour décrire le phénomène qui se déroule au sein de la psyché. En effet, il s'agit davantage d'une sensation de contacts, de rencontre intime, que d'une simple

245

imagerie mentale (même si cette imagerie peut accompagner le phénomène).

Incohérence de propos

Le sujet retrouvant celui qu'il était dans une situation claire, stable, sans circonstance particulièrement dangereuse, juste émotionnelle, ne le contacte pourtant pas vraiment et dit par exemple : « Je ne me sens pas bien, j'ai peur, c'est comme si je tombais ». Ces quelques sensations soudaines doivent être abordées en l'état avec confiance. Elles ne sont que le précieux indicateur nous conduisant exactement « là où il faut » (on est particulièrement habitué à cela en *focusing* [Eugene Gendlin]). Naturellement, ce qui est exprimé ne semble pas cadrer avec l'histoire réelle ancienne, ni avec la situation présente, mais il ne semble pas trop difficile de la considérer comme un élément du cheminement. L'attention, étant portée plus finement sur ces ressentis, débouche généralement sur ce qu'il y avait à rencontrer et ces sensations « exceptionnelles » se dissipent dès que ce qu'elles nous invitaient à contacter est réhabilité.

D'autres incohérences sont plus délicates.

Par exemple le sujet énonce : « Ma mère était un chien ». Le praticien doit pouvoir valider cela (non pas que la mère était un chien en vérité, mais que pour le sujet il en est ainsi) et poursuivre sans gêne par : « Comment vous sentez-vous par rapport à ce chien qu'était votre mère ? ». Vous serez surpris par exemple d'entendre : « Elle était douce et caressante ». Le praticien continue par : « Celui que vous étiez aimait bien qu'elle soit caressante !? ». Le sujet va alors évoquer la douceur de cette mère, puis l'évoquer

comme une femme et non plus comme un chien.

Nous pourrions aussi avoir un sujet qui dise : « J'aime les chiens, j'avais un chien en peluche. Il me sécurisait quand ma mère n'était pas là ». Le praticien continue alors par : « Ce chien en peluche a tellement apporté à l'enfant que vous étiez, quand sa mère lui manquait !? ».

Nous voyons que l'incohérence de départ trouve sens ensuite si le praticien garde son esprit libre de toute interprétation, et a pleinement confiance en la justesse de ce que son patient lui livre.

Quand l'incohérence est une hallucination

« J'entends souvent un chien aboyer dans ma tête ». Le praticien se doit de considérer ce chien comme un interlocuteur à part entière. Il ne s'agit aucunement de *rentrer dans le jeu* du délire, mais pas non plus d'en *dénigrer* la pertinence probable.

Rentrer dans le jeu serait par exemple de lui dire : « Ne vous inquiétez pas je vais demander au chien d'être calme ». Aucun praticien n'est censé dire une telle chose, mais j'ai déjà vu des soignants tenir ce type de propos avec des patients âgés dits « déments ». Rappelez-vous l'exemple de Florence Trew avec Noami Feil (voir la deuxième partie de l'ouvrage, accompagnement n° 5, page 201).[1]

Nier ou dénigrer serait de dire : « Ne vous inquiétez pas il n'y a pas de chien ». C'est tout aussi inacceptable, car pour le sujet ce chien représente quelque chose d'important, voire même quelqu'un d'important.

Quelqu'un qui hallucine ne fait que voir au-dehors ce qui se trouve en fait au-dedans de lui. Le psychotique manquant

---

1. Pour plus de détails sur ce sujet et d'autres exemples, vous pouvez lire la publication « Maladie d'Alzheimer – démence ou pertinence ? » (décembre 2009) sur le site maieusthesie.com.

de monde extérieur remplace celui-ci par ce qui est en lui et le voit au-dehors, le borderline manquant de monde intérieur remplace celui-ci par ce qui l'entoure (devenant ainsi « addict ») et le névrotique distingue mieux l'extérieur et l'intérieur mais il s'y trouve des conflits. Cet énoncé rapide et simplifié de la psychopathologie nous permet cependant de comprendre que ce qui est vu au-dehors en situation d'hallucination doit être traité de la même façon que quelque chose qui est vu au-dedans chez un névrotique. Le praticien est alors censé accepter que ce qui est intime soit perçu au-dehors, au lieu de l'être au-dedans.

Nous n'avons pas besoin de savoir où est réellement ce chien, ni de savoir ce qu'il symbolise (à supposer que ce soit une symbolisation, car c'est peut-être tout simplement un chien) pour en valider l'existence aux yeux du patient. Le praticien peut alors proposer : « Pouvez-vous mettre votre attention sur ce chien ? ». Le patient fait ce qui lui est demandé. Il porte son attention vers ce chien, puis dit : « Il hurle à la mort ». Le praticien invite le patient à demander au chien : « Qu'est-ce qui te bouleverse à ce point ? » (il le considère comme un interlocuteur). Le patient dit : « Il s'approche de moi, me lèche la main et me remercie ». De façon surprenante cela peut suffire à calmer l'hallucination, mais aussi parfois conduire à un moment de sa vie. Il dit par exemple : « Ce chien, en fait, c'est moi » ? (nouvelle incohérence apparente). Validant cela, le praticien propose : « Vous pouvez mettre votre attention sur ce chien qui est vous ? ». Le patient continue en disant : « En réalité chez moi, quand j'étais enfant, ma mère était plus attentionnée envers ses animaux qu'envers moi. J'aurais tellement aimé être un chien. J'en ai souvent rêvé ». Le praticien poursuit par : « L'enfant que vous étiez a tellement espéré l'attention de sa mère !? ». Et à partir de là, nous reprenons un cours plus habituel. Ces propos ne sont bien sûr pas un modèle absolu, seulement une possibilité dans une situation donnée. Mais ils permettront de donner un peu de réalité à la démarche d'accompagnement proposée tout au long de cet ouvrage.

Comme pour les autres fiches, il est impossible d'envisager tous les cas de figure. Ces quelques exemples n'ont que la prétention de sensibiliser à des possibilités.

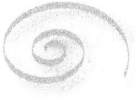

Trouver les mots justes

Savoir mettre en œuvre une verbalisation adaptée

La qualité des mots utilisés par le praticien a de l'importance. J'insiste principalement sur le non verbal qui est une composante majeure, jusqu'à dire parfois qu'il vaut mieux de mauvais mots avec un bon non verbal que l'inverse. Cependant, selon les mots utilisés, on n'obtient pas toujours le même effet.

Les tournures de phrases

Tous les mots ne sonnent pas pareil. Certains touchent plus l'être, d'autres ne font que décrire des objets ou des faits. Si vous demandez à quelqu'un : « Que s'est-il passé ? », bien évidemment vous ne demandez pas la même chose que si vous lui demandez « qu'avez-vous ressenti ? ».

Comme nous l'avons vu précédemment, (voir fiche 4, page 227) il ne revient pas au même de mentionner « votre mère » ou « la femme qu'est votre mère ». En effet « votre mère » désigne un statut familial, alors que « la femme qu'est votre mère » désigne l'individu qui a ce statut.

« Cela vous a beaucoup affecté !? » a également une autre signification que « ça a été un problème !? ». Dans le premier cas, on parle de l'être et de son ressenti, dans le deuxième c'est la « chose embêtante » qui est évoquée. Si vous dites à une personne alcoolique : « Pour quelles raisons buvez-vous ? » Ce n'est pas la même chose que de lui demander : « En quoi est-ce important de boire pour vous ? ». Face à un suicidant, demander : « Pour quelle raison vouliez-vous mourir ? » est très différent de : « en quoi cela

aurait-il été mieux pour vous de mourir ? ». Dans ces deux derniers cas (alcoolisme et suicide), la première question frise l'enquête, la deuxième propose une rencontre et une reconnaissance potentielle.

Quand le praticien invite le patient à valider le ressenti de celui qu'il vient de retrouver, s'il lui dit : « Dites-lui que vous comprenez son ressenti » cela ne sonne pas pareil que « dites-lui avec délicatesse à quel point vous prenez la mesure de son ressenti ». Quand le patient ne veut pas s'approcher de celui qu'il était, lui demander : « Pourquoi ne vous approchez-vous pas de lui ? » n'est pas pareil que de dire « En quoi est-ce mieux de ne pas vous approcher de lui ? ».

Vous remarquerez que toutes ces tournures dépendent du positionnement du praticien. S'il est dans l'axe de la raison, tourné vers celle-ci avec confiance (même en ne la connaissant pas encore), ces types de phrases lui viendront spontanément.

Se tourner vers ce (la chose) qu'il faut résoudre, n'est pas la même posture que se tourner vers ceux (les êtres) qui demandent à être rencontrés. Considérées ainsi, les parts émergeantes de la psyché se révèlent naturellement.

Les mots en eux-mêmes

Les mots en eux-mêmes portent aussi une dimension subtile assez difficile à définir. Notre intuition nous dit que des mots très voisins n'ont en fait pas du tout le même sens (cela se vérifie quand on examine les étymologies).

Bienveillance, gentillesse : l'un évoque une volonté de faire du bien *bene-volens*, riche d'attention, l'autre une douceur un peu désuète, liée au fait d'être un *gentil* (un bien né, de bonne race). Vie, énergie : l'un évoque « être », *vita*, ensemble d'une existence, l'autre évoque « faire », *ergos*. Respect, courtoisie : l'un évoque la considération, l'autre le respect de conventions (*les règles de la cour*). Attention, intérêt : l'un évoque un état attentionné, l'autre une attitude intéressée.

Les mots restent à explorer, mais je souhaite simplement attirer l'attention du praticien sur le fait qu'ils ne sont pas équivalents et qu'il peut être favorable de les choisir avec subtilité.

Il est possible de s'aider d'un dictionnaire étymologique de qualité. Cela ne doit cependant que venir étayer des intuitions car il ne semble pas vraisemblable d'étudier tous les mots qu'on utilise. Il s'agit simplement de développer une sensibilité qui peut croître avec l'usage.

Les mots et la conscience

D'un côté, nous avons besoin de mots pour développer notre conscience, de l'autre nous avons besoin de conscience pour développer notre langage. Les deux se développent donc en synergie.

Si trop de mots précèdent la conscience, nous nous retrouvons dans des idéologies. Si trop de conscience précède les mots, nous nous retrouvons dans un monde d'intuitions innommées, si nombreuses que la santé mentale peut en être affectée du fait que trop de ressentis ne trouvent pas leur expression.[1]

---

1. Pour plus de précisions sur ce sujet vous pouvez lire la publication « Des intuitions et des mots » (février 2010) sur le site maieusthesie.com.

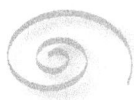

FICHE 12
Guidage non directif et questions adaptées

Accompagner depuis le symptôme vers la part de Soi à contacter

Pour accéder aux parts de la psyché qui sont en attente de reconnaissance et de réhabilitation, outre la capacité à les nommer, le positionnement, les mots justes, la capacité à faire face aux résistances et aux incohérences, à rouvrir la communication entre différentes parts de la psyché... un des outils majeurs est le *guidage non directif*.

Les fiches précédentes sont nécessaires à la mise en œuvre correcte du guidage non directif qui ne peut se réduire à ce qui est décrit ici. Son importance est capitale, car il permet, de questions en réponses et de réponses en questions, d'accéder à la raison, c'est-à-dire à la part de la psyché qui générait le symptôme (pour pouvoir être rencontrée).

Tout commence par une question

Une question se doit d'être sans condition ni obligation de réponse. Ensuite, elle peut être ouverte, fermée ou à choix multiples. Nous avons aussi le cas particulier de la question fermée qu'est la reformulation. Cette dernière est essentielle et ne doit en aucun cas être assimilée à un reflet : c'est une reconnaissance profonde et généreuse.

Réhabilitons le rôle majeur de la question fermée et dénonçons le leurre de la liberté de réponse que nous donne la question ouverte. La question fermée permet une

réponse qui ne passe pas par l'intellect. Pour la donner, point n'est besoin de réfléchir, le ressenti suffit. De plus, comme il n'y a rien à élaborer, cette réponse peut être spontanée.

La question ouverte, au contraire, nous invite à pratiquement connaître la raison avant de la trouver, d'avoir construit notre pensée avant de nous exprimer... elle nous met fréquemment en difficulté. Surtout, elle risque souvent de ne pas être spontanée, d'être réfléchie, construite... et de ne rien refléter de la réalité qu'il y a en soi. Elle devient ainsi une sorte de machine à fantasme.

Souvent (mais pas toujours) commencer par une question fermée permet l'expression spontanée d'une réalité intérieure, puis continuer par une question ouverte permet d'en expliciter les subtilités, qui deviennent alors plus aisément accessibles.

La question fermée par laquelle on commencera sera même fréquemment une reformulation.

Une vraie reformulation

La reformulation entre dans la catégorie des questions fermées car elle implique un « oui » ou un « non » en retour. Il importe de comprendre que la reformulation n'est jamais une répétition de ce qui est dit. Elle est plutôt une reconnaissance de ce qui est exprimé. Or, ce qui est exprimé n'est pas toujours ce qui est dit... c'est même parfois l'inverse de ce qui est dit. Par exemple, une personne peut dire, un peu timide, « je veux bien » qui exprime en fait « je ne veux pas trop mais je n'ose pas le dire ». D'où l'importance d'une écoute subtile qui n'est pas pour autant une interprétation, mais simplement une sensibilité à l'être et à son expression intime.

Quand le praticien donne une reformulation à son patient, il lui manifeste par là qu'il vient d'être touché par ce que celui-ci montre de lui. La reformulation est un acte témoignant d'un profond état de considération et de reconnaissance. Nous devons nous rappeler que le patient n'a que faire d'un miroir ou d'un perroquet. Ce qu'il souhaite, c'est une présence reconnaissante. Il importe de se libérer du mythe du « praticien miroir » (qui n'est finalement que de glace).

Quand nous disons à la personne alcoolique : « C'est important de boire !? », sans ironie, avec chaleureuse reconnaissance, (pour ne pas dire proximité jusqu'à la connivence), le patient se sent lui-même touché que nous soyons touchés de le rencontrer. De cette façon, bien souvent, il ne sera pas dans le déni de son alcoolisme. En effet, ce déni est généralement induit par une attitude du praticien, plus préoccupé de guérir une pathologie que de rencontrer un individu.

Mise en œuvre du guidage non directif

Prenons l'exemple d'un entretien avec une femme malade alcoolique.

Le praticien : « C'est important pour vous de boire !? *(Reformulation).*

La patiente : Oui, mais je n'en abuse pas trop.

Le praticien : Ok. En quoi cela est-il important ? *(Question ouverte ; le praticien choisit de ne pas tenir compte de ce qu'en fait la femme boit beaucoup et a probablement éprouvé le besoin d'amoindrir les faits – encore que pour elle, ce ne soit peut-être vraiment « pas trop »).*

La patiente : Ça me détend un peu.

Le praticien : D'accord. Il vous arrive de vous sentir tendue !? *(Reformulation).*

La patiente : Je pense souvent à cette IVG.

Le praticien : Que vous vient-il à l'esprit quand vous y pensez ? *(Question ouverte).*

La patiente : Je ne la souhaitais pas. Vous savez, vu mon entourage je n'avais pas le choix.

Le praticien : Celle que vous étiez aurait aimé garder cet enfant !? *(Reformulation).*

La patiente : Oh oui c'est exactement ça !

Comme ici nous sommes arrivés à destination de « celle qui cherche, en elle, à être rencontrée et reconnue », le praticien peut continuer par une proposition d'action :

Le praticien : Vous pouvez mettre votre attention sur celle qui voulait garder cet enfant ? ».

Il poursuivra alors comme indiqué dans la fiche 7, Rouvrir le canal entre les différentes parts de la psyché.

Nous voyons clairement ici que si nous nous en tenions au trouble addictif, nous ne saurions mettre en œuvre le guidage non directif. Nous ne penserions qu'en termes de « trouble à guérir » et non en termes d'« êtres à rencontrer avec délicatesse dans leur pertinence ».

Nous remarquerons aussi l'usage abondant de la question fermée du type « reformulation » qui rythme chaque révélation de Soi venant toucher le praticien et, encourage ainsi le patient à cette révélation. J'inviterai le praticien à ne pas considérer cette subtilité en tant que jeu de transfert et de contretransfert. La subtilité existentielle qui s'y déroule est d'une nature bien plus profonde[1].

---

1. Le transfert et le contretransfert se jouent plus sur fond d'énergie libidinale, telle que celle-ci est décrite en psychodynamique, tournant autour des concepts de Ça, de Moi ou de Surmoi. Dans ces reformulations et dans ce guidage non directif, il s'agit plus d'émergences du Soi. Le Ça, le Moi et le Surmoi, sont dans la zone libidinale, alors que le Soi est dans la zone existentielle. Le praticien doit s'approprier une idée claire de cette différence (publication « le ça, le moi, le surmoi et le Soi » [novembre 2005] sur le site maieusthesie.com).

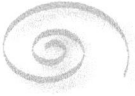

Présence ou absence d'aboutissement

Façon de se comporter face à un aboutissement
ou face à une absence d'aboutissement

Face à un aboutissement

La personne évoquée dans la fiche 12 (voir page 252) ayant le symptôme « alcoolisme » vient de retrouver celle qu'elle était lors de l'IVG quelle ne souhaitait pas.

Elle a pu s'en rapprocher, reconnaître ce ressenti qu'elle a éprouvé et qui n'avait jamais été ni entendu ni reconnu. Comme cet enfant avait beaucoup d'importance pour elle, le cheminement vers celui-ci a aussi été réalisé. Celle qu'elle était, et celle qu'elle est, accompagnent alors ensemble son « départ », avec la même délicatesse qu'on le ferait pour une fin de vie.

D'une part la femme qu'elle était se sent apaisée d'être entendue. D'autre part l'enfant qu'elle portait vient de trouver toute la noblesse de la place qui lui revient dans sa vie. La femme présente se sent elle aussi apaisée[1].

Comment poursuit le praticien ?

Il commence par un état. Il est censé se sentir touché par cette émergence et cette rencontre. Si cela lui semble juste, il peut le verbaliser : « Je suis très touché par cette rencontre que vous venez de réaliser ». Le praticien n'est pas ici dans la neutralité souvent attendue chez un professionnel, mais il ne faut pas confondre « neutralité » et « inhumanité » ou « froideur ». Quand l'autre se montre dans ce qu'il a de plus précieux, si celui qui est là, à ce moment, ne s'en réjouit pas avec lui, cela vaut pour une dévalorisation et peut diminuer l'ampleur du résultat.

Le praticien ayant été touché, l'ayant manifesté verbalement ou en non verbal, la consultation peut s'arrêter là. Elle peut aussi continuer, mais…

Continuer après un aboutissement

Il se peut qu'une autre rencontre soit nécessaire, par exemple avec le mari, ou la mère qui a un peu forcé l'IVG. Une fois que la personne se sent mieux, et s'il reste suffisamment de temps disponible, doit-on poursuivre ou non ?

Aucune réponse absolue ne peut être donnée. Cependant, si l'on choisi de

---

1. Attention, il ne s'agit aucunement avec cet exemple de se positionner contre l'IVG, mais seulement d'accompagner une femme dans la réalité de son ressenti. Une autre personne pourrait avoir un ressenti différent (et même opposé), mais on ne peut aborder toutes les possibilités en même temps. D'autre part, il ne s'agit pas d'ouvrir le débat pour savoir à partir de combien de mois il s'agit d'un « vrai enfant ». La seule chose qui nous importe ici est que c'était un enfant à part entière pour cette personne, et que ça n'a jamais été reconnu en tant que tel. C'est là que l'accompagnement de ce deuil, en tant que deuil, prend tout son sens.

poursuivre, cela ne peut se faire sans avoir accordé une dimension et un temps suffisant à ce qui vient d'être accompli. Aller trop vite entraînerait une dévalorisation et le résultat acquis pourrait se détériorer.

Toute cette délicatesse est souhaitable, mais il se peut aussi que même en donnant toute la dimension et le temps requis à cet aboutissement, il y ait besoin d'une période d'intégration avant d'aller plus loin. Dans ce cas, poursuivre serait très maladroit et produirait aussi un effondrement du résultat déjà obtenu.

Le praticien peut pointer qu'il serait souhaitable aussi d'aborder ce qui s'est passé avec la mère ou le mari. Il peut cependant éprouver une incertitude sur le fait de poursuivre ou non dans le cadre de l'entretien en cours. Finalement, pour trancher, le plus simple sera toujours le mieux : demander au patient. Comment ? Simplement avec une phrase du type : « Souhaitez-vous que l'on s'en tienne à cette rencontre qui vient de s'accomplir, ou que l'on poursuive sur d'autres points ? ». Si la question est une « vraie » question (sans conditions ni obligation de réponse) et ne comporte aucun sous-entendu ni aucune pression, le patient sait très bien ce qui est juste pour lui. C'est en fait très simple pour le praticien. Rappelons-nous que nous sommes toujours en équipe avec le patient, que nous ne faisons que le suivre, que c'est lui qui sait… c'est cela le guidage non directif.

Quand il n'y a pas d'aboutissement

Malgré tout, quand il n'y a pas d'aboutissement, pas même partiel, il peut être nécessaire d'arrêter une séance. Au-delà d'un certain temps (plus de deux heures et demi environ, mais cela dépend des personnes) le sujet est fatigué et n'avancera probablement pas plus, même si le praticien est en mesure de poursuivre.

Imaginons que cette femme, ayant plus ou moins évoqué son IVG, n'ait cependant pas souhaité se rapprocher de celle qu'elle était, ni de l'enfant qu'elle regrette de ne pas avoir eu. Elle ne trouve aucun apaisement apparent, comme si rien n'avait été accompli. Il ne s'agit pas de résistances (voir fiche n° 8). Simplement, le sujet ne se sent mieux d'aucune manière visible.

La première chose est de vérifier « comment il se sent plus précisément ». Dans ce cas, le praticien demandera à la femme : « Comment vous sentez-vous avec ce que nous avons abordé ? ». Si elle peine à répondre, une question à choix multiples sera bienvenue : « C'est plus lourd, plus léger, pareil, ou autrement ? » ou « est-ce que c'est comme en arrivant ou bien y a-t-il une différence ? s'il y a une différence de quelle nature est-elle ? ». Il est naturellement hors de propos de dicter les mots au praticien, mais nous avons ici des possibilités qu'il ajustera en fonction de ses propres intuitions, de sa créativité, et de la situation telle qu'il la rencontre.

Les réponses du patient permettront de conscientiser ses ressentis. Ne pouvant aller plus loin, le praticien pourra terminer en signalant son propre sentiment que des points importants restent à aborder et qu'il sera bon de les voir dans une autre séance, si le patient le souhaite : « Est-ce correct pour vous si on s'en tient là pour cette fois-ci ? ».

Le rendez-vous suivant peut être proposé assez tôt (dans la mesure du possible) quand le cas du patient le nécessite, et s'il le veut bien. Il importe cependant que le patient reste libre et ne se sente pas « engagé de force » dans un processus thérapeutique qui ne lui correspondrait pas. L'absence de résultat dans la séance n'est pas l'indicateur que la thérapie n'est pas correcte. Cependant une thérapie de qualité, même s'il peut être juste d'y instaurer un cadre, ne doit en aucun cas altérer la liberté du patient quant à son choix du type de thérapie et du praticien qui la met en œuvre.

Conclure quand il y a eu aboutissement

Quand l'aboutissement semble avoir eu lieu, il peut être utile de vérifier où en sont les symptômes ou les ressentis initiaux. Pour cette femme alcoolique qui a réalisé la réhabilitation de cette part de Soi qui a initialement souffert de l'IVG, qui a réalisé « l'accompagnement de fin de vie » de cet enfant qu'elle souhaitait et qui se sent mieux, le praticien peut demander : « Après ce que nous avons vu, si vous mettez votre attention sur l'alcool, que ressentez-vous par rapport à tout à l'heure, en arrivant ? ». Il arrive que la personne pointe alors que ce n'est plus du tout comme avant. Cela signifie que le praticien a réalisé un accompagnement juste, vers ce que le symptôme invitait à réhabiliter (nous ne dirons pas que le symptôme ou la « pathologie » sont guéris, mais plutôt qu'ils ont cessé d'être nécessaires). Il se peut que l'information se vérifie dans les jours suivants et confirme ce résultat. La patiente peut aussi se sentir beaucoup mieux, mais que d'autres émergences ultérieures la fasse redes-cendre. Cela ne dévalorise pas ce qui a été vu, mais réclame une nouvelle étape.

Cet aboutissement ne vaut surtout pas en tant que prédiction, ni en tant qu'affirma-tion de la disparition définitive du symp-tôme. Il ne prétend ne faire le constat dans l'instant. Il est important de respec-ter cette étape de vérification du ressenti initial, car cela permet au patient lui-même d'affiner son ressenti et sa cons-cience de la perception de Soi.

Il peut arriver qu'une patiente comme celle de notre exemple dise : « Je ne vois plus l'alcool de la même façon. Il m'a per-mis de tenir, mais je pense que je n'en aurai plus besoin ». Tout cela ne gère pas les difficultés liées à la désintoxication qui pourront être ensuite médicalement abor-dées mais, la situation est devenue parti-culièrement favorable.

Avant d'aborder cette éventuelle estima-tion du « symptôme alcoolique initial », pour le cas qui est décrit ci-dessus, je prioriserai de toute façon de revisiter le « ressenti par rapport à cette IVG ». Je ne m'occuperais de l'alcool qu'en second.

En espérant que tout cela n'est qu'évi-dence, je renvoie le praticien à son simple bon sens, à sa sensibilité, à sa créativité, et ces remarques ne sont que des indica-tions visant à l'interpeler.

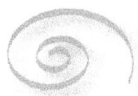

Terminer une consultation

Pour conclure ce temps d'accompagnement psychologique

L'arrêt de l'entretien

Quand le moment lui semble juste, le praticien proposera : « Est-ce que c'est d'accord pour vous si on s'en tient là ? », puis il laissera venir un autre rendez-vous selon le cas.

Il est important de marquer l'arrêt de l'entretien. Naturellement, si cet arrêt a lieu après un aboutissement majeur, cela est plus simple. Cependant nous avons vu dans la fiche 13 que la question se pose parfois de continuer ou non. Si la consultation a permis un aboutissement majeur, le praticien aura la sagesse de penser que cela ne concerne que des parts de la vie du sujet et que ce n'est aucunement un point final. *A contrario*, il s'agit de bien comprendre que le cheminement se fait toute la vie et qu'il n'est pas question pour autant d'être en thérapie toute sa vie. Le projet d'individuation contient l'idée d'autonomie. Toute dépendance est proscrite, en même temps que tout arrêt prématuré peut être vécu comme un abandon. Le praticien sera là un funambule virtuose, ne faisant basculer son patient ni dans l'abandon ni dans la dépendance.

Le rendez-vous suivant

On peut se demander si les rendez-vous doivent être planifiés ou laissés à la discrétion du patient. S'il s'agit d'une psychanalyse, les rendez-vous seront planifiés. Dans le cas d'une psychothéra-pie, pas forcément (tout dépend de la nature de la psychothérapie). Il peut même s'avérer juste, de laisser le patient décider quand il revient. La coutume est de vouloir fixer un cadre... ce peut être nécessaire, mais aussi erroné, car ce que la personne doit vivre pour avancer peut se situer hors du cadre.

Dans ce cas, le patient doit avoir le choix de décider le rendez-vous suivant ou d'appeler plus tard, quand cela lui semblera opportun, en fonction de la maturation qui se sera réalisée en lui. Il arrive même qu'après une séance apparemment moyenne, une importante progression se fasse et que le sujet réalise seul de grandes avancées.

Le praticien lui laissera donc le plus souvent le choix, sauf s'il le sent en danger. Dans ce dernier cas (cette notion de danger est délicate), il lui propose soit de le revoir lui-même rapidement, soit de voir un confrère en attendant le prochain rendez-vous, s'il ne peut lui en donner.

Il importe bien sûr de comprendre que le patient n'est pas une « chose inerte ». C'est un être bien vivant, avec des ressources, qui ressent, affine, rassemble, connecte, se protège, rencontre... des tas de choses se passent en lui. Offrir sa confiance, c'est permettre au patient une autonomie salutaire... pourvu que, sous prétexte de confiance et d'autonomie, le praticien ne tombe pas dans l'excès d'une attitude d'abandon (ou qui pourrait, du moins, être vécue comme telle).

Durée d'une thérapie

Selon les cheminements que souhaitent réaliser les patients, une thérapie peut être plus ou moins longue, de quelques séances à quelques années ! Il importe toutefois qu'une personne en détresse puisse bénéficier d'un entretien unique si tel est son souhait. Il est détestable de voir des personnes invitées à « entrer en thérapie » comme s'ils « entraient en religion ». Il doit y avoir, à la disposition des personnes en souffrance, des consultations isolées qui sont des soutiens au moment où ils en ont besoin.

Pour cela, il convient que le praticien soit libre des protocoles. Si certaines approches ne peuvent se passer d'un minimum de protocoles (notamment les thérapies de groupe), il est important de noter que quand ceux-ci prennent trop de place et deviennent trop exigeants, il se peut qu'ils signalent un défaut de compétence du praticien (je ne peux pas vous aider si ceci, je ne peux pas vous aider si cela, vous devez d'abord faire ceci, vous devez d'abord avoir réalisé cela, etc.). Quand quelqu'un demande de l'aide, on ne peut déontologiquement se cacher derrière des protocoles.

Cela n'enlève aucune valeur aux thérapies longues mais ce ne doit jamais être la seule alternative. L'entretien unique doit impérativement être toujours une possibilité, ainsi que la liberté de quelques entretiens seulement, à discrétion, en fonction des besoins.

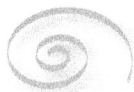

FICHE 15
Liberté, créativité et compétences

Rester libre dans sa pratique

Les sources

Le praticien aura :

- acquis ses connaissances au cours de formations et d'enseignements ;

- développé ses compétences par des mises en œuvre, accompagnées par un superviseur dans les techniques qui lui auront été enseignées ;

- mené un cheminement personnel au sein de sa propre psyché, lui permettant d'avoir un vécu signifiant concernant l'univers de ce qu'il prétend accompagner chez autrui ; en même temps qu'il n'est jamais censé savoir à la place de l'autre, il est censé avoir fréquenté de telles nuances en lui-même ; cela constitue une source importante de sa compétence.

Il devra également une grande part de ses compétences à tous les patients qui lui auront fait confiance et lui auront permis de continuellement affiner la justesse de son approche[1]. Les patients auront reçu grâce à lui un accompagnement signifiant, mais finalement le praticien aussi. Il leur doit une part de ses compétences.

Certifié ou diplômé dans son domaine, il est également censé dispenser ce que ses professeurs ou formateurs lui auront enseigné, sans en trahir les approches, ou les techniques. Pourtant, il ne sera compétent que s'il reste libre et ne s'enferme dans aucune théorie définitive. Les points forts de sa compétence sont aussi sa créativité, sa liberté et sa spontanéité.

" Les techniques de psychothérapie ne peuvent être simplement « appliquées », sous peine de tout perdre de leur « âme » et de leur efficacité. "

Le fondement en est avant tout humain et celui-ci ne doit pas disparaître dans la froide application de techniques.

Compétences et créativité

Le praticien n'est pas censé dénaturer la démarche qu'il met en œuvre... mais celle-ci ne trouvera tout son potentiel que s'il s'autorise à être créatif. Le défi est justement de se permettre cette créativité, sans pour autant trahir l'approche que l'on est censé dispenser.

Avec l'expérience, les praticiens trouvent leurs marques, prennent des libertés, ajustent et improvisent. Riches de cette dextérité, il peut leur arriver de rapprocher des pratiques qui se veulent éloignées : comme « un peu » de *cognitif*, de *comportemental*, d'*analytique*, de *focusing*, de *counseling*... etc.

S'il veut développer sa compétence, il est difficile pour un praticien de rester un puriste de l'approche qui lui a été enseignée. Tous ceux qui ont été à l'origine d'une approche ayant marqué la profes-

---

1. Donald Wood Winnicott met même en dédicace de son ouvrage *Jeu et réalité* : « merci à tous ces patients qui ont payé pour m'instruire », sans que cela ne remette en cause sa compétence de praticien.

sion ont osé des différences. Perlz avec la Gestalt thérapie, Rogers avec le *counseling*, Jung avec sa psychanalyse du Soi, Freud avec sa psychodynamique libidinale, Gendlin avec le *focusing*, Maslow avec son humanisme… tous ne sont pas restés dans le modèle « conforme » de ceux qui leur ont enseigné.

La situation est délicate car il ne serait pas juste d'encourager toutes sortes de dérives. Un minimum de cadre est nécessaire. Pourtant, la compétence du praticien ne se manifestera pas si on lui ôte la liberté.

Le point délicat pour un praticien est d'avoir suffisamment de repères (afin que les patients ou les prescripteurs sachent ce qu'il met en œuvre, ainsi cela leur permet de savoir vers qui se tourner), tout en restant suffisamment libre de sa propre approche (afin de garder la créativité qui donne la dimension et les nuances de sa compétence).

Voilà une équation bien délicate à résoudre pour ceux qui certifient des praticiens.

Cela me conduit à préciser que cet ouvrage, censé accompagner les praticiens « psy », ne prétend en aucune manière restreindre quoi que ce soit de leur expérience mais représente une invitation à la synthèse respectueuse. Il vient s'ajouter à ce qu'on possède déjà, mais n'est pas censé le remplacer. Quand il apparaît des désaccords entre différentes approches, c'est qu'elles méritent qu'on les aborde avec plus de précision, afin que les justesses de chacune se révèlent l'une à l'autre.

De nombreuses personnes ont besoin d'accompagnement psychologique de qualité. Il nous appartient à tous, praticiens, d'œuvrer dans le sens de cette qualité.

FICHE 16
Déontologie

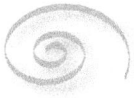

Considération et savoir être

Accompagner psychologiquement autrui suppose une qualité de considération et de savoir être, tant envers les autres praticiens, qu'envers les patients que l'on reçoit.

La bienveillance, la neutralité, le respect, l'ouverture d'esprit, le non jugement, la liberté, (etc.) sont essentiels. Je vous proposerai deux listes de points qui devraient être présents dans toutes chartes proposées aux psychothérapeutes. L'une contenant des éléments concernant l'attitude du praticien vis-à-vis de soi-même et des autres praticiens, puis l'autre concernant l'attitude du praticien vis-à-vis de ceux qui le consultent. Naturellement, ces listes ne sont pas exhaustives, mais elles représentent une sorte de minimum incontournable.

Vis-à-vis de soi-même et des autres praticiens

À propos de sa compétence

Le praticien :

- porte aussi une responsabilité quant à l'image de la profession vis-à-vis de ses confrères ;
- a reçu une formation lui permettant d'exercer avec les compétences requises ; il a suivi des cours, reçu des séances de thérapie personnelle ; il suit aussi une supervision soutenue au début de son activité de praticien (séances qui peuvent ensuite être plus espacées au fur et à mesure de son expérience) ; cependant cette supervision ne doit en aucun cas le « rigidifier » (une déontologie des superviseurs serait également nécessaire) ;
- est censé s'occuper de lui-même concernant son cheminement personnel car il n'est pas concevable d'aider autrui sans prendre soin de son propre équilibre.

Il ne s'agit cependant pas là pour le praticien d'aboutir à une sorte de perfection personnelle, mais simplement d'être en cheminement. Un praticien qui se considérerait comme « ayant tout vu » et « devenu parfait » serait en fait dangereux.

Attitude vis-à-vis des confrères

Le praticien est prêt à :

- collaborer avec tout autre praticien de toute autre méthode thérapeutique dans le projet d'un accompagnement psychologique de qualité envers le sujet venu le consulter ;
- rester ouvert aux autres approches exercées par ses confrères, même s'il demeure circonspect envers les approches dont les principes viennent en opposition avec ceux qu'il met en œuvre ;
- ne jamais se positionner comme étant celui qui peut apporter un accompagnement exclusif qui enlèverait toute possibilité à celui qui le consulte de se faire aider par d'autres confrères, dans toute autre approche ;
- demeurer dans un esprit de recherche, permettant d'intégrer d'autres appro-

ches et d'enrichir le champ de la sienne ; il partagera le fruit de ses avancées avec ses confrères ; il est « praticien chercheur ».

Attitude vis-à-vis de la confidentialité

Le praticien a un devoir de confidentialité sur le contenu des propos de ceux qui viennent le consulter. Pour raison de confidentialité, rien de ce qui lui a été confié ne peut être rapporté à qui que ce soit (étrangers, membres de la famille, conjoint, confrère), sauf de façon anonyme, sans qu'on puisse faire de rapprochements avec une personne en particulier.

Nous trouverons une exception à la confidentialité quand il y a accord, de la part de celui qui consulte, pour que son propos soit rapporté nommément, par exemple pour transmettre des informations à un autre praticien qu'il doit consulter.

Une autre exception se fera en cas de danger majeur, dans des situations juridiques où la loi ne permet pas la confidentialité (tant par respect de la loi, que par éthique).

Les fichiers clientèle, et surtout les dossiers, doivent être sécurisés d'une façon suffisante.

Vis-à-vis de ceux qui le consultent

Laisser le sujet libre de ses choix

À tout moment, le sujet doit rester en libre choix du praticien qu'il consulte. Il peut, si cela lui semble juste, consulter plusieurs praticiens, pratiquant la même approche ou plusieurs approches différentes.

Les trois points suivants sont spécifiques à la maïeusthésie et ne peuvent se concevoir sans ajustements, par exemple en thérapies systémiques, en psychanalyse ou en thérapies de groupe :

- le rendez-vous suivant une séance ne doit pas être systématique, sauf à la demande du sujet lui-même ; son choix doit être libre en permanence, et sa liberté rester inaliénable ;

- une séance ne constitue jamais un engagement pour des séances suivantes, quel qu'ait été le nombre de séances précédentes ;

- le praticien se doit de laisser en permanence cette liberté à celui qui vient le consulter, mais sans jamais lui donner le sentiment de « mettre une distance » ou de « l'abandonner ».

Respecter l'accomplissement en cours

Le praticien :

- est toujours censé accompagner le processus d'accomplissement en cours chez le sujet, et non produire une prétendue aide, venant l'entraver d'une quelconque manière dans la rencontre ou la réalisation de Soi ;

- ne considère jamais un refus comme une résistance, mais comme l'expression de quelque chose d'important à reconnaître, permettant d'affiner l'accompagnement du sujet vers lui-même ;

- ne s'attache à aucune théorie dans laquelle devrait « entrer le sujet » et reste suffisamment souple, pour proposer un accompagnement adapté à la réalité de la personne aidée.

Être dans une neutralité chaleureuse et bienveillante

Le praticien est :

- censé ne jamais porter aucun jugement de valeur, ni envers le sujet aidé, ni envers ses proches, quand bien même ceux-ci sont source de tourment ;

- censé ne jamais inciter à la moindre distance d'avec des proches, qu'il s'agisse de parents, d'enfants, de conjoints, quand bien même ceux-ci sont source de tourment ; même quand une distance physique de sécurité est nécessaire, du fait que ce proche a un comportement dangereux dont il doit répondre juridiquement, tout en respectant la loi, le praticien est censé ne pas induire de la distance psychologique ;

- censé n'inciter ni au reproche, ni à la haine, ni au pardon, mais il se doit d'accompagner le sujet vers ce qui se manifeste en lui, vers ce qui lui permet de se constituer, de s'affirmer et de se trouver dans un apaisement susceptible de ne causer aucun tort à qui que ce soit ; s'il est évident qu'il ne peut y avoir d'apaisement tant qu'il y a de la haine, l'éradication maladroite et prématurée de celle-ci peut constituer une violence néfaste pour le sujet.

Les éléments de déontologie ici mentionnés ne sont pas figés et ne constituent que des indications, auxquelles des nuances nouvelles peuvent être apportées. Toute charte de praticien devrait cependant comporter au moins ces éléments sous une forme ou sous une autre.

Postface d'André de Peretti[1]

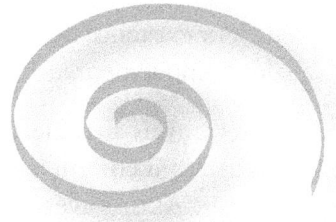

J'ai éprouvé un intérêt croissant en progressant dans ce « manuel de psychothérapie » qui nous dispose, de plus en plus clairement, concrètement face au patient, concrètement face aux autres et à nous-mêmes. Notes après notes, pages après pages, et retours après retours, j'ai ressenti non sans quelques interrogations, une satisfaction montante, une adhésion pleinement amicale.

Car c'est un grand ouvrage que je recevais. C'étaient des distinctions opportunes qui m'étaient apportées ; mais aussi, c'étaient des conjonctions heureuses, des « reliances » qui se proposaient en correcte complexité, me convenant intérieurement autant que « mémorialement ».

1. Positivité et paradoxes

Car, bien sûr, j'y trouvais le compagnonnage de mon ami Carl Rogers, selon un coude-à-coude libre – portant à une créativité judicieuse – de la qualité de celui qu'espérait Carl. Et ce coude-à-coude nous accompagnait dans une éclosion incessante de la *positivité* accordée à la considération des êtres, ainsi qu'aux communications, aux interventions en leur contact : touchant délicatement le fil

---

1. Outre qu'il fut un ami de Carl Rogers, dont il écrivit la précieuse biographie dans « Présence de Carl Rogers, chez Erès, 1997 », André de Peretti est ancien élève de l'École Polytechnique, docteur ès-lettres et sciences humaines. Il fut directeur du département de psychosociologie de l'éducation à l'Institut National de Recherche pédagogique. Il est l'auteur de nombreuses œuvres scientifiques, pédagogiques et littéraires. Il fut le responsable du rapport ministériel sur la formation des enseignants en 1982 qui donna naissance aux MAFPEN, puis plus tard aux IUFM. (http ://francois.muller.free.fr/diversifier/peretti.htm)
Note de l'auteur : Après avoir lu mon ouvrage, Monsieur André de Peretti, touché par son contenu, m'a fait l'amitié de m'en donner une note de lecture détaillée, afin de me témoigner de l'enthousiasme qu'il ressentit face à l'originalité du propos, des théorisations et des exemples. Il y trouve en même temps une originalité et une continuité dans la dynamique humaniste si chère à son ami Carl Rogers. Ainsi, il se plaît à dire que nous sommes à la fois en coude-à-coude et pleinement dans la créativité et la liberté.

de leur existence avec ses nœuds (émotionnels plus qu'événementiels) en attente de « dénouement ».

Je retrouvais aussi, lecture faisant, une alternance équitable : entre dix excellents exemples d'entretiens, et l'apport de réflexions théorisantes ou d'alertes signifiantes. Ainsi s'avéraient équilibrés, au fil des pages, l'intellect et les ressentis, selon une réconciliation avisée entre théorie et pratique, par une mise en circulation, hors pesanteur et heurts, des regards sur soi ou sur l'autre, praticien ou sujet.

Et je redécouvrais, en surplus, une texture *paradoxale* déjà tâtée dans la phénoménologie rogérienne, à propos des paradigmes et *néologismes*, dûment mis en service, pour signifier postures et démarches, autant que logiques et *dialogiques* (voir glossaire, *Dialogique*, page 281). C'était, pour commencer, en vue de signifier fortement… une positivité, le préfixage par un « non » ou le « u » grec, de termes multiples, y compris (en grec !) l'espace et le temps !

Ainsi sera-t-on instruit ou bien inspiré par un *guidage non directif* ; la précaution d'un *non savoir* ; le primat de la *non culpabilisation* (vis-à-vis d'un sujet et de ses proches, en intention ou faits) ; la valeur d'un *non jugement* ; la réalité d'une *non séparabilité* ; l'éthique d'une *non identification* ou *non localisation* (entre patient et pathologie ?). Bien des « non » !

J'y ajouterai volontiers, et sur constat, la sagesse d'une *non imitation*, même et surtout s'il s'agit de s'inspirer, en coude-à-coude mais « créativement », d'exemples concrets, de pratiques connues et reconnues, ou d'esquisses théoriques et de concepts repères largement validés. Ni monotonie de répétition, ni copiage réducteur, mais indispensable originalité… personnelle !

2. Néologismes et naissances

Je peux donc me réjouir de la droiture selon laquelle Thierry Tournebise nous a fait le « présent » d'un terme original tel que « uchrotopie ». Nous sommes par sa référence signifiante, invités à nous dégager, au cœur des dispositions relationnelles, des inerties de spatialisation restrictive ou de temporalisation astreignante et fermée : toutes entropiques et rebelles au sens !

De même, je suis heureux que notre auteur ait pris soin d'accoler, en « dialogique », au beau paradigme de « résilience », mis en valeur par Boris Cyrulnik – en tant qu'axé sur la *pulsion de survie* –, une « concilience » où se manifeste la *pulsion de vie*, en écho à l'« uni-vers », pour honorer un contrat existentiel !

Dans le même sens, j'apprécie le néologisme « maïeusthésie », si parlant pour qualifier le vécu d'un praticien en psychothérapie : comme « accoucheur » ! Car observer avec respect, en éthique, notre auteur, passer d'une logique où il fallait combattre le mauvais en soi à une logique où il s'agit de faire venir au monde, c'est pour le praticien passer d'un statut d'« exorciste » à un statut de « sage-femme ».

Et, une nouvelle fois, me voici donc renvoyé à l'écoute de Carl Rogers, énonçant dans la préface de son *Client – Centered therapy* (non traduit en français) : ce livre est relatif à moi qui me réjouit du privilège d'être la sage-femme d'une nouvelle personnalité, qui assiste avec une stupeur sacrée à l'émergence d'un « Moi » (ou *self* et donc Soi) « *d'une personne qui voit se dérouler une naissance à laquelle j'ai pris une importante part de facilitation » (cité in.)*[1]. Une « sage-femme » en « privilège » et non point un arsenal de fers ou de scalpels, mais avec du « tact ».

Naissance… continuée et croissance ! On ne peut oublier la notion de *growth* par Rogers, se reconnaissant « naturaliste » (à la suite de Kilpatrick fidèle à Darwin, mais aussi à Descartes). De la croissance – et aussi de tous les termes anglais en « forme progressive » par la terminale – *ing*, comme *on becoming* ou *feeling* –, c'est une invitation ardente aux remaniements intérieurs et extérieurs, vitaux, à accomplir dans une mouvance vers tous les autres, en soi et hors de soi : réalisant continument une « co-naissance », selon l'orthographe vivante de Paul Claudel !

Au passage, ne peut-on noter que les terminaisons « -ance » et « -ence » pour signifier ce qui est en train d'être ou de se faire, en « insistance » ou « existence » et « naissance », débordent espace et temps figés ?! Serait-ce en voie de quelque gérondif hésitant ? On ne saurait en tout cas oublier la qualité « obstétricienne » du style par laquelle Thierry Tournebise sait nous rendre attentifs aux nuances de ce que j'aimerais appeler les « échéances » en communication et, *a fortiori*, en thérapie ! Avec des « fléchages ».

3. Analogies et métaphores

Mais quittons les voisinages anglo-saxons et l'analogie génésique ! D'autres métaphores illuminent ce manuel et nous touchent. À juste titre et à point nommé, Lacan ne nous a-t-il pas dit et même par « écrit », que « *la métaphore se place au point précis où le sens se produit dans le non-sens* »[2].

---

1. DE PERETTI. A, *Présence de Carl Rogers*, (Erès, 1997, p. 18).
2. LACAN. J, *Écrits*, (Seuil, 1966, p. 508).

En soucis de sens, la métaphore, l'analogie, sont probantes. Ainsi pouvait en juger, au terme de plusieurs années de débats à propos des sciences les plus diverses, au Collège de France, sur les liens étroits entre « Analogie et Connaissance », notre ami Gilbert Gadoffre : « *parmi les concepts interdisciplinaires qui facilitent la circulation des idées, d'un domaine à l'autre, l'analogie est le plus omniprésent, le plus inévitable, et le plus suspecté* »[1]. « Suspectée », que non point ou qu'importe ! Mais « omniprésente et inévitable », indispensable même : avec l'analogie, « circulons, il y a quelque chose à voir ! »

C'est bien à juste titre que notre auteur a ensemencé ses propos de praticien par des graines d'analogie et de métaphores germinatives : afin de faire se développer une compréhension, fertile, du mystère des changements et des rétablissements psychiques.

Il y a d'abord, au plus apparemment abstrait, l'analogie à caractère mathématique, proposée pour représenter la psyché qui serait « pareille à un ensemble constitué de trois sous-ensembles. » Nous y trouvons (en tant qu'*éléments* et non pas *événements*) « celui qu'on est », « tous ceux qu'on a été » et « ceux dont on est issu ». Diantre !

Un *ensemble* et des *sous-ensembles* ! En eux, les éléments qu'ils regroupent ne sont identiques en aucune façon, mais leur égard à chacun d'eux est nécessaire au tout qu'ils constituent. Car, selon Cantor, l'initiateur de leur théorie, l'ensemble est un « *groupement en un tout d'objets bien distincts de notre intuition ou de notre pensée* », puis-je ajouter « du moment » !

La « théorie des ensembles » a impliqué naturellement des paradoxes (mais nos regards sur toute la psyché n'en font-ils de même ?!) Son déploiement a développé des rapports d'interaction, d'identification ou d'appartenance, d'inclusion ou non, inhérents au « tout », selon des axiomatiques laborieuses : il devenait licite, réel, de mettre des éléments en ordre, en équilibre, en règle. Ne serait-ce une image convaincante du projet thérapeutique ?

Dans le même tempo, je suis fortement intéressé par la métaphore du tableur que présente Thierry Tournebise. Par son usage, il nous est symboliquement rappelé que « *nous sommes incapables de dire quel est l'ordre de ces données* » prises en compte dans notre vécu : « *cela dépend du point de vue sous lequel on choisit de les examiner* ». L'existence de ces données n'est basiquement assujettie ni au temps ni à l'espace. Mais elles sont regroupables par essais successifs, – comme le sont

---

1. GADOFFRE. G, LICHNEROWICZ. A, PERROUX. F, *Analogie et connaissance Tome 2*, (Maloine, 1980, p. 5).

celles introduites dans un tableur – jusqu'à un meilleur classement, et une réordonnance satisfaisante de tout ce qu'elle rend sensible en nous.

Cette métaphore du tableur me fait penser au défi posé par un cube de petits cubes interdépendants, – dit « cube hongrois » ou « Rubik's cube » – petits cubes liés qu'il importe de déplacer, en finesse et habileté, jusqu'à restituer un ordre satisfaisant, réhabilitant. Mais, à l'autre bout des figurations, je ne pourrai oublier le mythe signifiant, cher à Tournebise, d'*Isis* à la recherche des morceaux épars d'*Osiris*, déchiré, pour le redonner à la vie ! Je n'oublierai pas non plus le *cordon ombilical* ouvert comme *canal* à l'envers du *lien* étouffant qu'on voudrait consacrer en lui.

Et j'aime aussi sa métaphore du *conducteur* qui guide autant qu'il se laisse guider par son *passager* praticien ! Et enfin, il y a les étoiles avec leurs vies et leurs morts, et, en dessous d'elles les transcriptions déformantes, à rectifier, des planisphères, traitées par les cartographes dépourvus du nombre utile de dimensions ! (Et je peux songer de mon côté à Pirandello et à ses « six personnages en quête d'auteur »).

4. Positivité et accords

Au-delà des précédentes analogies et métaphores, mais bien en leurs subtiles convergences, je me sens profondément en accord avec la variété des indications pertinentes qu'expose l'auteur d'un « concrètement face au patient » en vue de mettre en scène, et/ou en musique, le projet thérapeutique.

Il s'agit, – en premier lieu de positivité et d'optimisme – pour le praticien, de se dégager de toute intention négatrice, dominatrice (involontairement ou avec rouerie). *Pathologies et symptômes* ne méritent nullement d'être repoussés, pourchassés, contrés ou reprochés : ce ne sont pas des « choses à combattre » mais des indices de vie, des « levers de doigts » qui appellent et renseignent, des orientations à suivre, afin d'accompagner le sujet dans ses efforts pour une nouvelle naissance. Et s'il subit une dépression, si ses énergies s'affaiblissent, c'est positivement, « salutairement » pour laisser à la vie et au sens existentiel, le premier plan dans le conscient !

Dans le même esprit positif, oui, l'*inconscient* peut être entrevu comme « lieu de gestation », et la gériatrie peut être entendue comme « lieu de naissance ». Et les résistances, oui encore, ne sont pas des bêtes noires pour le praticien qu'il lui faudrait pourchasser, et sur lesquelles culpabiliser le sujet qui les ressent. Ce ne sont pas des blocages mais des indications. Car « *toute résistance est un moyen de guidage au même titre que les manifestations émotionnelles ou somatiques* » À condition de ne pas heurter et pousser à bout ces résistances au prétexte de transferts renforcés et longuement retardés.

Et je suis donc tout à fait en accord, rogérien, avec la mise en garde contre les dérives de l'interprétation, désignées également par Winnicott. La problématique que soulèvent ces vues optimistes, réconfortantes, est alors celle des moyens d'intervention aux côtés du sujet, en accompagnement avec tact, sans chercher à le précéder, et à voir ou comprendre avant lui (qui serait fausser la compagnie !), même au ras des « trous noirs » ! (Distance par rapport à Freud ? Oui).

Avant de traiter de ces « moyens », je puis encore remarquer mon adhésion aux niveaux de complexité désignés par Thierry Tournebise : « *la relation, c'est l'intérêt sur le propos ; la communication, c'est l'attention sur le sujet présent ; l'aide, c'est l'attention sur le sujet présent et, en même temps, sur "celui qu'il a été" ou a pu être, lesquels peuvent être "coupés l'un de l'autre", en fracture du "soi"* ».

Et j'adhère aussi au projet du praticien, validant ce qui se trouve de chaque côté, afin de faciliter la restauration du flux de vie entre ces deux parties de la psyché, avec l'adresse de formulations avisées.

5. Formulations, interrogations et compréhensions

Parmi des modes d'intervention, en aide et au-delà, – outre des « reformulations » (non « répétitives ») ou bien des reprises en « écho » et « miroir » –, l'auteur nous expose, de façon touchante et persuasive, son mode préféré dans le soutien d'un dialogue avec un patient ou sujet en garde de franchir le *seuil d'indiscrétion* !

Sous l'apparente forme d'une interrogation suggestive – qui n'a rien d'une question d'enquête objectivante – c'est à une fine reconnaissance et, par suite, à une réhabilitation intérieure des parties séparées ou éloignées de *lui-même* qu'il invite un *sujet*, selon leur naturelle émergence. Et avec quelles précautions de langage !

Ainsi, dans le cas d'une femme qui souffre des absences de son mari, militaire, car elle voit sa fille triste et seule à chaque fois que cela se passe, le praticien la rejoint en lui demandant selon une *contiguïté affective* : « *Est-ce que dans votre vie il est déjà arrivé qu'un enfant souffre d'un manque de père ?* » La dame, en bonne volonté accueillie, soutenue par leur intercommunication, peut raconter : « *Quand ma mère m'a eue, mon père l'a abandonnée. [...] J'ai passé mon enfance à réclamer ce père que je n'ai pas connu. J'ai beaucoup pleuré et ma mère était démunie* ».

Sur cette attention du sujet, mère elle-même, à sa mère démunie, le patricien peut, en juste distinction, demander : « *C'était tellement douloureux, pour la femme qu'était votre mère de voir pleurer sa fille ?* » Et il peut souligner, pour nous, le choix de sa formulation précise : « *la femme qu'était votre mère* » alors, et non pas « *votre mère* ».

Ce choix nuancé permet, précise-t-il « *au sujet actuel de voir sa mère comme une femme sans la faire disparaître derrière une imago et sans redevenir une petite fille face à elle* ». Invitée, en transition naturelle (subtil transfert !) à rencontrer intérieurement cette femme, le sujet la ressent dans ses pleurs, puis la voit s'apaiser et se sent à son tour pacifiée. Thérapie !

Tout s'était donc passé « comme si cette mère faisait partie », pour le sujet, de sa structure psychique, conservée par son Soi, mais jusque-là non reconnue (par son Moi). Elle avait pu, affectivement, émotionnellement, être cette fois-ci accueillie pour elle-même, et réhabilitée, dénouant, ce faisant, un nœud émotionnel précis.

Nous pouvons, pour notre part, comprendre la précaution prise par le praticien dans ses formulations, pour préserver les images intérieures, en mobilisation dans la psyché du sujet – des risques d'identifications forcées et/ou crispées, ainsi que de centrations sur lui ou sur sa curiosité objective.

Mais il s'agit bien, en cette forme d'intervention, de la catégorie énoncée par Elias Porter et Carl Rogers sous le titre anglais de *Comprehension*. Dans cette catégorie on a pu classer – à distance des catégories de comportement de « décision » de « soutien » et de « conseil », d'« interprétation » et d'« enquête » – des formulations en « écho », en « reflet », en « miroir », en « reformulation des contenus », et en « réverbération du sens ». J'y ajouterai volontiers des comportements ou formulations de « réhabilitation » : d'un symptôme ; d'une part de Soi ; d'une douleur ou d'un chagrin enfouis ; d'un proche (d'antan ou d'hier) ; d'une situation entre proches ; des ressentis ou mémorisations de ceux dont on est issu… (voir l'annexe relative à la postface page 277). Je tente ceci bien en référence aux affinements des locutions à dessein thérapeutique présentés par Thierry Tournebise, tels que j'ai cru les saisir.

6. Dialogues et configurations

Les formes verbales si « thérapeutiquement » signifiantes que je viens d'évoquer, prennent tout leur sens et leur valeur dans le cadre des distinctions éclairantes, des tensions d'oppositions dynamiques, auxquelles elles sont associées par notre praticien. Celui-ci peut, à juste titre et pertinence conjuguer, en équilibre *dialo-*

gique, une pulsion (ou logique insistante) de survie et une pulsion (ou logique attirante) de Vie.

Il a pu, d'autre part, ajouter opportunément, ingénieusement, aux topiques freudiennes (Surmoi, Moi et Ça), un Soi qui assemble et préserve, selon leur non séparabilité, la totalité potentielle des parts vivantes de lui-même (et autres), même celles que le Moi (l'ego) peut, par « pulsion de survie », écarter ou isoler de la conscience.

Car le Moi, nous dit Tournebise, « *c'est la personnalité construite avec énergie et compensations (étayages) permettant de faire face au monde* » (et de « garder la face » !). En cette « face », (puis-je le dire), le Moi gère les énergies internes, libidinales et captatives, que lui transmet, que lui livre organiquement le « Ça », toutefois sous la régulation du *Surmoi*, « prothèse de conscience », qui s'oppose aux excès (et transgressions).

Dans cette conduite en vue d'assurer le paraître en quelque avantage par rapport aux pressions sociales que subit tout individu, le Moi en lequel il se conforme ou configure, le pousse à écarter de son être, et à en isoler par des « bouchons », certaines parts de lui-même, potentielles ou actualisées, mais douloureuses et hostiles.

Contre ces faits ou méfaits, le Soi, conserve (et je dirais « con-signe ») ces parts provisoirement reléguées mais demeurant en attente de réajustements, de réconciliation, de revitalisation ou de réhabilitation éventuels.

Peut-on dire succinctement, selon ces vues, que le Moi, gérant du Ça, s'oppose au Soi soutenu par le Surmoi ? Ou encore serait-il adéquat de lier en tensions la dialogique sur laquelle s'opposent le Moi et le Soi et la dialogique entre le Ça et le Surmoi, en leur complexe intrication. Et puis-je ajouter aux suggestifs schémas de notre « praticien » bien inspiré, le carré de dialogiques (fig. post. 1) (dont l'ordre peut être chamboulé !)

Une telle structuration dynamique, entre l'« Énergie » et la « Vie », comme entre l'individu (en « Dasein » ?) et le monde, peut être rapprochée, une fois encore, d'une conception rogérienne : celle d'une métaphore fonctionnelle de *gestalt*, évolutive, en laquelle se fonde et se développerait la personnalité. J'y vois personnellement une forme active en nœud de Moebius, où le « dedans » et le « dehors » (chers à Winnicott ?) peuvent se rejoindre et se rencontrer en continuité, sans disjonction ou cassure, en cas d'appels ou inductions venues au bon niveau et au bon moment !

Figure Post.1 – Le carré de dialogiques © André de Peretti

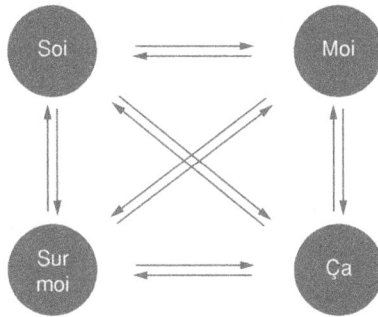

Rogers propose, en effet, la construction (organo-psychique ?) par l'individu, en sa conscience et mémoire, d'un « noyau ferme de référenciations », sur lequel il appuie son fonctionnement psychique, en établissant un « échantillonnage (pattern) ou modèle organisé de perceptions de soi, et de soi-en-relation aux autres et à l'environnement. Cette configuration, cette gestalt, est dans ses détails, une chose fluide et changeante, mais qui est nettement stable dans ses éléments basiques ». Rogers précise que *cette configuration est en général, disponible* (available) *à la conscience »*, et qu'elle se présente « *comme étant une organisation d'hypothèses pour la rencontre de la vie » (cité in.)*[1]. Il semble qu'une telle configuration, en gestalt… progressive, ne s'éloigne pas des configurations métaphoriques de Thierry Tournebise. Au contraire, elles se rejoignent ensemble, dans une même *vision optimiste* de la relation thérapeutique : le sujet contient bien en lui, potentiellement, mais en désordre ou déséquilibre, de quoi se réorganiser, s'il est placé dans des conditions de cheminement créateur à l'intérieur de ses « figurations » successives et de leurs signes, reconnus en *positivité* et non pas en rejet.

7. Positivité et rencontre

Au passage, une petite chose m'a frappé ! Tournebise, quand il cite un des trois (sans compter le quatrième, oserais-je dire, « mousquetaire » !?) concepts essentiels de Rogers, que j'aime appeler « concepts-repères », indique bien « congruence » et « empathie ». Mais entre les deux, il écrit « confiance » (ou « considération ») « inconditionnelle » : toutefois sans l'adjectif « positive » inclus dans l'expression rogérienne *Unconditional Positive Regard.*

---

1. DE PERETTI. A, *Présence de Carl Rogers*, (Erès, 1997, p. 190/191).

Et pourtant il est bon que le « Regard » (que traduisent bien les termes de « considération » ou de « confiance »), porté par le praticien sur un sujet – s'il ne met au départ aucune « condition » (ou restriction) initiale à son accueil – soit aussi orienté et engagé à se maintenir « uchrotopiquement », en *positivité* et non pas en indifférence ou en laxisme : encore moins en abandon aux caprices de contre transferts anecdotiques.

C'est bien en une telle positivité, et avec ses précautions idoines, que semblent se « rencontrer » en toute clarté, Thierry Tournebise et Carl Rogers (avec quelques autres !) Il s'agit, pour eux et avec eux, d'être et d'œuvrer en une espérance intrépide portée sur l'homme (individu ou « espèce » !), assurés que la « complexité » des situations internes et/ou externes, est inéluctablement motrice d'une conscience (personnelle ou collective) *accrue*, selon la « loi », ou plutôt la *dialogique complexité-conscience* qu'a mise en valeur le géologue, anthropologue et phénoménologue, Teilhard de Chardin.

En une telle perspective courageuse, il me semble indiqué de prendre, en synthétique métaphore, une « *double hélice des évolutions* » pour modéliser les desseins et les projets notamment thérapeutiques, *au plus près de la vie* et donc de l'*ADN* qui la soutient et l'exprime. Dans cette double hélice, celle, montante, de positivité et de création existentielle, l'emporte, même de justesse, mais infailliblement, sur l'hélice pesante des destructions et des entropies (ou apoptoses et inerties) : assurant, devant nous, la droiture de notre fierté humaniste, quelle soit naturaliste ou croyante.

C'est bien à cette considération métaphorique que je me vois ramené, après m'être senti « conduit » en suite de réflexions et retours sur moi-même, par les démonstrations sereines, éclairantes et claires, du projet thérapeutique de notre auteur, accordé à notre temps en effervescence et accélération.

Je suis vraiment satisfait d'avoir pu être placé en rapport avec moi et mes expériences personnelles, mais aussi mis en une certaine jubilation : en « raison » de la finesse affective et de l'éclairement des pages successives que je découvrais, témoignant du talent de Thierry Tournebise. J'ai opiné aux « leçons » des évolutions intelligentes assurées dans les entretiens entre ce « praticien » et des « sujets », ou patients en compagnonnage d'« accouchement », en « maïeusthésie » ! Chacun se « rencontrant » avec les diverses « faces » de lui-même et d'autrui, dans l'éclair, – le court-circuit ou le *fulgor mentis*, verrais-je aussi – d'une « *commune présence dans un ailleurs* » !

André de Peretti

Annexe relative
à la postface

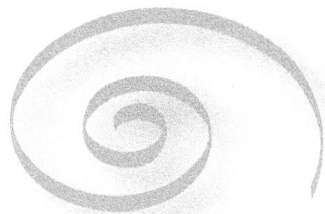

« La gamme qui suit peut être explorée pour agrandir le clavier des modalités de compréhension, au-delà des modalités premières d'échos, de miroir et de réponse subjective. Elle peut servir à une analyse affinée d'un texte d'entretien (on trouvera quelques exemples plus loin), ou à un exercice de choix de comportements dans une situation de jeu de rôles.

- Echo du signifiant verbal [...] ;
- Reflet du signifiant verbal [...] ;
- Miroir de la relation ou de la médiation [...] ;
- Reformulation des contenus ou des signifiants reçus [...] ;
- Réverbération du sens [...] »[1] ;
- *Réhabilitation*[2].

---

1. De Peretti A., Legrand J.-A., Boniface J., *Techniques pour communiquer – Document 147,* (Hachette, 1994) – inspiré de l'ouvrage *Introduction to the therapeutic counseling* de Elias Hull Porter Houghton Boston 1950.
2. Terme ajouté par André de Peretti, après lecture du présent ouvrage.

Glossaire

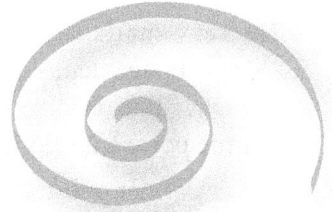

Affecté, affectivité

Nous ferons la différence entre *être affecté* et *être touché*. « Affection » vient du latin *affectio* signifiant « modification », et en latin impérial : « attitude psychologique résultant d'une influence »[1]. Même si *affectivité* a fini par désigner *état et disposition de l'âme* en psychologie, le sens initial est davantage basé sur l'influence que sur l'ouverture.

« Être touché » montre que l'on rencontre par le *contact*, être affecté montre que l'on subit par l'impact.

En maïeusthésie, nous ferons la différence entre l'affectivité et la chaleur humaine. L'affectivité est quand on prétend faire quelque chose pour l'autre alors qu'en réalité on le fait pour soi, consciemment ou inconsciemment, afin de réparer ses impacts personnels. La chaleur humaine, c'est quand on fait vraiment pour l'autre. Dans l'aide, quand il y a de l'affectivité le sujet aidé se sent étouffé alors que dans la chaleur humaine, il se sent accompagné. Avec l'affectivité, l'aidant est soit euphorique, soit épuisé. Il n'y a jamais trop de chaleur humaine mais toujours trop d'affectivité

Attention et intérêt

L'attention est ce que l'on donne aux êtres, l'intérêt est ce que l'on a pour un objet. Quand on est communicant, on donne de l'attention à son interlocuteur. Quand on est relationnel, on s'intéresse uniquement à ce qu'il dit (soit pour en profiter, soit pour s'y opposer). Il est inhabituel de faire cette distinction entre les deux mots, pourtant, en consultant Le Robert, *Dictionnaire historique de la langue française*, nous pouvons aboutir à une telle précision :

Attention vient du latin *attentio* dérivé du supin de *attendere* au sens du latin classique « tendre son esprit vers »… Ce mot a rapidement pris le sens de *Soins attentifs* (1552), d'où (fin du XIIe), au pluriel, « prévenances ». Cela a produit le dérivé « attentionné » (1823), qui a des égards, de la prévenance…

---

1. (dir.) REY. A, Le Robert *Dictionnaire historique de la langue française*, (Le Robert, 2004).

Intérêt vient du latin *inter esse* (être entre) et a fini par désigner en latin médiéval « dédommagement » pour une résiliation d'un contrat (donc ce qui est entre les sujets)… Plus tard, cela désigne aussi le « sentiment proche de l'amour qu'une femme porte à un homme » (1782)…

Sur ce dernier point, ce qui est improprement nommé « amour » n'est à entendre qu'au sens libidinal (besoin captatif) et non au sens existentiel (ouverture oblative). La psychanalyse et la psychologie peinent en effet à différencier le sujet et l'objet puisque, à la sortie de la phase narcissique, « l'autre » y est toujours considéré comme « objet » (ce qui se comprend bien avec le concept libidinal, mais ne correspond pas à l'aspect existentiel des rapports humains). Cela explique sans doute l'indifférenciation des deux mots la plupart du temps !

Nous trouvons que « **Intéresser** », au sens premier « porter atteinte à quelque chose », (ce qui n'est pas un signe de délicatesse !) a changé d'usage pour finalement signifier « retenir l'attention de quelqu'un », d'où la confusion et la difficulté à déterminer ce concept. Pourtant, même dans cet aspect « retenir l'attention de quelqu'un », je verrai ici l'idée de *séduction* ou de *manipulation* grâce au *paraître* plus que celle de *rencontre* grâce à la *qualité de la présence*.

Ça, Moi, Surmoi, Soi

Le « Ça » est issu de la phrase de patients qui disaient : « ça a été plus fort que moi ». Ce terme fut d'abord remarqué par Friedrich Nietzsche, puis revu par le Dr Georg Groddeck, avant d'être repris par Freud : « *Le Ça est la source de la libido* qui peut être considérée comme une énergie psychique ».

Le Moi (ou ego) va gérer cette énergie à son profit en utilisant le monde extérieur. La libido est ainsi un flux captatif (qui prend) exprimant son « besoin de l'autre », permettant de maintenir à distance ce qui ne peut encore être intégré et ensuite de compenser (en se servant de l'environnement) les manques existentiels du Soi qui en résultent.

Le Surmoi, pareil à une prothèse de conscience, va tempérer l'égoïsme du Moi. D'un côté, il joue un rôle de garde-fou, mais d'un autre il bride la liberté.

Le Soi n'a pas été vu par Freud, mais par Jung. Il n'a plus rien à voir avec la libido. Il est une source existentielle. Le flux existentiel est un flux oblatif (qui donne). Le Soi représente l'être en devenir et la source qui permet de le réaliser. La réalisation du Soi est l'individuation. Le Surmoi est d'autant plus important que le Soi n'est pas arrivé à maturité. En l'absence du Soi et du Surmoi, un être nuit souvent à son environnement[1].

---

1. Voir la publication « Le ça, le moi, le surmoi et le Soi » (novembre 2005) sur le site maieus-thesie.com.

Communication, relation

Cet ouvrage donne des précisions innovantes sur la « communication », un terme habituellement galvaudé. « Être communicant » signifie ici « être ouvert ». Être relationnel signifie « être relié ». On peut ne pas communiquer et n'être qu'en relation. La relation, c'est quand l'information est *imposée* par l'émetteur et *subie* par le récepteur. La communication, c'est quand l'information est *proposée* par l'émetteur et *accueillie* par le récepteur. Dans la communication, l'interlocuteur (l'individu, le sujet) compte plus que l'information donnée ou reçue. Dans la relation, l'information compte plus que l'individu[1].

NB : Ne pas confondre le participe présent « communiquant » qui définit l'action de communiquer (transmettre) et l'adjectif « communicant » qui définit un état où l'on est communicant (ouvert).

Concilience (et résilience)

La « résilience » est la propriété d'un matériau qui peut revenir à sa forme initiale après une déformation. En psychologie, c'est la capacité à se relever après un choc. La résilience renvoie à « résilier » car c'est un peu comme si on résiliait ce qui nous lie à ce qui s'est passé.

La « concilience » définit une précision supplémentaire. En réalité, psychologiquement, on n'est jamais la même personne après un choc. Si on se relève, on bénéficiera de « quelque chose de plus ». En attendant de pouvoir se relever vraiment, on peut mettre en œuvre des compensations qui font penser qu'on tient le coup. Cela exprime une volonté de résilier (couper avec le passé). Mais ensuite, avec l'intégration de celui qu'on était, on passe à l'étape de « concilience », une étape augmentée où la compensation disparaît au profit de l'individuation, re-union de Soi[2].

Dialogique

Ce mot a été imaginé par Edgar Morin (1999) pour aborder une révolution de pensée. Il désigne la situation où plusieurs logiques ou principes sont opposés mais s'assemblent dans une gobalité, sans que leur dualité soit perdue. Ils restent distincts et opposés, mais sont complémentaires dans un tout complexe qui les intègre tous les deux. *« La dialogique permet d'assumer rationnellement l'association de notions contradictoires pour concevoir un même phénomène complexe. »*[3]

---

1. Voir la publication « Assertivité » (septembre 2001) sur le site maieusthesie.com.
2. Voir la publication « Résilience » (novembre 2003) sur le site maieusthesie.com.
3. MORIN E, *L'intelligence de la complexité*, (L'Harmattan, 1999, p. 264).

Habituellement, dans la pensée « conventionnelle », des logiques qui s'opposent doivent être départagées, séparées, pour ne garder que la plus juste, la plus exacte, la plus vraie... où alors elles seront ramenées à une synthèse des deux. Or il se trouve que ce mode de pensée ne correspond pas à certaines réalités constatées dans la nature, dans la vie, dans la psychologie.

Par exemple, en physique, les particules répondent à une logique ondulatoire, mais aussi à une logique corpusculaire. Bien que se contredisant, les deux sont vraies et doivent être conservées, cohabiter dans notre réflexion.

En maïeusthésie, nous avons la logique de la pulsion de vie (qui rassemble) et celle de la pulsion de survie (qui disperse). Elles sont justes toutes les deux. Elles doivent être considérées conjointement, tout en les distinguant dans la différence de leurs principes. Ces derniers sont opposés, mais complémentaires et font partie de la justesse d'un tout complexe.

Dans la pensée *dialogique*, les différents éléments contradictoires seront envisagés de telle sorte que : « *Il faut les distinguer sans les disjoindre ou les dissocier* »[1]. Ce qui est contradictoire reste en contact, et se soutient mutuellement dans une théorie plus vaste que celle considérant les deux éléments séparément.[2]

NB : Ne pas confondre avec le terme « dialogique », parfois utilisé dans le sens de « qui a trait au dialogue ».

Énergie

Le mot « énergie » est d'origine latine *energia* (force énergie), lui-même issu du grec *energeia* (force en action), dérivé de *ergon* (travail). *Ergon* se rattachant à la racine indo-européenne *werg* (agir), a donné *work* en anglais. Le mot « énergie » a débuté son existence par la signification de *pouvoir, efficacité, fermeté dans l'action*[3].

Erg-/org- est la réalisation grecque d'une racine indo-européenne *werg-/worg-* signifiant « travail » et parfaitement reconnaissable dans l'allemand *werk* et l'anglais *work*. Sous la forme *erg* de la racine, le grec *ergon* signifiait « travail ». « Énergie », composé du même élément et du préfixe *en*, « dedans », signifiait « activité » : c'est le modèle de « énergie »[4].

Nous prendrons soin de différencier l'énergie et la vie : l'énergie correspond à « faire et avoir » et la vie à « être » (voir *vie*).

---

1. Le Moigne J.-L., *L'intelligence de la complexité*, (L'Harmattan, 1999, p. 30).
2. Voir la publication « Une nouvelle psycho-logique » (août 2010) sur le site maieusthesie.com.
3. (dir.) Rey A., Le Robert *Dictionnaire historique de la langue française*, (Le Robert, 2004).
4. Bouffartigues J., Delrieu A., *Trésor des racines grecques*, (Belin, 1981).

Existentiel

La source existentielle qu'est le Soi peut être considérée comme une source de vie. La psychologie qui s'occupe de l'individu, de l'être-là, du Dasein est considérée comme psychologie existentielle (Carl R. Rogers, Ludwig Biswanger, Rollo May, Gordon Allport, Karl Jaspers…).

Guidage non directif

C'est la façon d'accompagner un individu vers la part de lui qui l'interpelle avec un symptôme. Partant de ce que celui-ci exprime, le praticien pose des questions, jusqu'à toucher la raison, c'est-à-dire la raison (la « cause ») source de ce qui est ressenti. Cette raison est finalement la part du Soi en attente. Cela peut être mis en œuvre dans la communication, mais aussi dans l'aide et dans la thérapie. D'un ressenti présent, on aboutit alors à une part du Soi récente, ancienne ou même transgénérationnelle, et on réalise ensuite la réhabilitation nécessaire. Nous avons comme un *fil de raison* partant du symptôme présent vers la part du Soi à réhabiliter, mais le terme *fil de raison* a une consonance trop cognitive, (logique de la pensée) et nous lui préférerons *fil de l'être* (plus existentiel) ou mieux encore *fil de Soi,* qui reflète la douceur qui doit accompagner le processus.

Intérêt

Voir *Attention* (page 279).

Maïeusthésie

Du grec *maieutkê*, « (art) d'accoucher quelqu'un » et de *aisthanesthai* (origine indo-européenne) « sentir, percevoir »[1], qu'on retrouve dans « anesthésie » avec *an* privatif. « Maïeusthésie » désigne donc *l'art d'être sensible au processus d'accouchement, de naissance du Soi.* Ce mot définit l'approche de communication, d'aide ou de thérapie décrite dans cet ouvrage ainsi que dans *L'Écoute thérapeutique* (TOURNEBISE T., ESF, nouvelle édition 2005).

Maïeusthésie ne doit pas être confondu avec *Maïeutique.*

Maïeutique

Un des types de questionnement socratique se nomme *maïeutique* et le *Dictionnaire de psychologie*[2] le définit ainsi : « … pratique du dialogue comme un art d'accoucher les esprits. C'est poser que les connaissances sont présentes implicitement chez celui qui apprend : répondre aux questions de Socrate, c'est effectuer la délivrance de ce qu'on savait sans le savoir. »… Sur ce point, la maïeutique

---

1. (dir.) REY A., Le Robert *Dictionnaire historique de la langue française*, (Le Robert, 2004).
2. DORON R., PAROT F., *Dictionnaire de psychologie*, (PUF, 1991).

semble une noble discipline. Pourtant, le dictionnaire ajoute : « …mais l'habileté dialectique qu'elle requiert peut se révéler un artifice où le questionnement, délibérément ou non, induit les réponses ». En effet, la dialectique n'est pas un modèle de respect et de communication, mais un outil de manipulation.

Socrate n'a pas laissé d'écrits et nous le connaissons seulement à travers Platon. Si les *Dialogues* que ce dernier nous propose sont réellement le reflet des questions que Socrate aurait lui-même posées, nous nous désolerons qu'il s'y trouve essentiellement des questions fermées dont, en plus, le projet évident est de mettre l'interlocuteur en situation de répondre « oui ». Ces questions ne sont donc pas, sans condition de réponse. Elles ne peuvent alors en aucun cas constituer, ni un modèle de guidage respectueux, ni un « moyen d'accoucher l'esprit ».

Je vous invite à le vérifier en lisant les dialogues de type maïeutique : Platon[1] (pp. 101, 225, 315). Nous y trouvons la confirmation que, même si l'étymologie de *maïeutique* (*maieutkê*, « (art) d'accoucher quelqu'un ») est séduisante, la mise en œuvre de ce type de questionnement semble discutable… et l'idée d'« accoucher l'esprit » y est usurpée. Reste cependant à voir ce que faisait réellement Socrate, car nous ne le connaissons qu'à travers Platon ! De ce fait, *Maïeutique* ne doit pas être confondu avec *Maïeusthésie*.

Naissance du Soi

La naissance du soi est le projet d'individuation (conscient ou non) de chaque individu. Jung estimait que l'on devait voir ce potentiel en l'autre, Rogers également, ainsi que Veldman, parlant lui du « Bon en Soi, présent ou en devenir ».

Non jugement

Le non jugement est très important dans le cadre d'une qualité de communication, d'aide ou de thérapie. Même un jugement en pensée est fâcheux car il sera perçu (consciemment ou non) en non verbal.

Il peut y avoir jugement du sujet que l'on a en face de soi, ou de celui qu'il a été, ou même contre celui dont il se plaint. Un jugement peut passer presque inaperçu et même passer pour une attitude bienveillante. Par exemple « Mais pourquoi as-tu fait ça ? En faisant ainsi tu y arriverais mieux ! »

Tous ces jugements posent le problème du seuil d'indiscrétion, traité dans cet ouvrage[2] (page 156).

---

1. Platon, Premiers dialogues, (Flammarion, 1967).
2. Voir la publication « Ne plus induire de culpabilisation chez les patients ou les parents » (novembre 2004) sur le site maieusthesie.com.

Non savoir

Le non savoir est un fondement de l'aptitude à bien communiquer ou à aider psychologiquement. Il s'agit d'une capacité à ne pas savoir à la place de l'autre et d'accepter de passer par lui pour connaître ce qu'il y a en lui (le mot « capacité » renvoyant à l'idée même de vide, de possibilité, de contenance... d'aptitude à recevoir)[1].

Parturient

Mot exceptionnellement utilisé ici au masculin par l'auteur pour décrire ce phénomène d'accouchement du Soi.

« Parturiente » vient de « parturition » du latin *parturitio* « enfantement », dérivé de *parturire* « être en couche », lui-même dérivé de *parere* « produire, accoucher »... qui a donné « parents »[2].

Présence

Être présent c'est être ici et maintenant, condition incontournable à tout échange avec un interlocuteur. Notons que le mot *présent* signifie aussi « cadeau ». *Être présent* signifie ainsi « Être cadeau ».

« Présent » a pour étymologie latine *prae esse* « être devant ». Présenter, c'est « mettre devant » (d'où le présent que l'on offre). Être présent, c'est « être devant », d'une certaine façon, accepter d'être vu, de s'offrir à la vue, mais pas de chercher à se montrer : il ne s'agit pas ici d'ego.

Projet, Positionnement

Ces mots peuvent être envisagés aussi de façon non temporelle et non spatiale : le mot « projet » doit alors être entendu non pas comme « ce qu'on met en avant » (ce qu'on pro-jette) pour se motiver à avancer, mais comme le fait d'être soi-même déjà en présence « là où il est juste de se trouver ». *C'est soi-même que l'on « projette » là où l'on sent qu'on doit être*, et non quelque chose que l'on envoie ou que l'on met en avant pour ensuite y aller. Cette notion doit être comprise de façon uchrotopique, en ce sens où l'on est déjà en contact avec « où on va ».

Les notions de « projet » et de « positionnement juste » doivent donc être conçues avec cette idée d'intrication (comme pour les particules dans le phénomène EPR qui restent en « contact » même quand elles sont séparées de distances considérables) : *là où on regarde, là on se trouve aussi*. S'il regarde l'histoire, le pro-

---

1. Voir la publication « Le non savoir source de compétences » (avril 2001) sur le site maieusthesie.com.

2. (dir.) REY A., Le Robert *Dictionnaire historique de la langue française*, (Le Robert, 2004).

blème ou la souffrance, le praticien est avec l'histoire, le problème ou la souffrance. S'il regarde l'individu, il est avec l'individu. Dans le premier cas il est affecté (impact, douleur), dans le second il est touché (rencontre, réjouissance). Le « positionnement » ne correspond donc pas à un lieu, mais plutôt à une sorte de « posture », une « attitude », dans laquelle on est « en même temps *ici* et *là-bas* ».

Il s'agit d'un état communicant (d'ouverture) avec « là où l'on va » (qui est en fait toujours quelqu'un) et non d'une *projection* au sens habituel. Il conviendra en effet de ne pas confondre ce « contact » et ce qu'on appelle en psychologie le mécanisme de *projection* où l'on ne fait que projeter chez l'autre ce qu'en fait il y a en nous.

Quand le patient évoque un symptôme, à travers lequel une part de lui tente de « venir à sa conscience », le praticien est déjà (potentiellement) en « contact » avec cette part de Soi en émergence. Il a confiance en la justesse de ce qui se produit et il l'accompagne en étant touché par sa présence, par son existence.

Pulsion de survie (énergie, libido)

Il s'agit ici d'un mot utilisé en maïeusthésie. Il désigne la pulsion qui ferme le contact d'avec les parts de Soi qui ont trop souffert. Ces dernières sont ainsi maintenues à distance de la conscience afin de préserver le Soi de trop de souffrance. Cet aspect de la pulsion de survie en maïeusthésie correspond à ce que Freud désignait par « pulsion de mort ».

La pulsion de survie va aussi produire les compensations permettant de palier le manque qui résulte de cette amputation de Soi. La pulsion de survie consomme de l'énergie et est concernée par la libido (le besoin). Cet aspect de la pulsion de survie en maïeusthésie correspond à ce que Freud appelle pulsion de vie (libidinale).

Pulsion de vie (existentiel)

Ce que Freud nommait *pulsion de vie* était plutôt la pulsion libidinale (de besoin). Cette dénomination est discutable car la libido (énergie, faire, besoin) ne peut être assimilée à la vie (être, ouverture, don). Ce qui est nommé « pulsion de vie » en maïeusthésie est la pulsion existentielle venant du Soi (alors que la pulsion libidinal, elle, vient du Ça).

La *pulsion de vie*, en maïeusthésie désigne donc une pulsion existentielle. Elle permet au sujet de ne pas perdre les parts de lui qu'il a rejetées (avec la pulsion de survie). Elle en assure le « gardiennage » dans l'inconscient. Son autre rôle est de veiller à ce que le sujet soit interpellé pour récupérer ces parts manquantes de lui-même. La pulsion de vie produira ainsi les symptômes nécessaires à cet effet, que le *guidage non directif* utilisera pour réaliser l'identification (« localisation » en Soi) et la réhabilitation (réouverture du contact entre Soi et cette part de Soi). La pulsion de vie œuvre sans énergie, un peu à la manière de la gravitation qui tend à rassembler les parts du Soi éparses. Dès que l'énergie cesse de s'y opposer, elle peut réaliser le processus d'individuation (voir le tableau 4.1, chapitre 4, page 56).

Reformulation

La reformulation n'est pas une simple répétition. Il s'agit d'une profonde reconnaissance de ce que le sujet a exprimé, même si ce n'est qu'en non verbal. C'est une phrase grammaticalement affirmative, dont le ton est légèrement interrogatif. Il s'y manifeste de la reconnaissance et aussi une liberté de réponse. C'est un type particulier de question fermée puisque l'interlocuteur est invité à y répondre par « oui » ou par « non ». La reformulation est un des outils les plus doux et des plus délicats permettant une aide à l'expression. Néanmoins, si celui qui reformule ne fait qu'appliquer une technique de reformulation, il n'a aucune chance de prononcer quelque chose de pertinent. Il prend même le risque d'être ridicule ou agaçant. La reformulation est plus un état de reconnaissance qu'une simple action[1].

Se rencontrer et non se raconter

Le principe maïeusthésique consiste à faire en sorte que le sujet aidé se rencontre plus qu'il ne se raconte. Dans cette approche, le moment thérapeutique est celui où le sujet rouvre le contact de lui avec la part de Soi retrouvée. On y différencie profondément l'événementiel (l'histoire) et celui qui l'a vécu (l'individu). Cette différenciation entre la circonstance et celui qui l'a vécue est un fondement majeur, car c'est ainsi qu'il retrouve son intégrité : se retrouvant distinct de l'événement, il en devient rencontrable à ses propres yeux. Jusque-là, l'événement et lui-même ne faisant qu'un, il se sentait aussi sombre que celui-ci et donc « inrencontrable ».

Spécialement pour

Un des éléments importants est de considérer que la manifestation psychologique présente (symptôme) ne se produit pas à cause des traumatismes passés, mais spécialement pour accéder à celui que l'on était lors du traumatisme, afin de le réhabiliter.

Structure psychique

Il s'agit en maïeusthésie de l'ensemble constitué par « celui que l'on est », « tous ceux que l'on a été » (depuis qu'on a été conçu), et « tous ceux dont on est issu »

---

1. Voir la publication « Reformulation » (novembre 2002) sur le site maieusthesie.com.

(depuis qu'ils ont existé). Toute la démarche thérapeutique consiste ici à restaurer le flux de vie (flux existentiel) entre ces éléments, là où il a été fermé. Cela se réalise avec respect, tout en suivant ce qui est en train de s'accomplir naturellement, un peu comme une aide lors d'un accouchement en cours.

Sujet, subjectal

Dans cet ouvrage, j'ai souvent utilisé le mot « sujet » pour désigner le patient, celui qui est aidé ou accompagné par le praticien. J'ai souvent évité le mot « patient » dont l'étymologie signifie « qui subit » (du latin *pati*, qu'on retrouve dans pâtir). En grammaire, nous avons le *sujet*, source de l'*action* (nommée *procès*), et le *patient* désignant « la personne ou la chose sur lesquelles porte cette action » (Wagner, Pinchon, *Grammaire du français*, 1991, p. 237).

J'ai aussi insisté sur le fait que le mot « personne » n'est pas approprié pour désigner quelqu'un. D'une part un peu à cause de l'usage habituel, où il est maladroitement (mais peut être aussi intuitivement) associé à l'absence de quelqu'un, quand on dit « il y a personne » au lieu de « il n'y a personne », mais surtout à cause de son fondement étymologique : il vient de *persona* signifiant masque de théâtre, rôle, personnage. Dans ce cas, il ne s'agit pas de l'individu, mais de ce qu'il joue. Nous remarquons que si nous souhaitons être précis, les mots justes nous font vite défaut !

D'autant plus que le mot « sujet » comporte, lui aussi, des ambiguïtés. En réalité, je me suis surtout appuyé sur le fait que le mot « sujet » désigne, en grammaire, ce qui est source (l'agent) de l'action désignée par le verbe (le *process*). Nous remarquerons aussi que Kant (XIXᵉ siècle) utilise « sujet » pour désigner «... *l'être pensant, considéré comme siège de la connaissance par opposition à l'objet* »[1]... et c'est vraiment cela qui rend ce mot utile pour désigner quelqu'un. Pourtant nous pouvons être troublés par le fait qu'étymologiquement, *sujet* vient de *sub-jectus*, de *sub (en dessous)* et *jacere (jeter)* [*objet* vient, lui, *de ob-jectus*, de *ob* (en avant) *jacere* (jeter)]. C'est ainsi qu'antérieurement, le mot « sujet » définissait surtout quelqu'un qui était sous l'autorité d'un autre (« jeté » en dessous, plus bas, assujetti). Le mot *sujet* n'est alors pas satisfaisant pour désigner quelqu'un dans sa dimension « d'Être-là », surtout en thérapie !

Cependant, comme en grammaire nous utilisons clairement « sujet » pour désigner « l'agent », c'est-à-dire ce qui est source de l'action (sujet/verbe/complément), il prend tout son sens en tant que *source*. C'est pourquoi, malgré l'ambiguïté, j'ai retenu *Sujet* comme pouvant être associé à *Je*, en tant que *Soi*, en tant que source.

---

1. (dir.) REY A., Le Robert *Dictionnaire historique de la langue française*, (Le Robert, 2004).

Ce qui appartient au sujet peut alors se nommer *subjectal*, par opposition au terme *objectal* (associé à l'idée d'objet) utilisé en psychanalyse. Cela est d'une grande utilité sémantique. D'ailleurs, nous trouvons *subjectif* défini comme : « *... ce qui appartient à la vie psychique ou dépend d'elle plutôt que des conditions extérieures ; ...* »[1].

Nous avons dans ces terminologies un champ de réflexion et de recherche très intéressant, qui reste à développer. Nous remarquerons ainsi que *l'individu* « sujet source » devient aussi un *être soumis* « sujet subissant », face à ses pulsions, que celles-ci viennent du *Ça* (pulsions libidinales) ou du *Soi* (pulsions existentielles, pulsions de vie). Pour plus de détails, lire la définition de *pulsion de vie*, dans ce glossaire. Les deux sens du mot « sujet » trouvent ainsi leur place.

Symptôme

En maïeusthésie, le symptôme « psy » (s'il n'est pas de source organique, neurologique) est considéré comme le moyen utilisé par la pulsion de vie pour nous interpeller à propos de la part du Soi qui attend d'être rencontrée et réhabilitée. Le symptôme est donc ici en quelque sorte cette *part du Soi* qui « lève la main » pour qu'on la remarque et qu'on s'en occupe. Le mot est d'ailleurs étymologiquement construit en ce sens.

Réfection de *sinthome* (1538) est emprunté au bas latin médical *symptoma*, lui-même emprunté au grec *sumptôma,* « coïncidence » et spécialement « coïncidence des signes ». Ce nom dérive du verbe *sumpipteim* « tomber ensemble », « survenir en même temps », « se rencontrer ». Il est composé de *sun* « avec, ensemble, (sym) » et de *piptein* « tomber », « survenir », qui pourrait se rattacher à une racine indo-européenne *pet-* « tomber », comme le latin classique *petere* « chercher à atteindre » qui a donné « centripète » et « pétition »[2].

Ptôsis en grec signifie « chute » et *sumptôma* « événement qui tombe en même temps »[3].

Topique

Freud a dénombré deux types de « lieux psychiques » (topiques) contenant chacun trois éléments. La première topique contient *le conscient, l'inconscient et le préconscient*, la deuxième topique contient *le Ça, le moi et le Surmoi*.

---

1. (dir.) REY A., Le Robert *Dictionnaire historique de la langue française*, (Le Robert, 2004).
2. *Ibid.*
3. BOUFFARTIGUES J., DELRIEU A., *Trésor des racines grecques*, (Belin, 1981).

Uchrotopique

Le mot est un néologisme construit à partir de « uchronique » (sans temps) et de « utopique » (sans lieu). Il permet de définir une caractéristique de la psyché qui ne s'appuie ni sur le temps, ni sur l'espace.

Dans cette notion de *présence uchrotopique* (qui ne soulève pas d'émergences chroniques, ni topiques) nous nous affranchissons de l'historique, de l'épisodique, des lieux ou des espaces que le sujet a rencontrés dans sa vie. Il peut même rencontrer une part de lui, sans identifier l'événement associé.

Tout se passe un peu comme si celui qu'il était n'avait jamais cessé d'être en contact avec lui, quand bien même cela date de vingt, quarante ans ou plus. Un contact hors du temps, un peu comme pour le principe de non séparabilité en physique où des particules interagissent instantanément quelle que soit la distance qui les sépare. Le physicien Alain Aspect (Orsay 1982) ainsi que Nicolas Gisin (Genève 1997) ont montré que deux particules qui ont été en interaction à un moment donné gardent chacune des informations sur l'autre et surtout restent en corrélation même à très grande distance. Ce qui se passe sur l'une influence l'autre de façon instantanée (et non pas à la vitesse de la lumière). Comme si l'information prenait un autre chemin. Les notions d'espace et de temps semblent ici abolies, puisque ce qui est éloigné est resté en contact. La distance explicite (spatiale) masque un contact implicite (utopique car *sans lieu*, mais bien réel).

Nous observons ce phénomène entre celui qu'on est et celui qu'on a été et cette donnée de physique ressemble à ce qui se passe dans la psyché ici désigné par le mot uchrotopique.

Validations

Il s'agit ici des six points de feed-back pointés en maïeusthésie, faisant suite à une information reçue. Il y a d'abord la *réception*, la *compréhension* et l'*accueil*. Dans la communication chacune de ces étapes est validée. Nous aurons un accusé de réception, un message de compréhension et un message d'accueil. Si la situation n'est que relationnelle le processus s'arrête au message de compréhension.

Puis il y a la réponse aux questions qui amène un message de gratitude en retour (car la réponse n'est pas un dû), puis l'expression de la raison (de la raison du ressenti initial) qui amène un message de cohérence (validation cognitive). Nous ajouterons la notion de *validation existentielle* (message de reconnaissance) qui est une clé majeure en maïeusthésie où l'écoutant exprime ainsi qu'il est touché par la présence de son interlocuteur et par son ressenti.

Le mot « validation » est aussi utilisé par Noami Feil pour désigner spécifiquement son approche de l'aide auprès des sujets âgés déments. Elle a parfaitement mesuré la dimension et la pertinence de la *reconnaissance* dans l'aide.

Vie

On prendra soin de différencier la « vie » (être) de l'« énergie » (définie plus haut comme associée à *faire* et *avoir*). Le mot « vie » vient du latin *vita* (vie, existence). *Vida* a précédé *vita*, pour désigner « *l'ensemble des activités et des événements qui remplissent la durée de l'existence humaine…* » ; c'est aussi « *… l'espace de temps qui s'écoule entre la naissance et la mort d'un être individuel* »[1].

C'est la composante existentielle de l'individu.

---

1. (dir.) REY A., Le Robert *Dictionnaire historique de la langue française*, (Le Robert, 2004).

Bibliographie

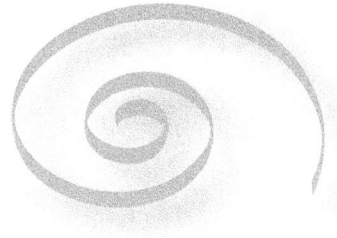

ABBOTT Edwin, *Flatland,* (Édition du groupe « Ebook libres et gratuits », 1884) – disponible en pdf http://www.ebooksgratuits.com.

ABRIC Jean-Claude, *Psychologie de la communication*, (Armand Colin, 1999).

ANDERSEN Barbara, *Journal of Clinical Oncology*, (septembre 2004).

ANDRE Christophe, *États d'âme,* (Odile Jacob, 2009).

ANZIEU Didier, *L'Œdipe, un complexe universel* (Tchou, 1985).

ANZIEU Didier, *Le Moi peau,* (Dunod, 1995).

ANZIEU Didier, *Les contenants de la pensée* (Dunod, 2003).

ANZIEU Didier, *Les enveloppes psychiques* (Dunod, 2003).

BESANÇON Guy, *Manuel de psychopathologie* (Dunod, 2005).

BOGDANOV Igor et Grichka, *Avant le big-bang,* (Grasset, 2004).

BOLTE Taylor Jill, *Voyage au-delà de mon cerveau,* (JC Lattès, J'ai lu, 2008).

BOTTEMAN André, « Un testament de Carl Rogers », *Revue francophone internationale Carriérologie* numéro 3 – Vol. 9 (2004).

BREDA Laurence, DARDENNES Rolland, MIRABEL-SARRON Christine, *Manuel de thérapie comportementale et cognitive*, (Dunod, 2004).

BRUNER Jerome, *Car la culture donne forme à l'esprit,* (Gehorg Eshel, 1997).

CHARAZAC Pierre, *Soigner la maladie d'Alzheimer,* (Dunod, 2009).

CHARTIER Jean-Pierre, *Guérir après Freud,* (Dunod, 2003).

CYRULNIK Boris, *Le murmure des fantômes,* (Odile Jacob, 2005).

CYRULNIK Boris, *De chair et d'âme,* (Odile Jacob, 2006).

DAL-PALU Bruno, *L'énigme testamentaire de Lacan,* (L'Harmattan, 2004).

DECETY Jean, « Neural correlates of feeling sympathy », (*Neuropsychologia 41*, 2003).

DE HENNEZEL Marie, *Nous ne nous sommes pas dit au revoir*, (Robert Laffont, 2000).

DENNISON Paul, *Kinésilogie, le plaisir d'apprendre,* (Le Souffle d'Or, 1988).

DE PERETTI André, *Présence de Carl Rogers*, (Érès, 1997).

DESCARTES René, *Discours de la méthode*, (Flammarion, 2000).

DESCARTES René, *Œuvres et lettres*, (Gallimard, Bibliothèque de la Pléiade, 1999).

DIDI-HUBERMAN Georges, *Devant le temps,* (Éditions de Minuit, 2000).

DINTRANS Jean-Roger, *Manuel de thérapie comportementale et cognitive*, (Dunod, 2004).

DOIDJE Norman, *Les étonnants pouvoirs de transformation du cerveau. Guérir grâce à la neuroplasticité*, (Belfond, 2008).

EINSTEIN Albert, *Comment je vois le monde* (Champs science-Flammarion, 2009).

ÉPICTÈTE, *Manuel* (Nathan, 2006).

FEIL Naomi, *Validation mode d'emploi,* (Pradel, 1997).

FISCHER Gustave-Nicolas, *Les concepts fondamentaux de la psychologie sociale*, (Dunod, 2005).

FREUD Sigmund, *Le ça, le moi, le surmoi*, (Tchou, 1978).

FREUD Sigmund, *Les névroses, l'homme et ses conflits*, (Tchou, 1979).

FREUD Sigmund, *Le narcissisme*, (Tchou Sand, 1985).

FREUD Sigmund, *Inhibition, symptôme et angoisses*, (PUF, 2002).

GADOFFRE Gilbert, LICHNEROWICZ André, PERROUX François, *Analogie et connaissance* Tome 2, (Maloine, Recherches interdisciplinaires, 1980).

GENDLIN Eugène, *Focusing, au centre de soi*, (Éditions de l'Homme, 2006).

GINGER Serge, *La Gestalt, l'art du contact*, (Marabout, 2005).

GRODDECK Georg, *Le ça, le moi, le surmoi*, (Tchou, 1978).

HAUTEKEET Marc, *Manuel de thérapie comportementale et cognitive*, (Dunod, 2004).

IONESCU Serban, *14 approches de psychopathologie*, (Nathan Université, 2004).

JASPERS Karl, *Psychopathologie générale*, (PUF, Claude Tchou pour la bibliothèque des Introuvables, 2000).

JUNG Carl Gustav, *Ma vie. Souvenirs, rêves et pensées*, (Gallimard Folio, 1973).

KAËS René, *Le psychodrame psychanalytique de groupe*, (Dunod, 2003).

LACAN Jacques, *Écrits I*, (Seuil, 1999).

LAO TSEU, *Tao Te King*, (Dervy, 2000).

LEBOVICI Serge, *Le ça, le moi, le surmoi*, (Tchou, 1978).

LEIBNIZ Gottefreid Wilhelm, *Principes de la nature et de la grâce*, (Flammarion, 1996).

MAISONDIEU Jean, *Le crépuscule de la raison*, (Bayard, 2001).

MANASQUIER-SAVATIER Chantal, *Comprendre et pratiquer la gestalt thérapie*, (Dunod Inter Edition, 2008).

MARC-AURÈLE, *Pensées pour moi-même*, (Flammarion, 1964)

MASLOW Abraham, *Devenir le meilleur de soi-même*, (Eyrolles, 2008).

MOLÉNAT Françoise, *Naissance : pour une éthique de la prévention*, (Érès, 2001).

MORIN Edgar, *L'intelligence de la complexité* (L'Harmattan 1999).

MOUREN-SIMÉNONI Marie-Christine, VERA Luis, DOYEN Catherine, *Manuel de thérapie comportementale et cognitive*, (Dunod, 2004).

MUCCHIELLI Roger, *L'entretien de face à face dans la relation d'aide*, (ESF, 2004).

NIETZSCHE Friedrich, *Seconde considération intempestive : de l'utilité et de l'inconvénient des études historiques pour la vie*, (Flammarion, 1988).

NIETZSCHE Friedrich, *Par-delà le bien et le mal*, (Le livre de Poche, 2000).

NOBLE Denis, *La musique de la vie – La biologie au-delà du génome*, (Seuil, 2007).

NOLLET Daniel, *Manuel de thérapie comportementale et cognitive*, (Dunod, 2004).

PERETTI (DE) André, *Présence de Carl Rogers*, (Érès, 1997).

PERLS Fritz, *Manuel de Gestalt thérapie*, (ESF, 2009).

PLATON, *Premiers dialogues*, (Flammarion, 1967).

PLOTON Louis, *Maladie d'Alzheimer,* (Chronique Sociale, 2009).

PRESTON John, *Manuel de psychothérapie brève intégrative*, (Dunod Inter Editions, 2003).

PROUST Marcel, *Le temps retrouvé,* (Gallimard, Bibliothèque de la Pléiade, 1954).

RICHARD Jacques, DIRKX Mateev, *Psychogérontologie*, (Masson, 2004).

ROGERS Carl Ransom, Relation d'aide et psychothérapie – traduit de Counseling and psychotherapy 1942, (ESF, 1996).

ROGERS Carl Ransom, *L'approche centrée sur la personne.* Anthologie de textes présentés par Howard Kirschenbaum et Valérie Land Henserson – Trad. Henri Richon Georges, (Randin, 2001).

ROGERS Carl Ransom, *Le développement de la personne*, (Dunod Inter éditions, 2005).

SEIFE Charles, *Zéro, La biographie d'une idée dangereuse*, (JC Lattès, 2002).

SINELNIKOFF Nathalie, *Dictionnaire critique des psychothérapies*, (ESF, 2006).

SPINOZA Baruch, *Œuvres complètes*, (Gallimard, Bibliothèque de la Pléiade, 1962).

TOURNEBISE Thierry, *Se comprendre avec ou sans mot*, (Dangles, 1995) ; (Nouvelles Clés, 2002).

TOURNEBISE Thierry, *L'art d'être communicant*, réédition de *Se comprendre avec ou sans mots* entièrement remaniée, (Dangles, 2008).

TOURNEBISE Thierry, *Chaleureuse rencontre avec soi-même,* (Dangles, 1996).

TOURNEBISE Thierry, *L'écoute thérapeutique,* (ESF, nouvelle édition 2009).

TRINH XUAN THUAN, *Mélodie secrète,* (Gallimard Folio essais, 1991).

TRINH XUAN THUAN, *Le monde s'est-il créé tout seul ?* (Albin Michel, 2008).

VELDMAN Frans, *Haptonomie, science de l'affectivité*, (PUF, 1989).

WINNICOTT Donald Wood, *Jeu et réalité,* (Gallimard Folio, 1971).

Dictionnaires spécialisés, psychologie, grammaire, étymologie :

BOUFFARTIGUES Jean, DELRIEU Anne-Marie, *Trésors des racines grecques*, (Belin, 1981).

DORON Roland, PAROT Françoise, *Dictionnaire de Psychologie*, (PUF, 1991).

(dir.) REY Alain, Le Robert *Dictionnaire historique de la langue française*, (Le Robert, 2004).

REY-DEBOVE Josette, *Le Robert Méthodique*, (Le Robert, 1986).

SILLAMY Norbert, *Dictionnaire usuel de Psychologie*, (Bordas, 1983).

WAGNER Robert Léon, PINCHON Jacqueline, *Grammaire du Français classique et moderne*, (Hachette supérieur, 1991).

www.maieusthesie.com – site Internet de l'auteur, publié en 2000, régulièrement augmenté de nouvelles publications (plus de 1300 pages librement disponibles en 2010) dont citées ici :

- Passion, couple (février 2001)
- Le non savoir source de compétence (avril 2001)
- Personnes âgées (mai 2001)
- Le ça le moi, le surmoi et le Soi (avril 2005)
- Psychologie et violence dans le grand âge (juillet 2005)
- La mère et l'enfant (décembre 2001)
- Dépression et suicide (juin 2001)
- Assertivité (septembre 2001)
- Le danger de convaincre (juin 2002)
- Reformulation (novembre 2002)
- Aider le malade alcoolique (mars 2003)
- Humanisation de la fin de vie (avril 2003)
- Apaiser violence et conflits (juin 2003)
- Résilience (novembre 2003)
- Communication thérapeutique (avril 2004)
- Ne plus induire de culpabilisation chez les patients ou les parents (novembre 2004)
- Professionnaliser l'accueil (février 2006)
- Anorexie (juillet 2006)
- René Descartes (novembre 2006)
- Goûter un supplément de vie (avril 2007)

- Focusing (juillet 2007)
- Le positionnement du praticien (décembre 2007)
- Psychopathologie (avril 2008)
- Validation existentielle (septembre 2008)
- Abraham Maslow (octobre 2008)
- Gestalt-thérapie (mai 2009)
- La fausse couche, un deuil à prendre en compte (novembre 2009)
- Maladie d'Alzheimer (décembre 2009)
- Des intuitions et des mots (février 2010)
- Nouvelle psycho-logique (août 2010)

Index

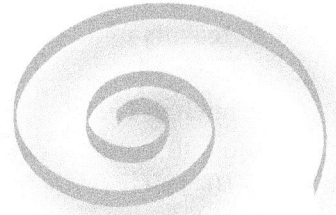

www.ingramcontent.com/pod-product-compliance
Lightning Source LLC
Chambersburg PA
CBHW081428270326
41932CB00019B/3133